わかりやすい 栄 養 学

― 臨床・地域で役立つ食生活指導の実際 ―

【第5版】

山梨大学名誉教授　　　　　　女子栄養大学名誉教授

中 村 美知子　　　　長谷川 恭 子

編 集

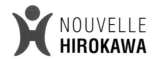
NOUVELLE HIROKAWA

=========== **執筆者一覧** （五十音順）===========

岩　間　範　子	女子栄養大学名誉教授
川　端　輝　江	女子栄養大学栄養学部教授
木　村　典　代	高崎健康福祉大学健康福祉学部教授
伊　達　久美子	元東京慈恵会医科大学大学院准教授
中　村　美知子	山梨大学名誉教授
宮　本　佳代子	金沢学院大学栄養学部特任教授

第 5 版 まえがき

　21 世紀に入り 20 年余，わが国の保健・衛生の考え方も大きく変化している．本書も 2000 年の初版発行以来内容を変えつつ，このたび第 5 版を出版することになった．

　2013 年，和食はユネスコ無形文化遺産に登録され，和食は世界中で好まれ，健康食として広く行きわたっている．長寿国であるわが国では，子どもから高齢者まで食生活の認識は高くなり，人々の健康や食生活への関心は大きい．現代社会はさまざまな情報がマスメディアを通して人々に急速に伝えられ，食事や栄養に関する情報量は急増している．一方では，健康を増進する内容の情報が多々ある中で，健康を損ねるものも少なくない．多くの人々が健康で豊かな生活を送るために，正しい情報を選択し，有効に活用できるためのサポートをするのが医療職の重要な役割ともいえる．第 5 版はこのような時代に看護師・保健師・助産師・管理栄養士・栄養士など，医療関係の資格をとるために学んでいる方々や，すでに社会で活躍している医療関係の方々のために，できるだけ新しい多くの情報を加えた．

本書のねらいは，
・最新の情報（疾患別診療ガイドラインの策定・改訂など）をとり入れて現代の食生活を紹介し，人々の健康時・疾病時の栄養管理に焦点を当ててわかりやすく解説する
・看護職や管理栄養士・医療職をめざす学生や，すでにこれらの分野で働いている人々が，臨床や地域の現場ですぐに活用できる知識を盛り込む
・人間のライフステージにそって，栄養管理のポイントを解説する
・高齢化社会を迎えて臨床や在宅ケアで用いることの多い，経管栄養や中心静脈栄養管理についてもわかりやすく解説する
・栄養や医療の知識として大切な用語を解説する
・カラーによるイラストを多くして，学習内容のポイントを解説する
などである．

　本書が，人々の健康増進のため，高度な医療へ対応するため，豊かな健康・福祉生活を送るための栄養学の基礎知識として，臨床や地域医療に有効に活用されることを期待している．

　改訂にあたり，ヌーヴェルヒロカワ編集担当辰野芳子様ならびに関係各位の多大なお力添えをいただいたことに，心から感謝する．

　2020 年 2 月

編　　者

目　　　　次

第1章

健康と栄養

[学習目標]

人間が健康な生活を送るためには，食事は重要であり，栄養状態がよいと身心の状態は安定し，疾病を起こしにくい．人間の健康と栄養の関連について考えよう．

1 栄養とは

　栄養とは，「生物が外界から物質を摂取し代謝してエネルギーを得，またこれを同化して成長すること．また，その摂取する物質」（岩波書店『広辞苑』）といわれている．狭義では，人間が食物を摂取し，生体に必要な栄養素を吸収し，血液などを介して生体組織のすみずみにまで行きわたらせ，骨・筋肉・神経はもちろん，一つひとつの細胞組織にいたるまで栄養素を運び，生体をつくりあげることである．

　一方，**栄養素を活用した後の老廃物を排除する**ことによって，新しい栄養素を取り入れて成長・発達を促し，健康状態を保持している．生体にとって有効なものを摂取するばかりでなく，不要なものを排出する過程もまた，重要な働きとなっている．狭義では，栄養とは食物を通して人間の健康度を高めることであり，**食物の意義**は，

　　①生命を維持し，成長し，活動を営むために必要なエネルギーを供給するもの

　　②成長に必要な成分，組織の消耗を補充するのに必要な成分を供給するもの

　　③からだの働きを調整し，代謝を円滑に行うのに必要な成分を供給するもの

　　④嗜好を満足させて生活を豊かにするのに役立つもの

である[1]．

　地球上にはさまざまな生物，すなわち無数の動植物が存在し，生存・存続のためにお互いを選択しながら摂取して，身体をつくり，健康を維持し，子孫を残してきている．人間は生存していくためにすべての動植物を食するのではなく，多くの経験と知識を駆使して，自らの存続と健康維持・促進のために効果的なものを選択して摂取している．食物は食糧として生産され，味や形態・色彩・温度など人間の好みや健康上有用な食品として研究・工夫し，生活を楽しむための糧として活用することが行われている．そのあらわれが，食糧の増産，食品の加工・開発，文化としての調理の工夫などであり，食事を文化とし，健康の維持・増進と延命に関与してきている．

　経済成長や物資の豊かさに加えて，人間の欲望が食事に偏り，自らの健康に障害をまねいていることも見逃せない．近年，わが国では飽食によって食糧・食品の無駄な利用，嗜好を重視した健康に障害を及ぼす食事，輸出入制限による物資不足，人工的な自然破壊による食糧生産不足など，問題も少なくない．一方，人口の増加や経済的危機・自然災害によって飢餓が生じている国も多く，人々の文化や価値観の違いにより，食事・栄養の問題をまねき健康障害に影響を及ぼしている．

　近年，インターネットの普及により世界中の情報や文化が瞬時に共有でき，先進諸国の食事や栄養の情報を活用できるようになった半面，情報の正確性が疑われる問題も多く，生活習慣病の急増など新たに食生活に関する健康問題があらわれてきている．

　21世紀に入り，わが国では豊かで健康的な社会の実現を目指して，国をあげた活動が行われている．その一つが厚生労働省から示された「**健康日本21**」であり，豊かな社会には心身ともに豊かな人々が存在することを目指して，新たな視点から栄養・食生活のあり方を示唆している．さらに，**新健康フロンティア戦略**（2007，厚生労働省）の提示により，人間にとって食べることは，個人個人が健康を守るための基本であるという考えに基づき，子どもか

ら高齢者まで自己管理できる社会の形成が期待されている．すなわち，国民すべてが健康・栄養状態を改善するとともに，良好な食生活を実践できる認識と実践力をつけて，十分な力を発揮できるような機会と資源を確保することを目指している．個人が自分の健康維持・促進・疾病回復のために食生活管理を行うことは重要であり，そのための知識と実践力を身につけることが必要となる．医療関係者は，このような動きに敏感となり，一般の人に正しい知識や技術を提供・普及していくことが求められている．わが国は少子高齢化の問題を抱えつつ長寿国の今，人々に向けて適切な食生活・栄養管理の指導，臨床や地域の医療・看護・福祉政策における食生活・栄養管理の改善・充実のために活動する医療関係者への期待は，ますます大きくなると思われる．

2 健康と栄養評価

　食事は健康を維持・増進するために欠かせないものである．栄養素の摂取は健康状態と関連し，性別・年齢・活動に適した食事をとることが大切であり，過不足のない状態を維持することが重要である．栄養や食生活との関連が深いとされる疾病には，高血圧，脂質異常症，虚血性心疾患，脳卒中，一部のがん（大腸がん・乳がん・胃がん），糖尿病，骨粗しょう症などがある．これら疾患と関連のある栄養素摂取については，エネルギー・脂肪・ナトリウムの摂取過剰，食物繊維・抗酸化ビタミン・カルシウムなどの摂取不足があげられる．

　エネルギーの摂取過剰については，消費とのバランスで評価する必要があるが，エネルギー摂取と消費のバランスを反映する栄養状態の指標として「肥満・やせ」を用いることが多い．令和元年の国民健康・栄養調査によると，成人の肥満（BMI* $\geqq 25.0$（kg/㎡））は，この10年間，男性は有意な変化はみられず30%前後，女性は約20%で有意な変化はみられていない．肥満は各種疾病の危険因子であることから，毎日の食事と栄養状態のアセスメントは健康管理上欠かせないものである．

 ## 食生活の評価

　毎日の食事はおいしく食べられているか，食べられていない場合は何が原因か，健康を維持するために適切な食生活なのかを評価することが必要である．

　まず，自分の食事調査を行ってみると，現在の食生活の状態がわかる．

　食事をおいしく食べるためには，食欲の有無，メニュー・味つけ，食品・雰囲気や環境などの外的因子，体調などの内的因子が関係する．自分の健康状態を過信していると，食生活の乱れが気にならなくなり，暴飲・暴食など過食で自覚症状が出てくるまで無理を続けたり，偏食を続けて栄養不良状態になり身の回りのことすら行えなくなるなど，栄養過多や欠乏にともなうさまざまな健康問題が起こってくる．筆者が表1−1を用いて女子大生に行った調査によると，体調の不良を訴える人は多く，その原因の一つには食生活の乱れをあげている．食欲不振の原因の多くは，睡眠不足，運動不足，不規則な生活，間食のとり過ぎなどと関連

＊　BMI：body mass index　体格の判断基準．別名ケトレー（Quetelet）指数．p.7 参照．

表1－1　食生活の評価

あなたの毎日の食事や生活のようすを書いてください（選択肢に○をつけてください）.

●健康状態	体調………………………	よい	悪い	普通
	※悪い場合の原因と思われること（			）
	栄養状態…………………	よい	悪い	普通
	※判断した基準（			）
	肥満度……………………	太り過ぎ	やせ過ぎ	普通
	※判断した基準（			）
●食　　事	満足度……………………	満足	不満足	普通
	※不満足の理由（			）
	1日の回数…………………	（　　　　　）回		
	時間の規則性………	規則的	不規則	時々不規則
	食物摂取の量………	多い	少ない	普通
	栄養価計算の実施‥	行ったことがある	行ったことがない	
	食品のバランス………	よい	悪い	わからない
	間食の頻度…………	多い	少ない	しない
	間食の種類…………	多い	少ない	普通
	間食の量……………	多い	少ない	普通
	外食の頻度…………	多い	少ない	しない
	家族以外の人と			
	食事をする頻度‥	多い	少ない	しない
	食前の空腹感の強さ…	強い	弱い	ない
	好き嫌い……………	多い	少ない	ない
	買物をする人………	自分	母または家族	その他（　）
	1食または1日の金額	（　　　　）円		
●飲　　酒	頻度…………………	多い	少ない	飲まない
	1回の量……………	多い	少ない	普通
	※理由……………	（		）
●運　　動	頻度・量……………	多い	少ない	しない
	種類・時間（計画的に行う場合）（　　　　　　　）を（　　　　　　　）時間／日			
●1日のリズム	就寝・起床時間……	規則的	不規則	
	睡眠時間……………	多い	少ない	普通
	休息のとり方………	多い	少ない	普通
	作業量………………	多い	少ない	普通
●ストレス	ストレスの有無……	ある	ない	
	ストレス解消法……	食べる	寝る	その他（　）

あなた自身の食生活の評価

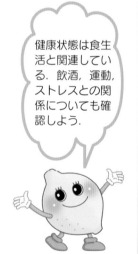

健康状態は食生活と関連している．飲酒，運動，ストレスとの関係についても確認しよう.

している．まず自分の食生活について表1－1を用いて査定してみよう．基準体重の枠の中にある人でも，自分は太り過ぎだと思っていたり，やせ過ぎだと感じている人が多いようである．以下に，査定の方法を述べる.

B 食事摂取量の調査

　日々の食事摂取量が適当か否か算出することは，健康管理のために重要である．各自の1日の食事摂取量を算出しよう．まず，表1-2のような1日の食事記入表にていねいに記入する．

表1-2　食事記入表（例）

記入	年　月　日	氏名		量	エネルギー	水分	たんぱく質	脂質	炭水化物	ナトリウム	カリウム	カルシウム	マグネシウム	リン	鉄	亜鉛	銅	ビタミンA	ビタミンB₁	ビタミンB₂	ビタミンB₆	ビタミンB₁₂	ビタミンC	ビタミンE	葉酸	飽和脂肪酸	一価不飽和	多価不飽和	コレステロール	食物繊維	食塩	年齢　　性別
	献立	食品名		g	g	g	g	g	g	mg	mg	mg	mg	mg	mg	mg	mg	µg	mg	mg	mg	µg	µg	mg	mg	mg	g	g	g	mg	g	g
	1日食事摂取基準																															
朝食																															
	小　計																															
昼食																															
	小　計																															
夕食																															
	小　計																															
	1日合計																															

調査時の状態：身長（　　）cm，体重（　　）kg
体調（よい・悪い・普通　※悪い場合の理由　　　　　　　　　　　　　）活動（軽・中・重）

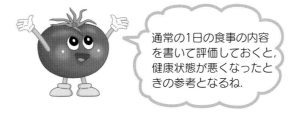

通常の1日の食事の内容
を書いて評価しておくと，
健康状態が悪くなったと
きの参考となるね．

　食事記入表には，調味料や飲水量も忘れずに書く．記入する日は通常の食事をとる日とし，面倒でもできるだけ計量カップ，計量スプーン，はかりを用いて，重量の測定を行いながら記入した方が，正確な値が得られる．

　1日の献立と食品の重量を記入したら，朝・昼・夕食の栄養摂取量を「日本食品標準成分表2020」（文部科学省）を用いて計算し，3食の計算が終了したら，1日摂取量合計の計算を行ってみよう．

　調査対象者の1日食事摂取基準と1日栄養摂取量のバランスを評価し，バランスがどちらかに傾いていたら，翌日からの摂取量の増減を工夫しよう．

Ⓒ　栄養状態アセスメント

　栄養状態アセスメントは，身長と体重の比率だけでは不十分なので，身体計測法をはじめ，血液や尿の生化学検査法，免疫法，間接熱量測定など，さまざまな方法を用いて相対的に判断している．

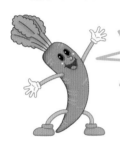

栄養状態アセスメントには，身体計測，血液・尿生化学，免疫など，いろいろな測定法がある．

身体計測
　身長・体重
　肥満度
　皮脂厚
　腹囲
　体重の増減率　など

免疫
　総リンパ球数
　遅延型皮膚過敏反応
　T-細胞ロゼット形成能　など

血液・尿生化学
　血清総たんぱく
　アルブミン
　レチノール結合たんぱく
　血漿アミノ酸パターン
　血清脂質
　ビタミン・微量元素
　尿中尿素窒素
　尿中クレアチニン
　尿中3-メチルヒスチジン

その他
　間接熱量測定
　bioelectrical impedance analysis
　dual energy by X-ray absorptiometry（吸収測定法）
　など

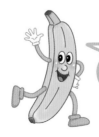

栄養状態アセスメントは，難しそうだけど，身近な方法で行えることも多いよ．

1） 身長・体重測定

身長・体重の測定のポイントは以下のとおりである.

①身長計，体重計の精度を確認する.

②測定はいつも一定の時刻とする（通常，早朝空腹時）.

③身長測定は，靴下や履き物を脱ぎ，フットボードにかかとをつけ，垂直に立ち，まっすぐ前方を見る.あごは引く.頭部の中央線上にバーを下ろし，身長計の側部の目盛りを水平の位置から読む（単位は，cmまたはm）.

④体重測定は，できるだけ衣類を脱ぎ，体重計の中央に静かに乗る.静止して，目盛りが安定したら，水平な位置で目盛りを読む（単位は，gまたはkg）.

2） 肥満度の測定

肥満度は身長と体重の比であらわすことが多く，以前からブローカー法（身長−100）やローレル指数（体重／身長³）などが使われてきたが，最近は国際的にBMIが用いられている.BMIは以下の式であらわされ，基準値は22で，この値の90〜110％以内が健常範囲であり，少な過ぎるとやせ過ぎ，多過ぎると太り過ぎになる.自分の肥満度を測定してみよう.

$$\text{BMI(body mass index)} = \frac{\text{体重（kg）}}{\text{身長（m）}^2} \quad \text{（22は基準値である）}$$

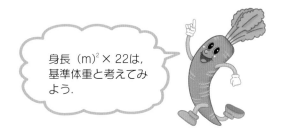

身長（m）²×22は，基準体重と考えてみよう.

3） 皮下脂肪厚測定法

肥満度と並んで用いられるのが皮下脂肪の厚さである.皮下脂肪厚の測定器の例を図1−1に示す.図1−2と表1−3を参照して，対象者の皮下脂肪厚を3回測定して平均値を出し，その結果を表1−3の参考値と比較してみよう.

◆測定方法

①測定器ではさむ圧力が，国際規定圧（10g/mm²）になるように設定する.

②被検者は肩や腕の力を抜き，両腕を自然に下げた状態にする.また，計測部位周辺を衣服で圧迫しないようにする.

③測定部位の決め方

〈上腕三頭筋部〉

測定部位より約1cm上方を長軸方向に左手の親指と人差し指とで広めにつまむ.指先で筋肉と皮下脂肪の境界を確認して，指先が筋肉に触れ，添うようにしながら皮膚を皮

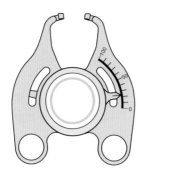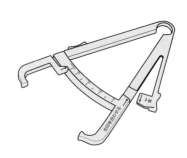

図1－1　皮下脂肪厚測定器（例）

下脂肪とともにしっかりとつまみ，脂肪層を下層の筋肉から分離し，つまみあげて固定する（図1－2）．

〈肩甲骨下端部〉

　測定部位より約1～2cm上方を左手の親指と他の4本の指とでつまむと，皮膚の走行線がわかる（通常は背柱に対して斜め下方45°）．この走行線にそって広めに両指を開い

表1－3　高齢者の皮下脂肪厚：上腕三頭筋（参考値）＊

(mm)

男性（歳）male	有効 n	平均値 mean	中央値 median	標準偏差 SD	女性（歳）female	有効 n	平均値 mean	中央値 median	標準偏差 SD
60～64	121	10.06	9.00	5.39	60～64	80	16.79	15.10	6.98
65～69	474	10.64	10.00	4.19	65～69	406	19.70	20.00	6.97
70～74	320	10.75	10.00	5.25	70～74	266	17.08	16.00	6.84
75～79	146	10.21	9.25	4.24	75～79	179	14.43	14.00	6.77
80～84	93	10.31	10.00	4.33	80～84	109	12.98	12.50	5.90
85以上	49	9.44	8.00	4.59	85以上	84	11.69	10.00	5.91

＊Japanese Anthrometric Reference Data：JARD 2001より一部抜粋
（日本栄養アセスメント研究会　身体計測基準値検討委員会）

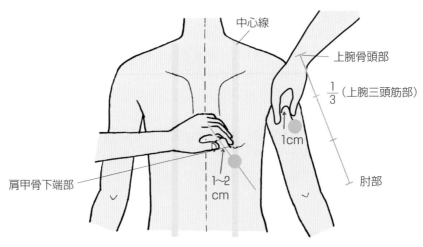

図1－2　測定部位の決め方（上腕三頭筋部と肩甲骨下端部）

て皮膚に押しつけるようにしてつまむ（図1-2）.

④つまんだ指から1cm程度離れたところを，測定部位に垂直になるように測定器で皮膚を
はさむ.

⑤測定値が安定したら，数値を読みとる.同一部位を2〜3回計測して平均値をとる.

4）腹囲測定

　腹囲（ウエスト周囲長）測定は，肥満・メタボリックシンドローム，腹水の変化を測定す
るものとして，重要である.

◆腹囲測定部位（図1-3）

・標準的な場合：臍の高さの腹の周囲長

・臍部がせり出し，腹部が下垂している場合：肋骨弓下縁と上前腸骨突起部を結ぶ線の中点

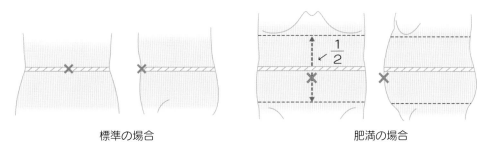

標準の場合　　　　　　　　　　　　　　肥満の場合

図1-3　腹囲測定部位

◆測定時の姿勢・時間

①両足をそろえて緊張を解き，臍部が床と水平になるように自然に立つ.

②両腕を体の脇におろす.

③自然な呼吸をしたあとの呼気時に測定する.

④食後は避け，食前の空腹時がのぞましい.

◆測定に使用するもの・注意点

・伸縮性のないメジャー

・測定時，メジャーをねじったり，たるませたりしない

◆測定値

・厳密には，同一部位を3回測定し，平均値を算出する（cm）.

◆基準値

・成人男性＜85cm

・成人女性＜90cm

5）血清脂質簡易測定法

　脂質異常症の診断基準は，空腹時採血時の血清中LDL（low density lipoprotein，低比重リポたんぱく）コレステロール値≧140mg/dL，HDL（high density lipoprotein，高比重リポたんぱく）コレステロール＜40mg/dL，TG（triglyceride，トリグリセライド）≧150mg/dL）である（日本動脈硬化学会）．HDLやLDLコレステロールなどリポたんぱくは，比重によって分類されている（図1−4）．血清リポたんぱくの総コレステロール，トリグリセライド（中性脂肪）など，脂質測定の概要は図1−5の通りである．

6）血糖値簡易測定法

　簡易血糖検査法を用いて測定してみよう（図1−6）．血糖値判定基準は，表1−4に示す．

7）血清たんぱく簡易測定法

　栄養状態や免疫力を調べるには，まず血清たんぱく濃度を簡単な方法で測定してみよう．

◆簡易血清たんぱく濃度測定法（図1−7）

　①早朝空腹時に静脈血を試験管に約2～3mL採取する．
　②直ちに遠心分離機（3,000rpm/min）で血清分離して，試験管に血清のみとる．

リポたんぱくの種類と密度（kg/L）

CM	＜0.96
VLDL	0.96～1.006
IDL	1.006～1.019
LDL	1.019～1.063
HDL₂	1.063～1.125
HDL₃	1.125～1.21
VHDL	1.21＜

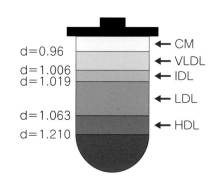

図1−4　リポたんぱくは比重により分類される

（日本臨床検査薬協会技術委員会（2010）第6回臨薬協プレスセミナー
「メタボ健診とLDLコレステロール測定について」）

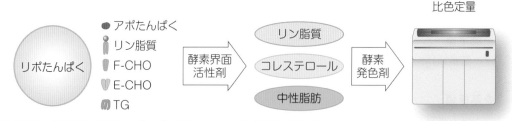

F-CHO：遊離コレステロール　E-CHO：エステル型コレステロール

図1−5　脂質のはかり方

（日本臨床検査薬協会技術委員会（2010）第6回臨薬協プレスセミナー
「メタボ健診とLDLコレステロール測定について」）

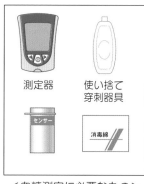

＜血糖測定に必要なもの＞

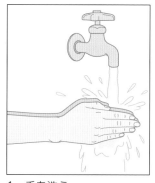

1．手を洗う．

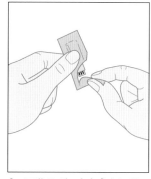

2．アルミパックからセンサー
　（電極）をとりだす．

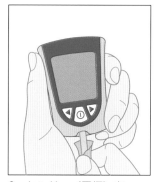

3．センサー（電極）を
　セットする．

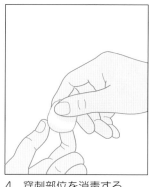

4．穿刺部位を消毒する．

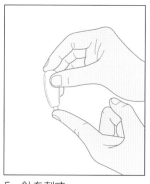

5．針を刺す．

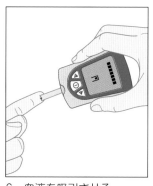

6．血液を吸引させる．

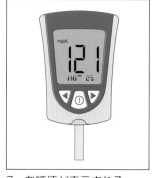

7．血糖値が表示される．

注：血糖測定器を使用する
　　にあたっては，使い捨
　　て穿刺器具を必ず使用
　　する（図参照）．糖尿
　　病患者など個人使用の
　　場合は，専用器具を用
　　い，穿刺針を１回ごと
　　に換える．

図1－6　**簡易血糖検査法（例）**

（アボットジャパンのホームページを参考に作成）

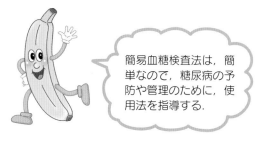

簡易血糖検査法は，簡
単なので，糖尿病の予
防や管理のために，使
用法を指導する．

表1－4　空腹時血糖値および75g経口糖負荷試験（OGTT）2時間値の判定基準

（静脈血漿値，mg/dL，カッコ内はmmol/L）

	正常域	糖尿病域
空腹時値 75gOGTT2時間値	＜110（6.1） ＜140（7.8）	≧126（7.0） ≧200（11.1）
75gOGTTの判定	両者をみたすものを正常型とする.	いずれかをみたすものを糖尿病型*とする.
	正常型にも糖尿病型にも属さないものを境界型とする.	

＊随時血糖値≧200mg/dL（≧11.1mmol/L）およびHbA1c≧6.5％の場合も糖尿病型とみなす.
正常型であっても，1時間値が180mg/dL（10.0mmol/L）以上の場合には，180mg/dL未満のものに比べて糖尿病に悪化するリスクが高いので，境界型に準じた取り扱い（経過観察など）が必要である. また，空腹時血糖値100〜109mg/dLのものは空腹時血糖正常域の中で正常高値と呼ぶ.
＊OGTTにおける糖負荷後の血糖値は随時血糖値には含めない.
（日本糖尿病学会（2012）糖尿病の分類と診断基準に関する委員会報告（国際標準化対応版），糖尿病，55（7），p. 492）

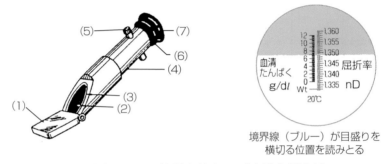

境界線（ブルー）が目盛りを
横切る位置を読みとる

図1－7　**簡易血清たんぱく濃度測定法**

③図1－7では，プリズム(2)の面を水で湿した柔らかいガーゼでぬぐい，蒸留水を1〜2滴落としてふた(1)をかぶせ，プリズムの背後の小窓を明るい方へ向けて接眼レンズ(7)からのぞく.

④接眼レンズを回転(6)させて焦点を合わせ，目盛り調節環(5)を回して視野の明暗の境界線をWt（純水の屈折率をあらわす線）に合わせる.

⑤次に，ふたを開けて柔らかいガーゼで水分をよくぬぐいとったあと，被検血清1〜2滴をプリズム面に落とし，ふたをかぶせてのぞき，明暗の境界線の位置を目盛りで読みとれば，それが被検血清のたんぱく濃度を示す.

⑥測定後直ちに，水で湿らせたガーゼでプリズム面，およびふたの内面に付着した血清をていねいにぬぐいとる.

　基準値は6.5〜8g/dL. ネフローゼ，悪液質では低下し，脱水症，甲状腺機能低下症，多発性骨髄腫，膠原病などは高くなる.

　Ⓐから©まで一通り行ってみると，大まかに各自の栄養状態がスクリーニングできる.

栄養評価のための主な血液検査

　身体の栄養状態を判断する指標として，最も使用されるのが血液，尿などの生化学物質である．患者の病態や治療による効果を判断する目的で，多くの項目が測定されている．栄養状態の指標として用いられている主な項目を，表1－5に示す．

表1－5　栄養状態に影響する血液生化学検査

	検査項目		検査方法	基準値※
血清たんぱく	TP	総たんぱく	Biuret 法	6.7-8.3 g/dL
	Alb	アルブミン	BCP改良法	3.8-5.2 g/dL
	RBP	レチノール結合たんぱく	ラテックス凝集比濁法	M；2.7-6.0 F；1.9-4.6mg/dL
		プレアルブミン	免疫比濁法	22-40 mg/dL
	Tf	トランスフェリン	免疫比濁法	M；190-300 F；200-340 mg/dL
	C3	補体因子	免疫比濁法	86-160 mg/dL
	C4	補体因子	免疫比濁法	17-45 mg/dL
免疫グロブリン	IgG		免疫比濁法	870-1700 mg/dL
	IgA		免疫比濁法	110-410 mg/dL
	IgM		免疫比濁法	M;33-190 F;46-260 mg/dL
血漿アミノ酸	Leu	ロイシン	LC/MS	76.6-171.3 nmol/mL
	Ile	イソロイシン	LC/MS	43-112.8 nmol/mL
	Val	バリン	LC/MS	147.8-307.0 nmol/mL
	Phe	フェニールアラニン	LC/MS	42.5-75.7 nmol/mL
	Tyr	チロシン	LC/MS	40.4-90.3 nmol/mL
	3Me-His	3メチルヒスチジン	LC/MS	5.0 以下
フィッシャー比	BCAA/AAA	分枝鎖アミノ酸/芳香族アミノ酸比		2.43-4.40
血清窒素化合物	UN	尿素窒素	ウレアーゼ・LEDUV法(回避)	8-22 mg/dL
	Cr	クレアチニン	酵素法	M;0.61-1.04 F;0.47-0.79mg/dL
	UA	尿酸	ウレカーゼPOD法	M;3.7-7.0 F;2.5-7.0 mg/dL
血　糖	BS	グルコース	ヘキソキナーゼUV法	70-109 mg/dL
	HbA1c	ヘモグロビンA1c	ラテックス凝集比濁法	4.6-6.2 %
血清脂質等	Tchol	総コレステロール	COD-POD法, 酵素法	150-219 mg/dL
	TG	中性脂肪	酵素法	50-149 mg/dL
	HDL	HDLコレステロール	直接法	M;40-86 F;40-96 mg/dL
	LDL	LDLコレステロール	直接法	70-139 mg/dL
	EPA	エイコサペントエンサン	ガスクロマトグラフ法	10.2-142.3μg/mL
	DHA	ドコサヘキサエンサン	ガスクロマトグラフ法	54.8-240.3μg/mL
血清酵素	ChE	コリンエステラーゼ	JSCC標準化対応法	M;242-495 F;200-459 U/L
	AST(GOT)		JSCC標準化対応法	10-40 U/L
	ALT(GPT)		JSCC標準化対応法	5-40 U/L

	検査項目		検査方法	基準値※
血清電解質	K	カリウム	電極法	3.6-5.0 mEq/L
	Mg	マグネシウム	キシリジルブルー法	1.8-2.6 mg/dL
	P	無機リン	モリブデン酸直接法	2.4-4.3 mg/dL
	Na	ナトリウム	電極法	136-147 mEq/L
	Cl	クロール	電極法	98-109 mEq/L
	Ca	カルシウム	アルセナゾⅢ法	8.5-10.2 mg/dL
生体微量金属等	Fe	鉄	ニトロソPSAP法	M;54-200 F;48-154 µg/dL
	Zn	亜鉛	比色法	80-130 µg/dL
	Mn	マンガン	原子吸光分光光度法	0.8-2.5 µg/dL
	Cu	銅	比色法	68-128 µg/dL
	Cr	クロム	原子吸光分光光度法	1.0 µg/dL以下
血清ビタミン	A	ビタミンA	HPLC	97-316 IU/dL
	B_1	ビタミンB_1	LC/MS/MS	24-66 ng/mL
	C	ビタミンC	HPLC	5.5-16.8 µg/mL
	D	ビタミンD	RIA2　抗体法	20-60 pg/mL
	E	ビタミンE	蛍光法	0.75-1.41 mg/dL
	K_1	ビタミンK_1	HPLC	0.15-1.25 ng/mL
	葉酸		CLEIA	4.0以上 ng/mL

※基準値：SRLK.K.2019年版　「総合検査案内2019～2020」参考

1）血清たんぱく

　体内にはたんぱく質が多く存在し，血清たんぱくの多くは食事のたんぱく質摂取量が影響する．栄養状態，特にたんぱく質摂取不足の栄養状態をクワシオルコール（kwashiorkor）という．たんぱく質は半減期によっても影響を受けやすく，アルブミン（半減期約20日）が栄養状態の指標として用いられていることが多い．一般に，低アルブミン血症は3.5g/dL以下であり，3.0g/dL以下は重症となるため，アルブミン製剤などが投与される．レチノール結合たんぱく（retinol binding protein：RBT）の半減期は，0.4～0.7日と短く，代謝速度が速くアルブミン製剤の影響も受けないため，鋭敏な指標として用いられている．プレアルブミン（pre-albumin：PA）の血中半減期は約2～4日であり，ほとんどが肝臓で合成され，たんぱく質摂取不足によりアルブミンより早期に減少するため，たんぱく質摂取状態の指標として用いられる．トランスフェリン（transferrin：Tf）の半減期は，RBTやPAよりも長いため，1週間の栄養状態の観察に適している．Tfは糖たんぱくで，鉄代謝に関与している．

2）免疫グロブリン

　免疫グロブリンの生物学的活性としては，抗体活性をもつことを特徴とし，細菌などの外来抗原に対する防御因子としての役割が強い．自己免疫疾患では自己成分に対する抗体（自己抗体）が出現し，病因として働くことがある．ヒトの免疫グロブリンはIgG，IgA，IgM，IgD，IgEがあり，それぞれ生物学的活性は異なる．

3）血漿アミノ酸

　血漿遊離アミノ酸パターンは，たんぱく質低栄養状態を詳しく知るために，重要である．特に，肝疾患患者では分枝鎖アミノ酸（branched chain amino acids：BCAA）の低下，芳香

族アミノ酸（aromatic amino acids：AAA）が上昇する．すなわち，BCAA/AAA比（フィッシャー（Fischer）比）が低下する．慢性肝炎でもフィッシャー比は低下するが，肝硬変の低下は顕著＜1.8となる．肝硬変症患者ではBCAA経口補充療法を行い，血漿BCAAの改善により，血清アルブミン濃度や脳症の改善をみることになる．また，劇症肝炎では血漿メチオニンの上昇，フェニールケトン尿症ではフェニールアラニンの上昇，チロシン症ではTyrの上昇がみられる．また，血中・尿中の3Me-Hisの低下は，低栄養状態・肝障害患者の指標として用いられている．

4）血清窒素化合物

尿素窒素（blood urea nitrogen：BUN）は，たんぱく質の最終産物であり，腎機能障害のあるときに上昇する．肝硬変のように機能低下のときは，血清アンモニア（NH3-N）値が上昇し，肝性脳症時も薬物の副作用や，術後・発熱などにより体内のたんぱく質の異化亢進により上昇する．クレアチニンや尿酸値の上昇は，腎機能障害を観察し，その後，薬物，食物，飲酒などの関連を調べる．特に，尿酸の上昇はプリン体と動物性脂肪の多い肉類の過食と関連するため，注意が必要である．

5）血糖

血糖値は，血糖値を下げるインスリン，血糖値を上げるグルカゴン，アドレナリン，コルチゾールなどのホルモンの作用により，基準値内に保たれている．血糖値が50mg/dLを下回ると，大脳のエネルギー代謝が維持できなくなり，精神症状を起こし，さらには意識消失を引き起こし，重篤な場合は死に至る．しかし，体内代謝で血糖値50mg/dL以下に至るのを防いでいるため，通常は意識に異常をきたすには至らない．低血糖時には血中グルカゴン，カテコールアミンなどは増加し，内因性インスリンは抑制される．低血糖時には，大量の冷汗，動悸，手足のふるえ（振戦）などがみられる．高血糖の場合は，糖尿病の口渇，多飲，多尿（特に夜間尿の回数）の症状が出現する．

6）血清脂質等

脂質異常症は，高コレステロール血症，高LDLコレステロール血症，低HDLコレステロール血症，高トリグリセライド血症などがあり，日本動脈硬化学会で診断基準を定めている．中性脂肪（トリグリセライド：TG）はエネルギー過剰摂取，肥満，アルコール・糖質・油脂過剰摂取の影響を受けやすい．高トリグリセライド血症（TG）の場合（150mg/dL以上），動脈硬化症，心血管疾患，糖尿病との関連が高い．低比重リポたんぱく（low density lipoprotein：LDL）は，コレステロールやトリグリセライドの含有率が高く，動脈硬化との

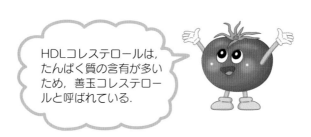

HDLコレステロールは，たんぱく質の含有が多いため，善玉コレステロールと呼ばれている．

関連が高い．LDL受容体欠損症は，家族性高コレステロール血症（FH：familial hypercho-lesterolemia）と呼ばれ，特にホモ欠損症では総コレステロール値が600mg/dL以上にもなり，思春期でも虚血性心疾患など重篤な動脈硬化症に至る．高比重リポたんぱく（high density lipoprotein：HDL）はたんぱく質の含有が多いため，動脈硬化を抑える働きをする．

7）血清酵素

　血清コリンエステラーゼの血中半減期は10〜14日とアルブミンより短く，微量のたんぱくの動きを反映している．肝硬変症や低栄養で低値，脂肪肝や過剰栄養で高値を示す．アラニン・アミノトランスフェラーゼ（ALT，GPT）やアスパラギン酸・アミノトランスフェラーゼ（AST，GOT）は肝機能障害と関連し，肝炎などでは上昇する．

8）血清電解質

　血清ナトリウム（Na）濃度は，体内水分量との関係で高低が変動する．軽度の低下では倦怠感，頭痛，脱力感，立ちくらみ，尿中ナトリウム（Na）減少，中等度では血圧低下，嘔吐，高度の場合は，無欲，混迷，昏睡などが起こる．高Na血症は意識障害，口渇，中枢障害などの脱水時に起こる．摂取したカリウム（K）の90％以上は尿中に排泄され，Kの恒常性は尿中排泄により保っている．低K血症は低摂取の場合であり，高K血症は腎機能低下での過剰摂取か，腎機能低下による．低K血症では脱力，筋麻痺，麻痺性腸閉塞，不整脈などがみられる．高K血症では，心ブロック，心室細動などが起こる．カルシウム（Ca）は摂取量のほか，小腸での吸収，腎での排泄，骨代謝，副甲状腺機能が重要である．リン（P）の過剰な摂取時は，Caの吸収を抑制する．通常，尿中のCa排泄量は200mg/日以下であり，欠乏時に低下する．たんぱく質過剰摂取やNa過剰摂取は尿中Ca排泄量の増加につながり，低Ca血症では，テタニー，知覚異常，精神興奮性がみられる．高Ca血症では食欲不振，抑うつ症状，徐脈などがみられる．尿中マグネシウム（Mg）が3mEq/日以下の場合はMg欠乏が考えられ，Mg欠乏症では低Ca血症，低P血症，低K血症をともなうことが多い．低Mg血症では頻脈，不整脈，振戦，テタニー，筋力低下がみられる．

9）生体微量金属等

　血清鉄（Fe）の低下は，出血などによる鉄の不足，需要の増大，感染・炎症，侵襲時に起こり，上昇は頻回の輸血，肝細胞の崩壊など貯蔵鉄の放出によりみられる．ヨウ素は，体内で甲状腺ホルモンを合成するのに必要である．人体に摂取・吸収されると，血液中から甲状腺に集まり，蓄積される．そのため，欠乏または過剰摂取により甲状腺異常をきたしやすい．

　微量元素として注目されているのが，亜鉛，銅，セレン，マンガン，クロム，モリブデンである．

　亜鉛（Zn）は，低アルブミン血症で低値を示し，Zn欠乏により味覚障害を起こす．白血球中のZn値は潜在的Zn欠乏の指標として，免疫系の細胞性免疫の障害，液性免疫の低下を生じやすい．銅（Cu）欠乏時は，Fe投与に反応しない貧血，白血球の減少，特に好中球の減少，セルロプラスミン値の低下，スーパーオキシサイドジスムターゼ（SOD）活性の低下，細胞性免疫能の低下がみられる．血清中セレン（Se）は比較的短期間の摂取量を，赤血球中Seは長期の摂取量を反映する．Se欠乏症ではマクロファージの貪食能低下，好中球の殺菌能低下

がみられる．マンガン（Mn）過剰では毛髪中にあらわれやすく，Mn中毒では神経症状がみられる．不足すると，成長異常・平衡感覚異常などを起こしやすい．クロム（Cr）は耐糖能因子として重要といわれている．モリブデン（Mo）過剰摂取では痛風症状，尿酸値の上昇がみられる．

10）血清ビタミン

　ヒト血液中のビタミンAはほとんどがレチノールである．レチノイドの名前が網膜（レチーナ）に由来するように，網膜細胞の保護に用いられ，欠乏すると夜盲症，感染に対する抵抗力の低下，成長不良，骨・歯の発育不良と変形，皮膚や粘膜の角質化，皮膚の異常乾燥，色素沈着などの症状を生じる．授乳婦においては所要量が大幅に増える．また，過剰摂取によるビタミンA過剰症（軽度であれば下痢などの食中毒様症状，重篤であれば倦怠感・皮膚障害など）がある．

　消化管からのビタミンDの吸収が低下すると，容易にビタミンD欠乏症になることから，外因性のビタミンDは不可欠である．日照不足や過度な紫外線対策，肝障害，腎障害によりビタミンD3が不足して，くる病，骨軟化症が引き起こされることがある．

　ビタミンEは，トコフェロール（tocopherol）とも呼ばれ，栄養の補給，酸化防止剤として広く利用されている．不足すると，未熟児の溶血性貧血，深部感覚異常および小脳失調の原因となることが知られているが，通常の食生活で欠乏することはない．

　ビタミンKは通常の食生活で十分に摂取され，腸内細菌叢による供給もあるため，欠乏症に陥ることはほとんどない．欠乏した場合は，血液凝固能の低下，新生児低プロトロンビン血症，新生児・乳児のビタミンK欠乏性頭蓋内出血，新生児・乳児の腸内出血など（新生児メレナ）がみられる．ビタミンB群の欠乏症は，B1では脚気，B2では口角・口内炎，B12では悪性貧血などが考えられる．ビタミンCが不足するとコラーゲンの同化が起こらず，歯のぐらつき，血管の脆弱化，粘膜からの出血，免疫機能の低下，軽度の貧血，壊血病の症状を示すようになる．ビタミンCは強い抗酸化作用がある．

 # 食行動と管理目標

1）食行動

　健康的な食生活を続けるためには，食事摂取方法，摂取状況・食物摂取バランス，栄養状態などの管理が重要である．これらの管理を良好に保つためには，食行動の特徴と影響因子を正確に把握しておくことが必要である．食行動への影響因子（身体的・心理的）を，表1－6に示す．

　食行動に関連するものには，個人の感覚（視覚・味覚・嗅覚・聴覚・触覚・温覚）や，食事のための運動機能がある．食行動をよい状態に保つためには，食事への興味・関心，正しい知識の習得と実践，それを支援する人的・物的環境が必要である．健康的な食生活の維持・改善のためには，健康によい食物・入手のしかた・調理方法・適当な量・運動や安静時間との関係などを関連づけた情報提供ができるような，人的・物的な整備を進めなければならない．

表1−6　食行動への影響因子

食行動に関連するもの	身体状況（含情報）	心理状況（含身体反応）
感覚	視覚（視神経，色覚） 嗅覚（嗅覚神経，中枢神経） 聴覚（聴覚神経，聴力） 味覚（味蕾，味覚神経） 温覚（温度） 触覚（痛覚，圧覚，部位覚）	色彩，形，配置，清潔感 におい，香り 調理の音，音楽，騒音 うま味，苦味，酸味，甘味，塩味 熱い，冷たい，人肌（体温） 硬い，柔らかい，弾力性
運動機能	咀嚼・嚥下機能 （歯，舌，咽頭，食道） 消化機能（消化器など） ADL（日常生活活動能力）	かみ（砕き）やすい 飲み込みやすい，通過しやすい ぜん動運動，消化・吸収作用 指先の動き（食器が把持できる，調理ができる） 上肢の動き 立位・歩行ができる（調理・買い物ができる）
食欲・興味・関心	空腹・満腹（視床下部） 嗜好 関心	空腹感・満腹感 好き・嫌い 楽しみ・苦痛
食習慣 （家庭・学校・職場）	1日3回摂取 主食．副食・調理 栄養バランス 栄養過多・栄養欠乏（肥満・やせ）	多い・少ない おいしい・おいしくない 充足感・欠乏感 満足・不満・自己嫌悪
食品・栄養情報 （家族，教育，企業，マスメディア）	健康食品情報（含コマーシャル） 料理情報（TV，雑誌，インターネット） 健康管理情報（TV，雑誌，インターネット） 健康教育活動（学校・職場・地域）	まねたい・買いたい・食べたい 知りたい・行いたい・食べたい 知りたい・行いたい・できない 知りたい・行いたい・できない

　食物の生産・加工・流通に関する情報提供には，企業などのかかわりが大きいため，国民の健康を考慮した正確な情報提供の推進が求められる．外食の機会が多い20〜30歳代については，食生活改善のために飲食店でのバランスのとれたメニュー提供をのぞむ声が大きく，特に20〜40歳代男性では職場での食生活改善への支援が強く求められている．

　最近は，インターネット情報へのアクセスは簡単になっており，食事や栄養について情報を得ている者も増加しているが，正確な情報を十分に入手できているとはいいがたい現状もある．地域，職域で，健康や栄養に関する学習の場を提供する機会を増やし，特に若年層が関心をもち，アクセスできる環境整備が必要である．

　こうした食物の情報へのアクセス整備には，住民・地域・企業などの共同参加が基本となる．最近の調査によると，人々が健康や栄養に関する情報源とするものは，マスメディアが最も多く，次いで家族・友人であり，専門家や行政機関などは少ないことからも，地域や職場における自主グループをつくり，情報交換のネットワークの充実をはかることが必要とされる．食生活に関連した人的・物的環境整備をはかることは，人的・物的資源の充実，人間関係の形成など，社会的・精神的に良好な食生活につながる．高齢化・核家族化にあるわが国では，誕生から高齢期までの健康生活の推進には，ライフステージに合った食生活を工夫する必要がある．栄養・食生活は一生を通じての健康づくりの基本であり，疾病予防の観点

からも，幼少期からの健康的・主体的な食習慣の形成が重要となる．高齢期については，生活習慣病予防，日常生活活動能力（activity of daily living；ADL）の低下予防，QOL（quality of life）の向上など，心身の状態に応じた指導・管理体制や政策が求められている．

2）食生活と「健康日本21」

「健康日本21」（厚生労働省，2002年，一部改訂2008年）で示された情報のうち，「個人に向けての普及啓発」としての栄養・食生活は，多くの生活習慣病との関連が深く，また日々の生活の中でQOLとの関連も深い．国民の健康およびQOLの向上をはかるために，身体・精神・社会的に良好な食生活の実現をはかることを目標とするものである．すなわち，健康・栄養状態の是正をするとともに，国民すべてが良好な食生活を実践できる力を十分に育み，発揮できるような平等な機会と資源を確保することを目的としている．栄養・食生活分野の最終目標である健康およびQOLの向上のためには，個人の栄養状態をよくするための適正な栄養素（食物）摂取，適正な栄養素（食物）摂取のための行動変容，行動変容を支援するための環境づくりが必要であることが強調された．

「健康日本21」は，国民の健康の増進の総合的推進をはかるための基本的な方針（厚生労働省）として，抜本的に改正された（2013年4月1日適用）．この方針は，生活習慣や社会環境の改善を通じて，子どもから高齢者まですべての国民がともに支え合いながら希望や生きがいをもち，ライフステージに応じて健やかで心豊かに生活できる活力ある社会を実現し，その結果，社会保障制度が持続可能なものとなるよう，国民の健康増進の総合的な推進をはかるための基本的な事項を示したものである．この方針の推進期間は，2013年度から10年間の「21世紀における第2次国民健康づくり運動（健康日本21（第2次））」とした．

第一に国民の健康の増進の推進に関する基本的方針（表1－7）を示し，「健康寿命の延伸と健康格差の縮小」「生活習慣病の発症予防と重症化予防の徹底」「社会生活を営むために必要な機能の維持および向上」「健康を支え，守るための社会環境の整備」「栄養・食生活，身体活動・運動，休養，飲酒，喫煙および歯・口腔の健康に関する生活習慣および社会環境の改善」からなっている．栄養・食生活の目標設定の考え方を図1－8に示す．

第二に国民の健康の増進の目標に関する事項を示し，広く国民や健康づくりにかかわる多くの関係者に対してその目標を周知するとともに，継続的に健康指標の推移などの調査・分析を行い，その結果を国民や関係者に情報として提供することにより，関係者や国民一般の意識の向上や自主的な取り組みを支援するものとした．

本方針は，国民の健康増進の取り組みを効果的に推進するもので，健康づくりにかかわる多くの関係者が情報を共有しながら，現状および課題について共通認識，その課題の選択，科学的根拠に基づく具体的目標を設定ができることをねらっている．具体的目標は，おおむね10年間を目途として設定することとし，目標設定後5年を目途にすべての目標について中間評価を行うとともに，目標設定後10年を目途に最終評価を行う．目標の定期的な評価は，目標達成のための諸活動の成果を適宜評価し，その後の健康増進の取り組みに反映することを示している．取り組みのためには，地方公共団体においては，医師，歯科医師，薬剤師，保健師，助産師，看護師，准看護師，管理栄養士，栄養士，歯科衛生士その他の職員が，栄養・食生活，身体活動・運動，休養，こころの健康づくり，飲酒，喫煙，歯・口腔の健康などの生活習慣全般についての保健指導および住民からの相談を担当する．国および地方公共

表1−7　国民の健康増進の総合的な推進をはかるための基本的な方針（厚生労働省，2012）

	項　目	現　状	目　標
健康寿命・健康格差	①健康寿命の延伸（日常生活に制限のない期間の平均の延伸）	男性 71.19年 女性 74.21年（平成25年）	平均寿命の増加分を上回る健康寿命の増加（平成34年度）
	②健康格差の縮小（日常生活に制限のない期間の平均の都道府県格差の縮小）	男性 2.79年 女性 2.95年（平成22年）	都道府県格差の縮小（平成34年度）
がん	①75歳未満のがんの年齢調整死亡率の減少（10万人当たり）	80.1（平成25年）	73.9（平成27年）
	②がん検診の受診率の向上	胃がん 男性 45.8% 女性 33.8% 肺がん 男性 47.5% 女性 37.4% 大腸がん 男性 41.4% 女性 34.5% 子宮頸がん 42.1% 乳がん 43.4%（平成25年）	50%（胃がん，肺がん，大腸がんは当面40%）（平成28年）
循環器疾患	①脳血管疾患・虚血性心疾患の年齢調整死亡率の減少（10万人当たり）	脳血管疾患 男性42.0 女性23.3 虚血性心疾患 男性33.7 女性13.3（平成25年）	脳血管疾患 男性41.6 女性24.7 虚血性心疾患 男性31.8 女性13.7（平成34年度）
	②高血圧の改善（収縮期血圧の平均値の低下）	男性 137mmHg 女性 131mmHg（平成24年）	男性 134mmHg 女性 129mmHg（平成34年度）
	③脂質異常症の減少	総コレステロール240mg/dL以上の者の割合 男性 10.8% 女性 17.5% LDLコレステロール160mg/dL以上の者の割合 男性 7.5% 女性 11.0%（平成24年）	総コレステロール240mg/dL以上の者の割合 男性 10% 女性 17% LDLコレステロール160mg/dL以上の者の割合 男性 6.2% 女性 8.8%（平成34年度）
	④メタボリックシンドロームの該当者および予備群の減少（糖尿病の項目⑤でもある）	1,403万人（平成23年度）	平成20年度と比べて25%減少（平成27年度）
	⑤特定健康診査・特定保健指導の実施率の向上（糖尿病の項目⑥でもある）	特定健康診査の実施率 44.7% 特定保健指導の実施率 15.0%（平成23年度）	特定健康診査の実施率 70%以上 特定保健指導の実施率 45%以上（平成29年度）
糖尿病	①合併症（糖尿病腎症による年間新規透析導入患者数）	16,119人（平成24年）	15,000人（平成34年度）
	②治療継続者の割合の増加	62.0%（平成24年）	75%（平成34年度）
	③血糖コントロール指標におけるコントロール不良者の割合の減少（HbA1cがJDS値8.0%（NGSP値8.4%）以上の者の割合の減少）	1.2%（平成23年度）	1.0%（平成34年度）
	④糖尿病有病者の増加の抑制	950万人（平成24年）	1,000万人（平成34年度）
COPD	COPDの認知度の向上	30.1%（平成26年）	80%（平成34年度）

	項　目	現　状	目　標
栄養・食生活	①適正体重を維持している者の増加（肥満（BMI25以上），やせ（BMI18.5未満）の減少）	20歳～60歳男性の肥満者の割合 29.0% 40歳～60歳代女性の肥満者の割合 19.6% 20歳代女性のやせの者の割合 21.5%（平成25年）	20歳～60歳代男性の肥満者の割合 28% 40歳～60歳代女性の肥満者の割合 19% 20歳代女性のやせの者の割合 20%（平成34年度）
	②適切な量と質の食事をとる者の増加		
	ア 主食・主菜・副菜を組み合わせた食事が1日2回以上の日がほぼ毎日の者の割合の増加	63.3%（平成24年度）	80%（平成34年度）
	イ 食塩摂取量の減少	10.2g（平成25年）	8g（平成34年度）
	ウ 野菜と果物の摂取量の増加	野菜摂取量の平均値 283g（平成25年度）果物摂取量100g未満の者の割合 58.9%（平成24年度）	野菜摂取量の平均値 350g 果物摂取量100g未満の者の割合 30%（平成34年度）
	③共食の増加（食事を1人で食べる子どもの割合の減少）	朝食 小学生 15.3% 中学生 33.7% 夕食 小学生 2.2% 中学生 6.0%（平成22年度）	減少傾向へ（平成34年度）
	④食品中の食塩や脂肪の低減に取り組む食品企業および飲食店の登録数の増加	(a)食品企業登録数 67社（平成26年度）(b)飲食店登録数 ※現在調査中	食品企業登録数 100社 飲食店登録数 30,000店舗（平成34年度）
	⑤利用者に応じた食事の計画，調理および栄養の評価，改善を実施している特定給食施設の割合の増加	（参考値）管理栄養士・栄養士を配置している施設の割合 71.4%（平成25年度）	80%（平成34年度）
身体活動・運動	①日常生活における歩数の増加	20歳～64歳 男性 7,788歩 女性 6,893歩 65歳以上 男性 5,829歩 女性 4,979歩（平成24年）	20歳～64歳 男性 9,000歩 女性 8,500歩 65歳以上 男性 7,000歩 女性 6,000歩（平成34年度）
	②運動習慣者の割合の増加	20歳～64歳 男性 26.5% 女性 21.5% 65歳以上 男性 49.6% 女性 39.4%（平成24年）	20歳～64歳 男性 36% 女性 33% 65歳以上 男性 58% 女性 48%（平成34年度）
	③住民が運動しやすいまちづくり・環境整備に取り組む自治体数の増加	29都道府県（平成26年度）	47都道府県（平成34年度）

注　「現状」欄の数値は，平成26年5月に公表された厚生労働省告示の数値である．

（厚生労働省（2015）健康日本21（第二次）分析評価事業，厚生労働省ホームページ）

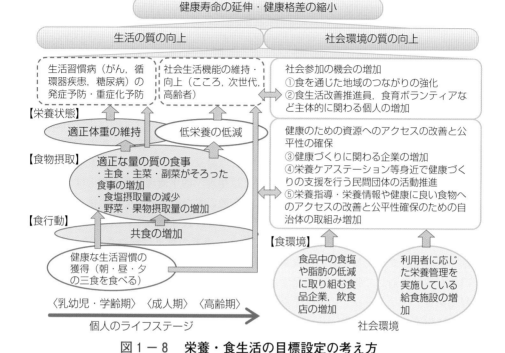

図1－8 栄養・食生活の目標設定の考え方
(厚生労働省（2012）健康日本21（第2次）の推進に関する参考資料，厚生労働省ホームページ)

団体は，健康増進に関する施策を推進するための保健師，管理栄養士などの確保および資質の向上，健康運動指導士などの健康増進のための運動指導者や健康スポーツ医との連携，食生活改善推進員，運動普及推進員，禁煙普及員などのボランティア組織や，健康増進のための自助グループの支援体制の構築などにつとめる必要を示唆している．

3 看護と栄養

　約1世紀半前，フロレンス・ナイチンゲール（Florence Nightingale）は，看護（nursing）とは人間の基本的ニーズを満たすことで，人間にとっては空気や光と同じように食事は重要であり，食事内容を適切に選択し，適切に与えることは，健康の維持・増進にとって大切であると説いている（図1－9）．時代は変わっても，人間にとって食事や栄養は，生活を豊かにするものであり，健康生活を送るために不可欠なものである．

　看護は実践の科学といわれるように，実践志向性の強い分野の学問であり，専門的な知識に基づいた方法を用いて人々にサービスを提供することを目標としている．看護を構成する主な要素は，看護を受ける人間，看護の目的や目標，目的や目標を達成するための看護介入すなわち看護実践であり，看護を実践していくためには，まず対象となる人間を理解しなければならない．医療現場において全人的医療の必要性が認識されつつあり，看護においても人間を身体的・心理的・社会的な面，すなわち包括的に把握する必要が述べられ，人間の発

達過程にともなった心理学的・社会学的アプローチの方法が教育されている．人間が健康的な生活を送ることは，単に疾病予防に注意を払うだけではなく，身体的・心理的・社会的に健全な生活を送ることの大切さを示している．いったん健康障害を起こした場合は，疾病を治すにとどまらず，疾病の回復と並行して対象者がよりよい生活を送ることが健康回復の鍵をにぎっている．

　心理学者のマズロー（Abraham Harold Maslow）は，人間の欲求は動物と異なって多様性があり，食欲や性欲などの生理的欲求を基礎とし，所属などの社会的欲求，自己実現といった高次の欲求まで満たすことであると説いている．看護においても，患者の欲求を満たすことが看護であるという「欲求説」を基盤とする理論家は多く，その理論家の一人であるヘンダーソン（Virginia Henderson）は，「看護とは生理学的平衡理論を基盤とするものでなくてはならず，患者が基本的欲求を満たした毎日を過ごすためには，その生活に合わせた援助が必要であること，また，患者が病気や医療を受けなければならない状態におかれているために，はばまれている独立性を取りもどしてこそ，患者の欲求は満たされる」と述べている．医療的ケアを必要とする患者の，食事に関する欲求が満たされているのか否かを，看護師は専門的な観察を通して判断し，不足する場合には充足するためのケアを行うことこそ重要な役割である．ヘンダーソンの説，すなわちすべての患者のもつ基本的な欲求である14の項目を参考に作成した看護過程（nursing process）のアセスメント項目を表1－8に示す．

序章

1．換気と保湿
2．住居の健康
3．小管理
4．物音
5．変化
6．食事
　　　7．食物の選択

8．ベッドと寝具類
9．陽光
10．部屋と壁の清潔
11．からだの清潔
12．おせっかいな励ましと忠告
13．病人の観察

食事

食事時間に関する不注意
生命は往々にして食事をとる数分間にかかっている
慢性患者はしばしば飢えさせられる
患者の側に食物を置いたままにしてはならない
患者は自分で食べられる量以上の食物は見ない方がよい

食物とは

病人食についてのよくある間違い
牛肉スープ
たまご
肉ばかりで野菜をとらない
くず粉
牛乳

特殊な病気のときに特殊な食物をほしがることには意味がある

以下省略

図1－9　ナイチンゲールの看護覚え書
（フロレンス・ナイチンゲール，湯槇ますほか訳（2011）看護覚え書（第7版），p.3－9，現代社）

表1-8　看護過程のアセスメント項目

1．よい姿勢・体位である	10．正確に知覚・認知できる
2．活動・休息のバランスをとる	11．コミュニケーションをとる
3．安楽を保つ	12．信頼関係がある
4．感染への抵抗力（危険防止）がある	13．よい関係が維持できる
5．十分に組織への酸素の供給がある	14．社会的役割がはたせる
6．適切に栄養をとり，食事を楽しむ	15．生きがい・楽しみがある
7．清潔を保つ	16．病気・入院へ対処している
8．排泄がある	17．活動の調整ができる
9．水・電解質バランスを保つ	

　表1-8の項目に関するデータを収集して，理論的な分析・判断を行い，対象者のケアに生かしてこそ意義あるものになる．日常接する人々の健康問題を図1-10のような看護過程を用いてアセスメントし，個人のニーズにかなったケアの展開，理論的基盤のあるケアの実践，よりよい方法を選択するためのケアの修正を行うことは，専門職として必要なことである．看護の対象者はさまざまな食事に関する問題を抱えていることが多い．意識障害，嚥下障害，消化器切除，上肢の麻痺，臥床のままの食事摂取，心疾患や腎疾患で制限食摂取などである．対象者が，現在おかれている状況の中でより健康的な生活を送り，かつ基本的欲求を満たすためにはどうあったらよいか，看護師一人ひとりが判断できる能力，医療関係者と共有できる能力をもつことが，対象者の食事・栄養に関するケアの向上につながると考える．

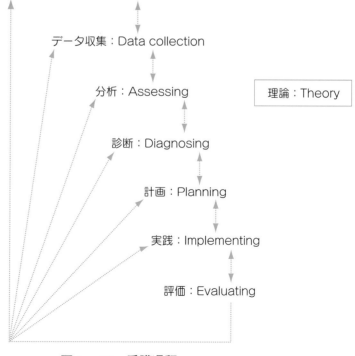

図1-10　看護過程

食と文化

食と環境

Ⓐ

1）食と自然環境

　人間は特定の食性をもたない雑食のため，地球上の広範囲に生息が可能となった．人間の食物は，大きく植物性由来のものと動物性由来のものに分けられるが，生息可能な地域の地象や気象など自然環境の影響により，食物として得られる動植物の種類は異なり，狩猟・採取や栽培・飼育など獲得の方法も異なる．自然界では，人間も生態系の中に組み込まれているといえよう．

　地球上の人々の食物は，穀類やいもなどのでんぷん質を主としており，生命維持のために必要なエネルギー源の多くは炭水化物に由来する．でんぷん質の供給源として栽培される作物の発生起源は，気象や地象の環境により種類が異なるため，中尾佐助は，栽培される植物の地域特性をとらえて，文化圏を大きく4つの農耕文化に分類している（図1-11）．タロイモ，サトウキビなどを中心とした**根栽農耕文化**は最も古い農耕文化で，降水量が多く温暖な気候の南アジア，ポリネシア，ミクロネシアなどの地域で発達した．日本や中国など東アジアで定着しているイネは，根栽農耕文化圏で湿原に生育する雑穀として雨期に収穫され，現在では主食として重要な農作物である．ヨーロッパではオオムギ，コムギなどの作物を中心とした地中海農耕文化，インド，アフリカなどでは，ササゲ，ゴマなどが栽培されたサバンナ農耕文化，アメリカ大陸ではジャガイモ，トウモロコシなどの作物を中心とした新大陸農耕文化である．これらの作物は，人々の移動とともに地球上の広範囲に伝播し，気象，地象の条件に応じて，変異や品種改良などがくり返され定着している．

2）食と社会環境

　人間が狩猟採取や漁労を中心とした食物獲得をしていた時代から，農耕，牧畜，養殖など食物の生産を営むようになり，人間の栄養としての獲得は栄養素を含む食物をそのまま利用するのみならず，加熱や技術を加えて調理加工が行われるようになった．さらに，余剰生産された作物は保存のための工夫がなされ，貯蔵技術の発達につながった．食物を貯えることが可能になると，食物獲得のために費やされた労働力の一部は他の行動へと向けられるようになった．これは，人間の食物獲得が生存のために必要な行為のみならず，食べることを文化としてとらえられることを可能にした．

　文化（culture）の語源が，土地などを耕作する（cultivate）であることはよく知られているが，食の営みは気象，地象の特性から生じる独特の農作物や加工技術として発達し，継承され，独自の食文化として形成される．また，宗教も食物摂取に大きな影響を与える．イスラム教では豚を，ヒンズー教では牛を禁忌（食物禁忌：food taboo）としている．また，菜食主義者は動物性食品の摂取を避ける．日本も仏教の影響で殺生は禁じられていたため，肉食（四足動物）の習慣は定着せず，牛，馬は使役に用いられ，食用とすることは一般には行われなかった時代があった．

　近年における陸路や空路の交通手段や通信網の発達などの社会環境の大きな変化は，食物

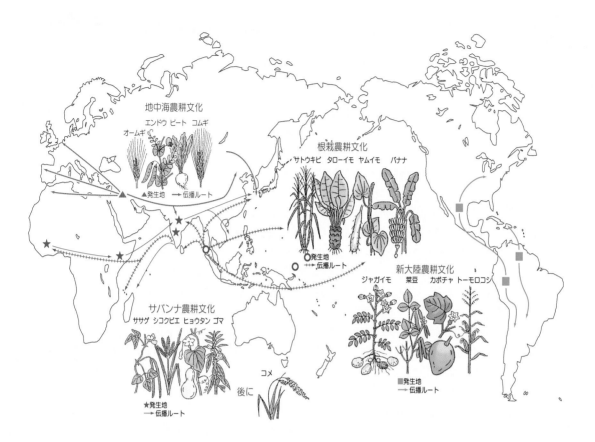

図 1-11　農耕文化の発生と伝播ルート
(中尾佐助 (1966) 栽培植物と農耕の起源, 岩波書店より改変)

を生産地から遠隔の消費地へ移動させることを可能にし, その距離を地球規模に拡大した. 食物を流通させることにより, 人々の食物獲得は居住圏より広範囲に及ぶことが可能になった. 現在の日本でも, 季節が逆転する南半球の国々から食物を輸入することにより, 季節を問わず旬の作物を入手することは可能である. また, 人件費の安い国々からの食物輸入が行われ, 食物獲得には経済動向の影響も大きくなった. これらのことにともない, 農作物の生産性や経済効率を高めるために農薬や化学肥料などが用いられるようになった. しかし, これら人工的な薬物や肥料が及ぼす人体への影響は長時間の時間経過の後にあらわれるため, 食物の安全性の面から大きな社会問題となってきている.

食と健康

1） 食物獲得と遺伝

　日々食する食物の内容の相違は栄養素の摂取に影響を及ぼし，このことは人々の健康状態や寿命に影響を与える．たとえば，必須アミノ酸組成のバランスの悪いたんぱく質を主食としている地域では，成長期の子どもにたんぱく質不足によるクワシオルコールなどの状態が起こる．海から遠いヨーロッパの山岳部や中国の内陸部の国々では，ヨウ素不足による甲状腺腫が生じるなど，地域独特の疾病を生ずる．

　また，逆に，獲得できる食物の特性が体内の生命維持に不可欠である場合は，遺伝的素因として獲得される．乳類を摂取する習慣のない地域では，成人すると乳糖分解酵素（β-galactosidase）は消失し，乳糖不耐症（lactose intolerance）を生ずるが，牧畜を中心としたヨーロッパ，中央アジア，中近東など乳類が栄養的に重要な役割を占める地域では，この酵素は栄養獲得に不可欠であり，生命維持に重要であるため，成人後もこの酵素を保持している人の割合が高い[2]．このように，長期間の食物選択は，生体の遺伝的素因に影響を与える場合もある．

　近年，肥満に関する遺伝因子の問題で，アリゾナのピュマインディアンの研究例から，肥満に関しても遺伝的素因のあることが指摘されている[3]．彼らは砂漠地帯に居住し，食物獲得には厳しい環境の中で幾世代も生存をしてきた．その彼らがアメリカの都市部に移住し，ライフスタイルや食生活が大きく変化した．動物性たんぱく質や動物性脂肪の多い都市型の食生活に変化した結果，肥満の発症が大きな問題となった．彼らの肥満の発症は，従来から都市部に居住し同様の食生活を営んでいたアメリカ人より高率であった．このことから，食環境の厳しい彼らには，エネルギー消費を抑え効率よくエネルギーを利用する遺伝的素因（エネルギー節約遺伝子）があるのではないかといわれている[4]．

　活動に必要なエネルギーや体の構成成分であるたんぱく質を摂取するためには，必須アミノ酸組成のバランスがよく脂質量の多い動物性食品の方が効率が高い．穀類など植物性の食品では，必要なエネルギーや栄養素量を確保するためには，多くの量を摂取することが必要になる．したがって，食物が植物性食品を主とした形態から動物性食品中心へと変化した場合には，食事量として同じ量を摂取すると，結果的にエネルギーや脂質，たんぱく質が過剰となる．

　多くの発展途上国やアジアの国々は，穀類やいも類など植物性食品を主体とした食物摂取を幾世代にもわたり行ってきた．しかし，これらの国々の経済的発展は食生活にも影響を与え，従来の食習慣は変容し，食物摂取および栄養素の摂取状況に変化を生じた．その結果，疾病構造が変化してきている．

2） 食習慣と疾病

　現在，日本は世界有数の長寿国として知られており，長寿を支える日本人の食生活は「ヘルシー食」として世界から注目を集めている．日本人の食生活は穀類を主なエネルギー源とし，明治末期から大正初期ではエネルギーのおよそ85％を穀物・いも類・でんぷんから摂取していた[5]．穀物類がエネルギーの多くを占める状態は，第二次世界大戦後の昭和20年代前

半まで続いた．しかし，戦後経済復興とともに食生活は大きく変化し，その後穀物エネルギー比は半減した．逆に，この間の動物性食品摂取量は増え，特に乳・乳製品，肉類の増加が著しい（図1−12）．食物摂取の変化は摂取する栄養素に大きく影響を与えることから，栄養素では動物性たんぱく質および脂質の増加が著しい．このような食生活上の変化は日本人の寿命を延ばした一因とも考えられているが，近年における動物性脂質などの摂取量の著しい増加は，健康上の問題が生じている．

　疾病構造では，死因の第1位は明治末期は肺炎および気管支炎で，昭和初期は全結核，昭和30年代では脳血管疾患と，その順位は変化している．現在では死因の第1位は悪性新生物であるが，心疾患や脳血管疾患など循環器疾患が上位を占めている．疾病の発症はさまざまな要因が関与し食生活の影響のみではないが，多くの疫学調査から食塩摂取量と高血圧症，コレステロール摂取量と虚血性心疾患死亡率，脂肪摂取量と乳がん死亡率などの関係が指摘されている．

　現在，長寿の食事とされている日本人の食生活ではあるが，動物性のたんぱく質や脂質の摂取がさらに増加すれば，疾病構造も変化することが予測される．

　日々の食生活は人間の栄養状態の状況に影響し，栄養状態は健康に影響を及ぼす．人間の食物摂取にはその背景にある，自然環境・社会環境・食文化が大きく影響している．したがって，人間の食生活にはこれらの背景を考慮し，健康教育を進めることが必要である．

3）和食と健康

　2013年，「和食；日本人の伝統的な食文化」がユネスコ無形文化遺産に登録された．このことは，和食が「自然の尊重」という日本人の精神を体現化した「社会習慣」として認識されたものであり，内容として「①新鮮で多様な食材とその持ち味の尊重，②栄養バランスに優れた健康的な食生活，③自然の美しさや季節の移ろいの表現，④正月などの年中行事との密接なかかわり」があげられている．このような日本人の食生活が，日本人の寿命を延伸させ

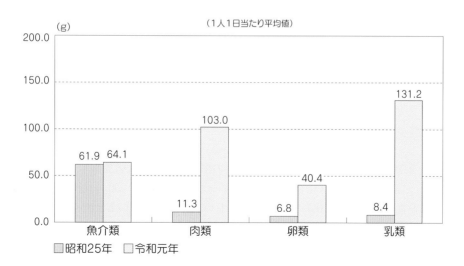

図1−12　動物性食品の摂取量比較
（令和元年国民健康・栄養調査報告，厚生労働省ホームページをもとに作成）

た一因と考えられている.

　日本の食文化の形成は，稲作が伝えられ農耕を主体とした文化に，中国大陸，朝鮮半島からの人々の渡来により，これらの地域からの農作物や調理法の伝来，仏教の伝承による肉食の禁忌などの伝承が背景にある．その後も日本の歴史の中での諸外国との交流により定着した，「てんぷら」などのように今では和食として定着している料理もある．和食には欠かせない「みそ」も「豆腐」も，そのルーツは中国大陸にさかのぼる.

　和食の形態は，神饌（神事の供え）料理や儀式の料理，仏教（禅僧）からの影響による精進料理，茶会とともに発達した懐石料理など，さまざまな角度からとらえることができる.

　このような背景をもとに，「明確な四季によって得られる多様な食材」「主食を米とし魚介類，野菜が中心で，動物性食品を多用しない食事形態」「料理を美しく盛りつける表現方法」などが発達してきたといわれる．正月などの年中行事とかかわった，食事時間の共有による家族や地域との共食なども特徴としてあげられている.

　主食の米は古来より経済の基盤となすもので，農民の年貢，武士の禄高（給与）も例えば「加賀百万石」などと，米の単位である石（こく）であらわされていた．米は調理され「飯：ご飯」となるが，「ご飯」は「朝ごはん・昼ごはん」などと，食事そのものの代名詞として用いられているほど，日本人にとって重要な食材である.

　また，高温多湿な気象条件を生かし，麹などの微生物を用いた清酒，食酢，みそ，しょうゆ，漬け物などの発酵食品も発達させてきた．これらの塩分の多い調味料や漬け物などの食品は，主食である米との組み合わせは味覚的にも最適であった.

　主菜としては，古くは獣肉類を用いる習慣は定着しておらず，一部山間部で狩猟による野鳥や鹿などの野生動物が食されることがある程度であった．沿岸部では海産物，魚介類，地域によっては川魚などの淡水魚類などをたんぱく質の供給源食品として用いたが，これらは，一般的には貴重品で「ハレ」の食事として祝い事などに用いることが多く，日常の「ケ」の食事では野菜，根菜類，豆類などが中心であった．動物性食品を多用しない和食では，たんぱく質を多く含む大豆を，豆として用いるほか，きな粉や納豆，豆腐およびその加工品（湯葉，がんもどき，油揚げ，凍り豆腐など）を良質なたんぱく質供給源として用いていた.

　和食は，日本の急峻な地形から得られる良質な水と，食材の持ち味を生かした調理法や味つけが基本となる．酸味，苦味，塩味，甘味の４つの味に「だし」などの旨味を加え，五味を味覚の基本とする．新鮮な魚介類は生食（刺身など）で用いるほか，保存性を高めた干物，発酵させた熟れ寿司など，地域によって独自の発達を遂げている.

　和食を栄養的レベルで評価すると，近年の平均的な日本人栄養摂取状況は，P（たんぱく質）：F（脂質）：C（炭水化物）のエネルギーバランスが16：30：54前後（令和元年国民健康・栄養調査報告より算出）でほぼのぞましい状態となっている．たんぱく質供給源における動物性たんぱく質比は53％程度，脂質では動物性脂質比は51％程度である．しかし，食品レベルでは，米の摂取量は年々減少しており，魚介類，大豆・大豆加工品など従来和食の食材として大きな比重を占めていた食材が減少し，獣肉類が増加してきている.

引 用 文 献

1）小池五郎（1993）新やさしい栄養学，p. 10 - 12，女子栄養大学出版部.
2）林淳三ほか（1999）食生活学への道，p. 114 - 116，建帛社.
3）蒲原聖可（1998）ヒトはなぜ肥満になるのか，岩波科学ライブラリー，p. 3 - 10，岩波書店.
4）前掲 2）p. 3 - 10.
5）藤沢良知編著（2007）栄養・健康データハンドブック　第11版，p. 157，同文書院.

参 考 文 献

・曽根正好（2007）臨床栄養別冊　やさしく教えて！メタボリックシンドロームと生活習慣病Q&A.
・中尾佐助（1966）栽培植物と農耕の起源，岩波書店.
・中村美知子編（2001）ナースのためのフィジカルアセスメント　第 2 版，ヌーヴェルヒロカワ.
・石毛直道・鄭大聲編（1995）食文化入門，講談社.
・農林水産省ホームページ　http://www.maff.go.jp/j/press/kanbo/kihyo02/120309.html
・厚生労働省ホームページ　www.mhlw.go.jp/stf/shingi/2r9852000003537s.html

第2章

日常生活と栄養

[学習目標]

人間が食事をとることは，生きるために重要であり，心を豊かにするものである．わが国の人々の食習慣や栄養状態の現状を知ろう．

食 習 慣 と 栄 養

Ⓐ 日常生活における食事の意義

　人間が「生活する，生活できる」ことは，古くから「食べる，食う，食べられる，食える」という言葉にたとえられている．人間にとって食することは重要であり，命の糧である．

　古代人は，自給自足で自らの糧を探し，加工し，摂取していたが，そこには自然環境が生み出した水や空気や動植物の恵みがあり，それを摂取した人間の生命力があったため，人類は現代まで存続してきたといえよう．古代の生物の誕生から現代までに，人類は風水害，戦争，飢え，自然環境破壊などさまざまな問題に直面し対処し，科学や医学の進歩などさまざ

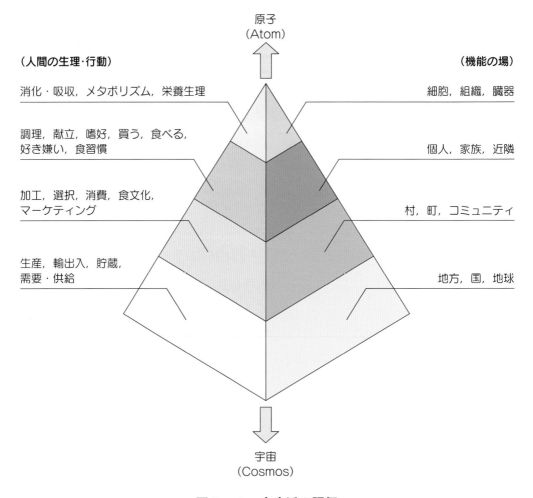

図2－1　食生活の評価
(中村美知子，塩澤和子ほか監修(2004)ケアのこころシリーズ⑤　食事指導をスムーズに 第4版, p. 7, インターメディカ)

まな影響を受けながら，時代にかなった生活形態をつくり，その変化に適応してきた．先人
たちは，生命を維持すること，生活すること，食することの意義を発見し，学び，開発し，
後世に伝えてきたのである．

　人間にとっての食物や栄養の意義を広義でとらえると，個人の食事・栄養にとどまらず，
生物が存続するために不可欠な自然環境（宇宙の果てから身近な自然環境），社会の機構や働
き，家族や仲間集団との関係，個の身体や心理的作用，身体の代謝，細胞の構造や機能など
多岐にわたっている[1]．これらは，食物や栄養としてさまざまな影響を人間に及ぼしながら，
人間の健康を高める機能を発揮している（図2-1）．

　近年，飽食の時代であるわが国では，食事を文化としてとらえることが多い．文化は生活
を豊かにするものであり，生活が豊かになると食生活についても人々の関心は高まり，食事
や栄養に関する情報は，グルメ（gourmet＝食通，美食家：フランス語）やダイエット（diet
＝食事：英語）など，食品や料理に関してマスメディアで活用されることが多い．食事が生
活を豊かにすることは重要だが，個人の嗜好に合わせることばかりを強調すると，食事のも
たらす健康問題や経済的負担を見失いがちになる．食事や栄養の本来の目的を理解できるた
めの幼児期からの家庭や社会での教育は，人々が健康生活を送るためには重要な意味をもつ
といえよう．

日本人の生活習慣

　わが国の健康増進対策としては，多くの国民がいかにいきいき生きられるかが課題であり，
健康増進法（平成14年法律第103号）に基づき，国民の健康の増進の総合的な推進を図ってい
る．

　令和元年国民健康・栄養調査報告（厚生労働省）によると，成人（20歳以上）の身体状況，
生活状況の特徴は次のとおりである．

　肥満者（BMI≧25（kg/m²））の割合は，男性33.0％，女性22.3％であり，この10年間では
男性・女性ともに有意な変化はない（図2-2）．やせ（BMI<18.5（kg/m²））の割合は男性

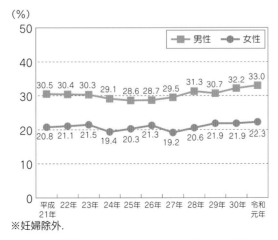

図2-2　肥満者（BMI≧25 kg/m²）の割合の年次
推移（20歳以上）（平成21～令和元年）

3.9%，女性11.5%で，ここ10年間でみると，男女とも有意な変化はなかった（図2－3）．低栄養傾向（BMI≦20（kg/m²））の高齢者（65歳以上，男女計）の割合は，16.8%である．男女別にみると，男性12.4%，女性20.7%であり，この10年間でみると男女とも有意な変化はなかった（図2－4）．

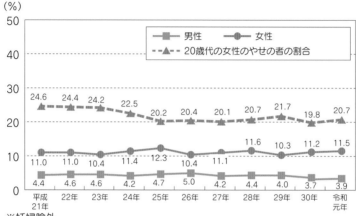

※妊婦除外.
※20歳代女性のやせの者の割合の年次推移は，移動平均により平滑化した結果から作成.
　移動平均：各年の結果のばらつきを少なくするため，各年次結果と前後の年次結果を足し合わせ，計3年分を平均化したもの.
　　　　　　ただし，平成29年については単年の結果である.

図2－3　やせの者（BMI＜18.5 kg/m²）の割合の年次推移
　　　　　（20歳以上）（平成21～令和元年）

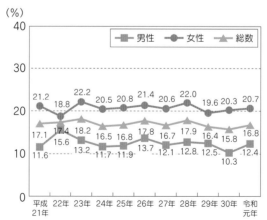

図2－4　低栄養傾向の者（BMI≦20 kg/m²）
　　　　　の割合の年次推移（65歳以上）
　　　　　（平成21～令和元年）

　食生活では，食塩摂取量の平均値（20歳以上，男女総数）は1日10.1gで，男女別にみると男性10.9g，女性9.3gであり，ここ10年間で男性は有意に減少しているが，平成27年以降女性は，有意な増減はみられない（図2−5）．野菜摂取量の平均値（20歳以上，男女総数）は1日280.5gで，男性288.3g，女性273.6gであり，ここ10年間では総数，男女ともに有意な変化はみられなかった（図2−6）．年齢階級別にみると，野菜摂取量は男女とも20〜40歳代で少なく，60歳以上で多い．

　運動習慣のある者の割合は，男性33.4%，女性25.1%であり，ここ10年でみると，女性は有意に減少している（図2−7）．年齢階級別では，運動習慣のある者の割合は男性では40歳代，女性では30歳代で最も低く，男性18.5%，女性9.4%である．日々の歩数の平均値は，男性6,793歩，女性5,832歩であり，この10年間では，男女ともに有意に減少している（図2−8）．

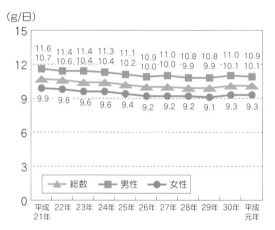

図2−5　食塩摂取量の平均値の年次推移（20歳以上）（平成21〜令和元年）

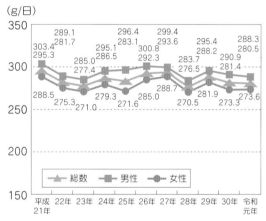

図2−6　野菜摂取量の平均値の年次推移（20歳以上）（平成21〜令和元年）

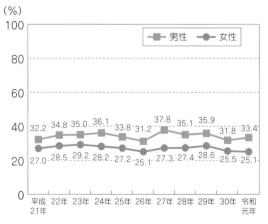

図2−7　運動習慣のある者の割合の年次推移（20歳以上）（平成21〜令和元年）

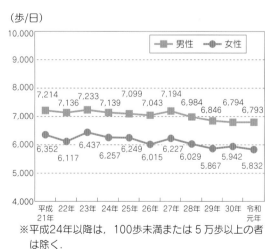

※平成24年以降は，100歩未満または5万歩以上の者は除く．

図2−8　歩数の平均値の年次推移（20歳以上）（平成21〜令和元年）

　睡眠の質の状況は，ここ1カ月間睡眠全体の質に満足できなかった者の割合を，年齢階級別にみると，20～50歳代で2割を超えている（図2－9）.

　飲酒の状況は，生活習慣病のリスクを高める量を飲酒している者の割合では，男性で14.9%，女性で9.1%である．年齢階級別にみると，その割合は男女ともに40歳代が最も高い（第5章 図5－14参照）.

　喫煙の状況は，現在習慣的に喫煙している者の割合では16.7%であり，男性で27.1%，女性で7.6%である．年齢階級別にみると，40歳代の男性では他の年代よりもその割合が高く，約4割が習慣的に喫煙している（図2－10）.

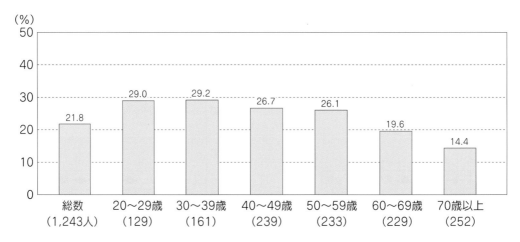

図2－9　睡眠全体の質に満足できなかった者の割合（20歳以上，男女計・年齢階級別）（令和元年）

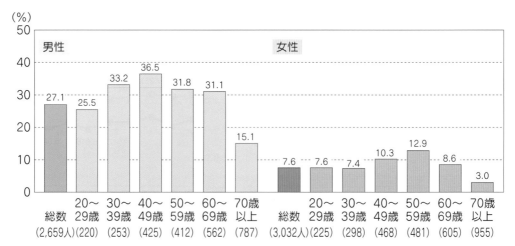

図2－10　現在習慣的に喫煙している者の割合（20歳以上，性・年齢階級別）（令和元年）

わが国の政策の一つである，国民一人ひとりが健康寿命を延ばすこと，そのための健康習慣を自ら獲得し，生活習慣病を予防・改善する認識と実践が期待されている．

健康づくり対策（厚生労働省）は1970年代後半から提示され，「第1次国民健康づくり対策」（1978年），「アクティブ80ヘルスプラン」（1988年），「健康日本21」（2005年），「新健康フロンティア戦略」（2007年）などが，展開されてきた．

2013年に「健康日本21（第2次）」が示され，10年後に目指す姿として，「すべての国民が共に支え合い，健康で幸せに暮らせる社会」のほか，子どもも大人も希望のもてる社会，高齢者が生きがいをもてる社会，希望や生きがいをもてる基盤となる健康を大切にする社会などが，提唱されている（表2－1）．

「健康日本21（第2次）」の概念図を図2－11に示す．基本的な方向として，①健康寿命の延伸と健康格差の縮小，②主要な生活習慣病の発症予防と重症化予防，③社会生活を営むために必要な機能の維持および向上，④健康を支え，守るための社会環境の整備，⑤栄養・食生活，身体活動・運動，休養，飲酒，喫煙および歯・口腔の健康に関する生活習慣および社会環境の改善である．

なお，栄養・食生活の目標設定の考え方は，第1章 図1－8のとおりである．生活の質の向上のために，主要な生活習慣病（がん，循環器疾患，糖尿病予防）の科学的根拠があるものを中心に，栄養状態，食物摂取，食行動，食環境の目標を設定した（第1章 表1－7を参照．「健康日本21」は，第1章**2**Ⓔ－2）も参照）．

表2－1　10年後を見据えた「目指す姿」

10年後に目指す姿
●すべての国民が共に支え合い，健康で幸せに暮らせる社会
・子どもも大人も希望のもてる社会
・高齢者が生きがいをもてる社会
・希望や生きがいをもてる基盤となる健康を大切にする社会
・疾患や介護を有する方も，それぞれに満足できる人生を送ることのできる社会
・地域の相互扶助や世代間の相互扶助が機能する社会
・誰もが社会参加でき，健康づくりの資源にアクセスできる社会
・今後健康格差が広まる中で，社会環境の改善を図り，健康格差の縮小を実現する社会

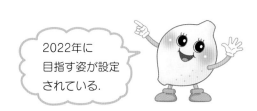

2022年に
目指す姿が設定
されている．

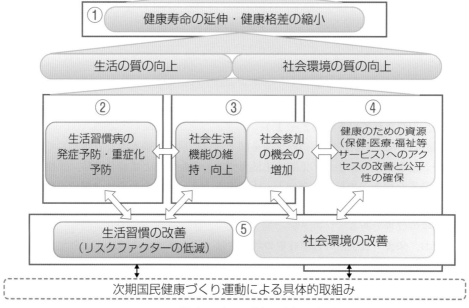

図2−11　健康日本21（第2次）の概念図

わが国の食事計画ガイドライン

Ⓒ

　厚生労働省および農林水産省は，「食生活指針」（平成12（2000）年3月文部省，厚生省，農林水産省策定）を具体的な行動に結びつけるものとして，平成17（2005）年6月に「食事バランスガイド」を作成・公表した．「食事バランスガイド」は，日本人の食事摂取基準（2005年度版）の数値を参照して作成されたものであり，のぞましい食生活についてのメッセージを示した「食生活指針」を具体的な行動に結びつけるものとして，1日に「何を」「どれだけ」食べたらよいかの目安をわかりやすくイラストで示したものである．

　「食事バランスガイド」の農林水産省のねらいは，国民の目につきやすく食料選択・消費の参考になるとともに，外食・食品供給事業者や食生活改善に取り組む者が利用できる具体的なツールとして活用できるものとすることであった．期待される効果としては，国民のバランスのとれた食生活の実現や食料自給率の向上があった．また，厚生労働省のねらいは，生活習慣病予防のためのバランスのとれた食生活や食品の適切な組み合わせ等のスローガンの普及啓発など，特に個人へのアプローチとしてターゲットを明確にして行動変容を促す具体的メッセージを示すことであった．期待される効果は，個人のバランスのとれた食生活の実現，国民の健康づくりや生活習慣病の予防とした（図2−12）．

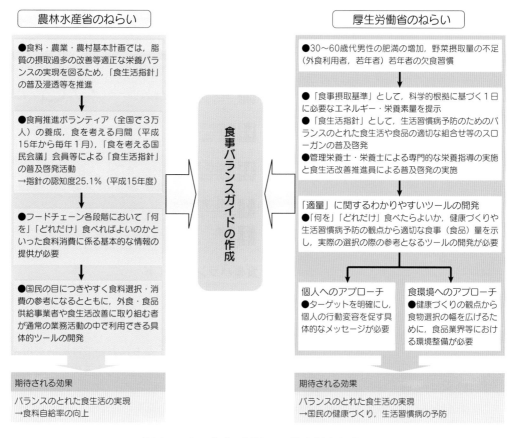

図2－12　食事バランスガイドのねらい
(厚生労働省，農林水産省（2005）農林水産省ホームページより転載)

◎20～60歳代男性肥満者の留意事項

　近年の国民健康・栄養調査結果から，「若い世代ほど，油の多いものを控えている者が少ない」「若い世代ほど野菜摂取量が少なく，最も摂取量の多い60歳代でも350gに達していない」「外食の利用頻度が高い人ほど，野菜摂取量が少ない」などがいえる．生活習慣病の予防という視点から，特に30～40歳代男性肥満者には，次の3つの留意点が示された．

　①食事はバランスよく！　夕食は軽めに！

　②油を使った料理は控えめに！

　③野菜をもっと食べましょう！　副菜は5つ

◎単身者の留意事項

　「朝食の欠食率は男女とも20歳代が最も高い」「外食・調理済み食品の利用率がきわめて高い」「外食の利用頻度が高い人ほど，野菜摂取量が少ない」「若い世代ほど野菜摂取量が少ない」傾向にある．単身者には，次の3つの留意点が示された．

　①食事が基本．健康は食事から！

　②朝食は欠かさず！

　③外食・中食でも，もっと野菜料理を！

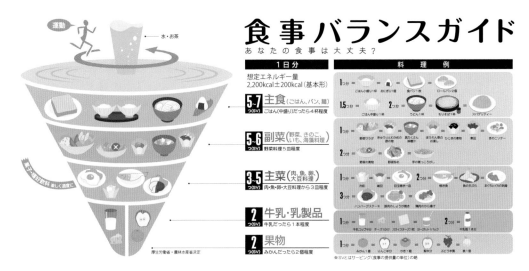

図2−13　食事バランスガイド
(厚生労働省，農林水産省（2005）食事バランスガイド)

◎**子育てを担う世代の留意事項**

　近年，母親となる世代の低体重（やせ）が増えている．子どもにおいては肥満が増えており，食生活の乱れも指摘されていることから，子育てを担う世代に対する内容として，これらについて配慮して，次の3つの留意点が示された．

　①食事はバランスよく．親子で楽しく．
　②朝食は欠かさず！
　③めざせ！　野菜大好き！

　「食事バランスガイド」（図2−13）は，誰にでも親しみやすいイラストを活用し，子どもから高齢者にいたるまで一人ひとりの食生活，家庭での食生活を見直すことをねらっている．国をはじめ，地方公共団体，食品生産者・事業者，保健福祉活動専門家，地域における食生活改善推進員が連携して，普及活動に活用していく必要がある．特に，一般の人々が日々購入する小売店，外食店の日常において活用される必要がある．バランスのとれた食生活の実現は，国民栄養づくり，生活習慣病の予防・改善，食料自給率の向上につながると考えられている．平成22（2010）年から，性，年齢，身体活動レベルに応じた，各料理区分における摂取の目安が図2−14のとおりとなっている．

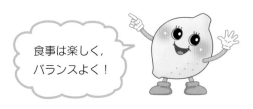

食事は楽しく，
バランスよく！

単位：つ（SV）

対象者	エネルギー kcal	主食	副菜	主菜	牛乳・乳製品	果物
・6〜9歳男女 ・10〜11歳女子 ・身体活動量の低い 12〜69歳女性 ・70歳以上女性 ・身体活動量の低い 70歳以上男性	1400 1600 1800	4〜5	5〜6	3〜4	2	2
・10〜11歳男子 ・身体活動量の低い 12〜69歳男性 ・身体活動量ふつう以上の 12〜69歳女性 ・身体活動量ふつう以上の 70歳以上男性	2000 2200 2400	5〜7	5〜6	3〜5	2	2
・身体活動量ふつう以上の 12〜69歳男性	2600 2800 3000	6〜8	6〜7	4〜6	2〜3	2〜3

・1日分の食事量は，活動（エネルギー）量に応じて，各料理区分における摂取の目安（つ（SV））を参考にする．
・2200±200 kcalの場合，副菜（5〜6つ（SV）），主菜（3〜5つ（SV）），牛乳・乳製品（2つ（SV）），果物（2つ（SV））は同じだが，主食の量と，主菜の内容（食材や調理法）や量を加減して，バランスのよい食事にする．
・成長期で，身体活動レベルが特に高い場合は，主食，副菜，主菜について，必要に応じてSV数を増加させることで適宜対応する．

図2−14 食事摂取基準（2010年版）による対象者特性別，料理区分における摂取の目安
（厚生労働省（2010）日本人の食事摂取基準（2010年版）の改定をふまえた食事バランスガイドの変更点について）

2 日本人の食事摂取基準

A 日本人の食事摂取基準2020年版について

　日本人の食事摂取基準は，健康な個人および集団を対象として，国民の健康の保持・増進および生活習慣病の発症予防・重症化予防のために，1日にどれくらいのエネルギーおよび各栄養素の摂取量を摂取したらよいのかを，性別・年齢階層の区分ごとに示したものである．

　食事摂取基準は，日本人の体位や食生活，運動量などの変化に応じて，厚生労働省が5年ごとに改定を繰り返し行っているが，2020年の改定では，これらの変化のみならず，栄養に関連した身体・代謝機能の低下の回避などの観点から，高齢者の低栄養予防やフレイル予防も視野に入れた改定がなされている．

　指標として策定されている項目としては，健康増進法に基づき，エネルギー（熱量），たんぱく質，脂質，飽和脂肪酸，n-6系脂肪酸，n-3系脂肪酸，コレステロール，炭水化物，食物繊維，糖類，主要栄養素バランス，脂溶性ビタミン（ビタミンA，ビタミンD，ビタミンE，ビタミンK），水溶性ビタミン（ビタミンB_1，ビタミンB_2，ナイアシン，ビタミンB_6，

ビタミンB12，葉酸，パントテン酸，ビオチン，ビタミンC），多量ミネラル（ナトリウム，カリウム，カルシウム，マグネシウム，リン），微量ミネラル（鉄，亜鉛，銅，マンガン，ヨウ素，セレン，クロム，モリブデン）である．

　また，年齢の区分は，乳児については，「出生後6カ月未満（0～5か月）」と「6カ月以上1歳未満（6～11カ月）」の2つに区分されているが，特に成長に合わせてより詳細な年齢区分設定が必要と考えられたエネルギーおよびたんぱく質については，「出生後6カ月未満（0～5カ月）」および「6カ月以上9カ月未満（6～8カ月）」，「9カ月以上1歳未満（9～11カ月）」の3つの区分で表されている．1～17歳を小児，18歳以上を成人，高齢者については65歳以上とし，年齢区分については，65～74歳，75歳以上の2つの区分が設けられている．

　食事摂取基準には，図2-15，表2-2に示すように，各栄養素に関して5つの指標が設定されている．

　食事摂取基準では，食事アセスメント（体格の測定を含む）を行い，その結果に基づいて食事摂取基準を活用することとされている．つまり，エネルギーに対しては，体重の変化（またはBMI）を測定し，エネルギーの過不足を評価する（表2-5参照）．

　なお，表2-3，2-4は参考表として用いる．

　各年代の男女に対する平均的な脂質，たんぱく質，各種ビタミン，ミネラル（無機質）の食事摂取基準は第5章で詳述しているのでそちらを参照されたい．食事摂取基準は，対象となる個人または集団の特徴や健康状態をよく考慮して，かつ使用する目的（栄養アセスメント・栄養計画）に基づき，いずれの指標を用いるのが適切であるかを吟味する必要がある．

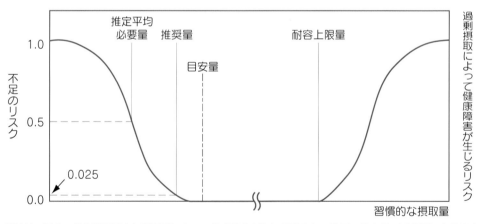

　縦軸は，個人の場合は不足または過剰によって健康障害が生じる確率を，集団の場合は不足状態にある者または過剰摂取によって健康障害を生じる者の割合を示す．
　不足の確率が推定平均必要量では0.5（50％）あり，推奨量では0.02～0.03（中間値として0.025）（2～3％または2.5％）あることを示す．耐容上限量以上の量を摂取した場合には過剰摂取による健康障害が生じる潜在的なリスクが存在することを示す．そして，推奨量と耐容上限量とのあいだの摂取量では，不足のリスク，過剰摂取による健康障害が生じるリスクとともに0（ゼロ）に近いことを示す．
　目安量については，推定平均必要量および推奨量と一定の関係をもたない．しかし，推奨量と目安量を同時に算定することが可能であれば，目安量は推奨量よりも大きい（図では右方）と考えられるため，参考として付記した．
　目標量は，ここに示す概念や方法とは異なる性質のものであることから，ここには図示できない．

図2-15　食事摂取基準の各指標（推定平均必要量，推奨量，目安量，耐容上限量）を理解するための概念図
　　　　　　　　　　　　　　　　　　　　　　（厚生労働省　日本人の食事摂取基準2020年版）

表2−2 栄養素の指標の目的と種類

目　的	種　類
摂取不足の回避	推定平均必要量；EAR：ある母集団の50％の人が必要量を満たすと推定される摂取量 推奨量；RDA：ある母集団のほとんどの人（97〜98％）が充足している摂取量 ＊上記を算定できないときの代替指標：目安量；AI：推奨量を算定できない場合に，特定の集団におけるある一定の栄養状態を維持するのに十分な量
過剰摂取による健康障害の回避	耐容上限量；UL：健康障害をもたらすリスクがないとみなされる習慣的な摂取量の上限
生活習慣病の予防	目標量；DG：生活習慣病の一次予防のために現在の日本人が当面の目標とすべき摂取量

※十分な科学的根拠がある栄養素については，上記の指標とは別に，生活習慣病の重症化予防およびフレイル予防を目的とした量を設定.

表2−3 推定エネルギー必要量（kcal/日）

性　別	男　性			女　性		
身体活動レベル[1]	Ⅰ	Ⅱ	Ⅲ	Ⅰ	Ⅱ	Ⅲ
0〜5 （月）	−	550	−	−	500	−
6〜8 （月）	−	650	−	−	600	−
9〜11 （月）	−	700	−	−	650	−
1〜2 （歳）	−	950	−	−	900	−
3〜5 （歳）	−	1,300	−	−	1,250	−
6〜7 （歳）	1,350	1,550	1,750	1,250	1,450	1,650
8〜9 （歳）	1,600	1,850	2,100	1,500	1,700	1,900
10〜11 （歳）	1,950	2,250	2,500	1,850	2,100	2,350
12〜14 （歳）	2,300	2,600	2,900	2,150	2,400	2,700
15〜17 （歳）	2,500	2,800	3,150	2,050	2,300	2,550
18〜29 （歳）	2,300	2,650	3,050	1,700	2,000	2,300
30〜49 （歳）	2,300	2,700	3,050	1,750	2,050	2,350
50〜64 （歳）	2,200	2,600	2,950	1,650	1,950	2,250
65〜74 （歳）	2,050	2,400	2,750	1,550	1,850	2,100
75以上 （歳）[2]	1,800	2,100	−	1,400	1,650	−
妊婦（付加量）[3] 初期				+50	+50	+50
中期				+250	+250	+250
後期				+450	+450	+450
授乳婦（付加量）				+350	+350	+350

1）身体活動レベルは，低い，ふつう，高いの3つのレベルとして，それぞれⅠ，Ⅱ，Ⅲで示した.
2）レベルⅡは自立している者，レベルⅠは自宅にいてほとんど外出しない者に相当する.レベルⅠは高齢者施設で自立に近い状態で過ごしている者にも適用できる値である.
3）妊婦個々の体格や妊娠中の体重増加量および胎児の発育状況の評価を行うことが必要である.
注1：活用にあたっては，食事摂取状況のアセスメント，体重およびBMIの把握を行い，エネルギーの過不足は，体重の変化またはBMIを用いて評価すること.
注2：身体活動レベルⅠの場合，少ないエネルギー消費量に見合った少ないエネルギー摂取量を維持することになるため，健康の保持・増進の観点からは，身体活動量を増加させる必要がある.

（厚生労働省　日本人の食事摂取基準2020年版）

表2-4 **身体活動レベル別にみた活動内容と活動時間の代表例**

身体活動レベル[1]	低い（Ⅰ）	ふつう（Ⅱ）	高い（Ⅲ）
	1.50（1.40～1.60）	1.75（1.60～1.90）	2.00（1.90～2.20）
日常生活の内容[2]	生活の大部分が座位で，静的な活動が中心の場合	座位中心の仕事だが，職場内での移動や立位での作業・接客等，通勤・買い物での歩行，家事，軽いスポーツ，のいずれかを含む場合	移動や立位の多い仕事への従事者，あるいは，スポーツ等余暇における活発な運動習慣をもっている場合
中程度の強度（3.0～5.9メッツ）の身体活動の1日当たりの合計時間（時間/日）[3]	1.65	2.06	2.53
仕事での1日当たりの合計歩行時間（時間/日）[3]	0.25	0.54	1.00

1）代表値．（ ）内はおよその範囲．
2）Black, *et al*., Ishikawa-Takata, *et al*.を参考に，身体活動レベル（PAL）に及ぼす仕事時間中の労作の影響が大きいことを考慮して作成．
3）Ishikawa-Takata, *et al*.による． （厚生労働省　日本人の食事摂取基準2020年版）

表2-5 **目標とするBMIの範囲（18歳以上）[1), 2)]**

年齢（歳）	目標とするBMI（kg/m^2）
18～49	18.5～24.9
50～64	20.0～24.9
65～74[3]	21.5～24.9
75以上[3]	21.5～24.9

1）男女共通．あくまでも参考として使用すべきである．
2）観察疫学研究において報告された総死亡率が最も低かったBMIをもとに，疾患別の発症率とBMIとの関連，死因とBMIとの関連，喫煙や疾患の合併によるBMIや死亡リスクへの影響，日本人のBMIの実態に配慮し，総合的に判断し目標とする範囲を設定．
3）高齢者では，フレイルの予防および生活習慣病の発症予防の両者に配慮する必要があることも踏まえ，当面目標とするBMIの範囲を21.5～24.9kg/m^{2}とした．

（厚生労働省　日本人の食事摂取基準2020年版）

Ⓑ 国民健康・栄養調査から見た日本人の摂取量の現状と課題

　わが国では毎年11月に，健康増進法（平成15年5月1日施行）に基づいて，国民健康・栄養調査を行っている．この調査は，国民の食品の摂取量，栄養素等摂取量の実態を把握すると同時に，栄養と健康との関連を明らかにし，広く健康増進対策などに必要な基礎資料を得ることを目的として実施されている．令和元年の調査の対象は，令和元年国民生活基礎調査（約11,000単位区内の世帯約30万世帯および世帯員約72万人）において設定された単位区から層化無作為抽出した300単位区内のうち，令和元年東日本台風の影響により4単位区を除いた

すべての世帯および世帯員で，平成元年11月1日現在で１歳以上の者である．主な調査内容は，身体状況（身長，体重，腹囲，血圧，血液検査，運動および服薬状況についての問診）と栄養摂取状況（世帯員各々の食事状況，食物摂取状況，１日の身体活動量）および生活習慣（食生活，身体活動，休養（睡眠），飲酒，喫煙，歯の健康など）である．

　令和元年国民健康・栄養調査によると，20歳以上のエネルギー摂取量の平均値は1,915kcalであり，昭和50年の2,188kcalから漸減していたが，その低下に歯止めがかかっている（図２−16）．

　エネルギーに占める脂質摂取量の割合（脂肪エネルギー比率）は漸増傾向であり，年齢別でみると，年齢が高いほど低く，炭水化物摂取量の割合（炭水化物エネルギー比率）は，年齢が高いほど高い傾向にある（図２−17）．

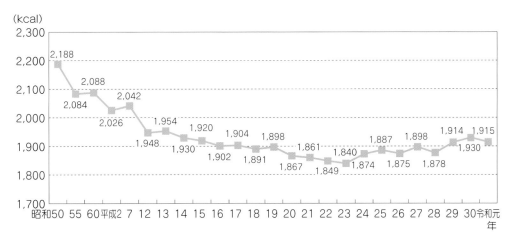

図２−16　エネルギー摂取量の年次推移（20歳以上）

（国民健康・栄養調査，厚生労働省ホームページをもとに作成）

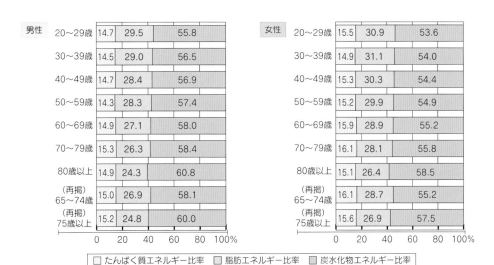

※各比率は個々人の計算値を平均したもの．
※炭水化物エネルギー比率＝100−たんぱく質エネルギー比率−脂肪エネルギー比率

図２−17　エネルギー産生栄養素バランス（20歳以上，性・年齢階級別）

（令和元年国民健康・栄養調査）

　食塩の平均摂取量は，日本人の食事摂取基準2020年版の目標量である男性7.5g/日，女性6.5g/日を超え，男性10.9g，女性9.3gであった．食塩の平均摂取量は，この10年間で男性は有意に減少しているが，女性は平成27年以降は有意な増減はない（図2－5参照）．

　野菜の摂取量は，最も摂取量が多い70歳代においても平均で約320gであり，どの年齢階級においても「健康日本21（第2次）」で示されている目標値の350gには達していない（図2－18）．

　果実類摂取量の平均値は96.4gで，「健康日本21（第2次）」で示されている目標値100gに届いていない．年齢階級別にみると，20～40歳代では70g以下にとどまっている．野菜・くだものについては，特に若年成人（20～40歳）の摂取不足が重大な問題である．

　国民全体の平均穀類摂取量は410.7gである．穀類摂取量が最も多いのは15～19歳の524.4gであり，20歳以上の年齢層では加齢とともに漸減するが，その摂取量に大きな差はみられない．

〈年次推移（男女計）〉

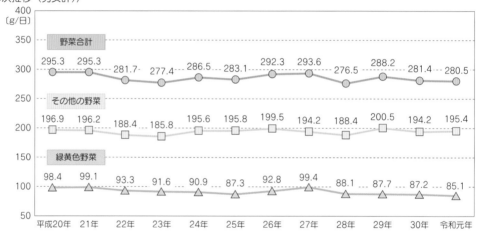

〈令和元年，男女計・年齢階級別〉

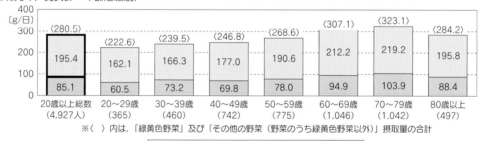

図2－18　野菜摂取量の平均値（20歳以上）の年次推移と年齢階級別摂取量
（国民健康・栄養調査結果の概要，厚生労働省ホームページをもとに作成）

3 　スポーツと栄養

 ## 日常生活におけるスポーツの意義

　職場ではオートメーション化が進み，家庭でも家電や自動車が普及したことにより，現代人の身体活動量は著しく減少している．また，このような変化にともない，飽食の時代を迎え，食生活も脂肪の多い，つまり摂取エネルギーの多い欧米型へと変わっている．これは，肥満（脂肪の蓄積）を引き起こし，さらには高血圧，糖尿病，脂質異常症などの生活習慣病の原因となる．肥満を防止し，生活習慣病を予防するためには，摂取エネルギーのコントロールに加え，消費エネルギーを増やすこと，つまり日常生活にスポーツを組み込むことによって身体活動量を増加させることが効果的である．

　肥満および生活習慣病を予防するためには，脂肪を効率よく燃焼させることのできる軽いジョギングやウォーキングなどの有酸素運動がよい．また，加齢にともない身体の諸機能は低下する．これらの機能低下を抑制するうえでもスポーツは効果的である．最近では，呼吸・循環器機能の維持を目的とした有酸素運動だけではなく，筋力維持を目的とした運動の必要性も指摘されている．

　閉経後の女性にとっては，女性ホルモンの減少が主な原因となって生じる骨粗しょう症も深刻な問題である．骨粗しょう症を予防するうえでも，若いころからスポーツを継続的に行い，骨密度を高めておくことは重要である．

　近年，幼少時より学習塾に通う子どもが多いことや，携帯ゲームやスマートフォンなどの普及により，子どもの身体活動量の低下が指摘されている．身体活動は，人間の生理機能すべてを網羅した総合的な機能であり，スポーツを行うことは，これらすべての機能を刺激することである．したがって，成長・発育を促進するためにも，適度のスポーツは必要不可欠であるといえよう．スポーツには，以上のような生理的な効果のほかにも心理的および社会的な効果が期待できる．毎日の生活の中でつねに緊張が必要とされる現代社会では，どの年代においてもストレス状態になりやすいといわれている．しかし，適度な身体運動によって軽く汗をかいた後の爽快感や充実感は，それを行った人にしか味わうことのできないものであろう．また，家庭のみならず，職場や学校，地域の中では，スポーツをきっかけに交流が深まり，一体感や親近感が増すこともよく見受けられる光景である．このようにスポーツは，ストレス解消や人とのコミュニケーションづくりの働きも担っているのである．

 ## 基礎代謝と活動代謝

　人間は生命活動を営むうえで，成長・発育，体内でのあらゆる代謝および身体活動のために，つねにエネルギーを使っている．人間はこの使われたエネルギー（消費エネルギー）に

見合うだけのエネルギーを食物から摂取する必要がある．エネルギーはよく「熱量」という言葉で表現されるが，これは熱エネルギーに対して用いられる名称である．

　熱エネルギーの単位には，キロカロリー（kcal）という単位が用いられており，1 kcalとは，1リットルの水を1℃（正確には14.5℃から15.5℃へ）上昇させるために必要な熱エネルギーである．しかし，国際的な単位としては，ジュール（J）が用いられており，わが国においても正式な熱量の単位にはJを使うことになっている．ただし，栄養分野においては，日本での実践上の慣行を考慮してキロカロリー（kcal）を単位として用いるのが一般的である．

1 kcal＝4.184kJ

　エネルギー消費量の測定には，ヒューマンカロリーメーターといわれるチャンバー*の中に人間を入れ，身体から発生する熱量を直接測定する方法と，酸素摂取量の測定や心拍数から間接的に測定する方法がある．エネルギー代謝量の計算で，基本として使われるのが基礎代謝量（basal metabolism；BM）である．基礎代謝量とは，肉体的にも精神的にも安静な状態における代謝量であって，生きていくために必要最小限のエネルギー代謝量とされている．

　実際の基礎代謝量の測定は，摂取した食物が完全に吸収された食後12〜15時間において，最も快適な環境で（室温20℃），心身ともにリラックスさせ，覚醒時に安静横臥の状態で行う．基礎代謝量は，身体の大きさ（体格），年齢，性，ホルモン分泌量，体温，季節，生活活動状態などの種々の条件によって異なるため，個人差が大きい．

　現在，わが国の栄養の現場で用いられている基礎代謝基準値は，簡易熱量計を用いて測定した多数例の安静時エネルギー消費量の推定平均値より換算して求めたものであり，年齢別，性別による体重当たり，1日当たりの量が示されている（表2−6）．

　この基準値はあくまでも日本人の体位より求めた集団の平均値であるため，個人にとってはおおよその目安にすぎないことに留意する必要があろう．1日当たりのエネルギー必要量は，次式に示すように，基礎代謝量に対する生活活動強度の倍数で示される．各個人のエネルギー摂取量を求めるためには，各年代ごとの基礎代謝量に生活活動強度を乗じて算出すればよい．

推定エネルギー必要量＝1日の基礎代謝量×身体活動レベル（PAL）

　身体活動レベル（PAL）は，表2−4に示したように日常生活の活動量で決まる指数であり，生活の大部分が座位で静的な活動が中心の場合だと「低い（I）」で，指数は1.50（1.40〜1.60），座位中心の仕事だが，移動や立位の作業が多かったり，通勤や買い物，家事や軽いスポーツを行ったりしている場合は「ふつう（II）」で，指数は1.75（1.60〜1.90），移動や立位の多い仕事をしている人や余暇に活発な運動習慣をもっている場合は「高い（III）」で，指数は2.0（1.90〜2.20）となる．

＊　熱が出入りしないよう密閉構造になっている特殊な小部屋．

表2－6　参照体重における基礎代謝量

性　別	男　性			女　性		
年齢（歳）	基礎代謝 基準値 (kcal/kg体重/日)	参照体重 (kg)	基礎代謝量 (kcal/日)	基礎代謝 基準値 (kcal/kg体重/日)	参照体重 (kg)	基礎代謝量 (kcal/日)
1～2	61.0	11.5	700	59.7	11.0	660
3～5	54.8	16.5	900	52.2	16.1	840
6～7	44.3	22.2	980	41.9	21.9	920
8～9	40.8	28.0	1,140	38.3	27.4	1,050
10～11	37.4	35.6	1,330	34.8	36.3	1,260
12～14	31.0	49.0	1,520	29.6	47.5	1,410
15～17	27.0	59.7	1,610	25.3	51.9	1,310
18～29	23.7	64.5	1,530	22.1	50.3	1,110
30～49	22.5	68.1	1,530	21.9	53.0	1,160
50～64	21.8	68.0	1,480	20.7	53.8	1,110
65～74	21.6	65.0	1,400	20.7	52.1	1,080
75以上	21.5	59.6	1,280	20.7	48.8	1,010

（厚生労働省　日本人の食事摂取基準2020年版）

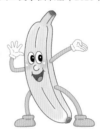

20歳代女性で，体重50.3kgの場合，基礎代謝量は1日1,110キロカロリーだね．

 ## スポーツと栄養管理

1）健康づくりのための身体活動基準2013

　「健康づくりのための身体活動基準」は，健康日本21（第2次）の取り組みの一環として厚生労働省が2013年に発表した．

　身体活動（physical activity）とは，安静にしている状態よりも多くのエネルギーを消費するすべての動作をいう．日常の身体活動量を増やすことで，メタボリックシンドロームを含む生活習慣病の発症および，これらを原因として死亡に至るリスクや，加齢にともなう生活機能低下（ロコモティブシンドロームなど）のリスク低減，さらにはメンタルヘルスの効果も期待できる．身体活動（生活活動・運動）に関する研究者・教育者や健康運動指導士などの運動指導の専門家，保健活動の現場を担う医師，保健師，管理栄養士などが，健康づくりのための身体活動基準を積極的に活用することで，運動指導の質を向上させ，さらには身体活動を介したまちづくりや職場づくりなど，個人の健康を支える社会環境を整備するという視点を踏まえて策定されている．

　個人の健康づくりのための身体活動基準は，次の基準から成り立っている．

(a) 18～64歳の基準

①身体活動量の基準（日常生活で体を動かす量の考え方）

〈18～64 歳の身体活動（生活活動・運動）の基準〉

強度が3メッツ以上の身体活動を23メッツ・時/週行う．具体的には，歩行またはそれと同等以上の強度の身体活動を毎日60分行う．

※メッツ（MET：metabolic equivalent）とは，当該身体活動におけるエネルギー消費量を座位安静時のエネルギー消費量を1としたときの倍数で示したものであり，3メッツとは，安静時の3倍のエネルギー消費を意味している．メッツは運動強度の指標としても用いられる（表2-8，2-9参照）．

②運動量の基準（スポーツや体力づくり運動で体を動かす量の考え方）

〈18～64 歳の運動の基準〉

強度が3メッツ以上の運動を4メッツ・時/週行う．具体的には，息が弾み汗をかく程度の運動を毎週60分行う．

③体力（うち全身持久力）の基準

下の表2-7に示す強度での運動を約3分以上継続できた場合，基準を満たすと評価できる．

表2-7 性・年代別の全身持久力の基準

	18～39歳	40～59歳	60～69歳
男性	11.0メッツ （39mL/kg/分）	10.0メッツ （35mL/kg/分）	9.0メッツ （32mL/kg/分）
女性	9.5メッツ （33mL/kg/分）	8.5メッツ （30mL/kg/分）	7.5メッツ （26mL/kg/分）

注）表中の（ ）内は最大酸素摂取量を示す．

(b) 65歳以上の基準

〈65歳以上の身体活動（生活活動・運動）の基準〉

強度を問わず，身体活動を10メッツ・時/週行う．具体的には，横になったままや座ったままにならなければどんな動きでもよいので，身体活動を毎日40分行う．

(c) 18歳未満の基準（参考）

18歳未満に関しては，身体活動（生活活動・運動）が生活習慣病等および生活機能低下のリスクを低減する効果について十分な科学的根拠がないため，現段階では定量的な基準は設定されていない．しかしながら，子どもから高齢者まで，家族がともに身体活動を楽しみながら取り組むことで，健康的な生活習慣を効果的に形成することが期待できるとしている．そのため，18歳未満の子どもについても積極的に身体活動に取り組み，子どものころから生涯を通じた健康づくりが始まるという考え方を育むことが重要である．

(d) すべての世代に共通する身体活動量の方向性

全年齢層における身体活動（生活活動・運動）の考え方は，現在の身体活動量を，少しでも増やすということである．例えば，今より毎日10分ずつ長く歩くようにする．

身体活動基準に基づき，同時に「健康づくりのための身体活動指針 アクティブガイド」が発表されている（図2-19）．図に示すように，アクティブガイドはA4サイズ裏表1枚の

表2-8　生活活動のメッツ表

メッツ	3メッツ以上の生活活動の例
3.0	普通歩行（犬の散歩程度，4.0km/時），家財道具の片づけ，子どもの世話（立位），台所の手伝い，大工仕事，梱包，ギター演奏（立位）
3.3	カーペット掃き，フロア掃き，掃除機，電気関係の仕事：配線工事，身体の動きをともなうスポーツ観戦
3.5	歩行（ほどほどの速さ，散歩など），楽に自転車に乗る（8.9km/時），階段を下りる，軽い荷物運び，車の荷物の積み下ろし，荷づくり，モップがけ，床磨き，風呂掃除，庭の草むしり，子どもと遊ぶ（歩く/走る，中強度），車椅子を押す，釣り（全般），スクーター（原付）・オートバイの運転
4.0	自転車に乗る（≒16km/時未満，通勤），階段を上る（ゆっくり），動物と遊ぶ（歩く/走る，中強度），高齢者や障がい者の介護（身支度，風呂，ベッドの乗り降り），屋根の雪下ろし
4.3	やや速歩（平地，やや速めに＝93m/分），苗木の植栽，農作業（家畜にえさを与える）
4.5	耕作，家の修繕
5.0	かなり速歩（平地，速く＝6.4km/時），動物と遊ぶ（歩く/走る，活発に）
5.5	シャベルで土や泥をすくう
5.8	子どもと遊ぶ（歩く/走る，活発に），家具・家財道具の移動・運搬
6.0	スコップで雪かきをする
7.8	農作業（干し草をまとめる，きつい労力）
8.0	運搬（重い荷物）
8.3	荷物を上の階へ運ぶ
8.8	階段を上る（速く）

メッツ	3メッツ未満の生活活動の例
1.8	立位（会話，電話，読書），皿洗い
2.0	ゆっくりした歩行（平地，非常に遅い＝3.2km/時未満，散歩または家の中），調理や食材の準備（立位，座位），洗濯，子どもを抱えながら立つ，洗車・ワックスがけ
2.2	子どもと遊ぶ（座位，軽度）
2.3	ガーデニング（コンテナを使用する），動物の世話，ピアノの演奏
2.5	植物への水やり，子どもの世話，仕立て作業
2.8	ゆっくりした歩行（平地，遅い＝3.2km/時），子ども・動物と遊ぶ（立位，軽度）

データ出典：2011 Compendium of Physical Activities: A Second Update of Codes and MET Values. Ainsworth BE, et.al, Med Sci Sports Exerc. 2011, 43（8）：1575-1581.
（（独）国立健康・栄養研究所 基礎栄養研究部　中江悟司・田中茂穂，健康増進研究部　宮地元彦「改訂版『身体活動のメッツ（METs）表』」をもとに作成）

表2-9　運動のメッツ表

メッツ	3メッツ以上の運動の例
3.0	ボウリング，バレーボール，社交ダンス（ワルツ，サンバ，タンゴ），ピラティス，太極拳
3.5	自転車（8.9km/時），健康体操（楽からほどほどの労力），ゴルフ（パワーカートを使って），カヌー，ボートをこぐ
3.8	全身を使ったテレビゲーム（スポーツ・ダンス）
4.0	卓球，パワーヨガ，ラジオ体操（映像を用いた運動）
4.3	やや速歩（平地，やや速めに＝5.6km/時），ゴルフ（クラブを担いで運ぶ）
4.5	テニス（ダブルス）*，水中歩行（中等度）
4.8	水泳（ゆっくりとした背泳）
5.0	かなり速歩（平地，速く＝6.4km/時），野球，ソフトボール，サーフィン，バレエ（モダン，ジャズ）
5.3	水泳（ゆっくりとした平泳ぎ），スキー，アクアビクス
5.5	バドミントン
6.0	ゆっくりとしたジョギング，ウェイトトレーニング（高強度，パワーリフティング，ボディビル），水泳（のんびり泳ぐ）
6.5	山を登る（0～4.1kgの荷物を持って），競歩，バスケットボール
6.8	自転車エルゴメーター（90～100ワット）
7.0	ジョギング，サッカー，スキー，スケート，ハンドボール*
7.3	エアロビクス，テニス，山を登る（約4.5～9.1kgの荷物を持って）
8.0	ビーチバレー
8.3	ランニング（8.0km/時），水泳（クロール，ふつうの速さ，46m/分未満），ラグビー*
9.0	ランニング（8.4km/時）
9.8	ランニング（9.7km/時）
10.0	水泳（クロール，速い，69m/分）
10.3	武道・武術（柔道，柔術，空手，キックボクシング，テコンドー）
11.0	ランニング（11.3km/時），自転車エルゴメーター（161～200ワット）

メッツ	3メッツ未満の運動の例
2.3	ストレッチング，全身を使ったテレビゲーム（バランス運動，ヨガ）
2.5	ヨガ，ビリヤード
2.8	座って行うラジオ体操

＊試合の場合

データ出典：2011 Compendium of Physical Activities: A Second Update of Codes and MET Values. Ainsworth BE, et.al, Med Sci Sports Exerc. 2011, 43（8）：1575-1581.

（（独）国立健康・栄養研究所 基礎栄養研究部　中江悟司・田中茂穂，健康増進研究部　宮地元彦「改訂版『身体活動のメッツ（METs）表』」をもとに作成）

リーフレットで示されている．どの年代の人がどのような運動をすればよいのか，現在の運動状況に応じてどのようなアクションを起こせばよいのかなどがわかりやすくコンパクトにまとめられている．アクティブガイドでは，身体活動量に応じて生活習慣病等のリスクが低減されることから，すべての年代で今よりも10分運動量を増やすことを意味する「プラス・テン（＋10)」をキーワードとしているのが特徴である．

＜表面＞

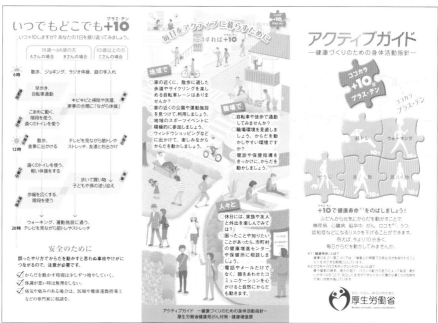

＜裏面＞

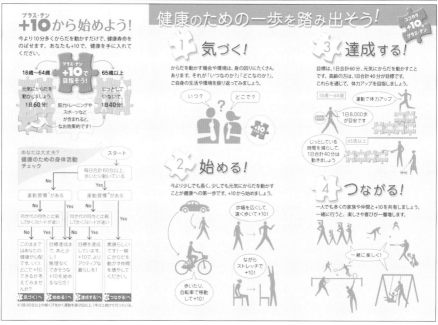

図2－19　健康づくりのための身体活動指針─アクティブガイド
(健康づくりのための身体活動指針2013（アクティブガイド，厚生労働省ホームページより転載))

2）運動時の食事摂取量

　運動量の増加にともなって，どのような栄養素をどれくらい摂取するように配慮すればよいのだろうか．主に運動中のエネルギー源は，体内に蓄えられた脂質（中性脂肪）と糖質（肝臓や筋肉に蓄えられたグリコーゲン）である．運動強度が低く，長時間の持久的運動時には，中性脂肪と糖質がエネルギー源となるが，運動の強度の増加にともなって，糖質への依存度が高くなる．したがって，特に長時間の激しい運動時には，糖質を十分に確保しておく必要がある．栄養管理上では，脂質エネルギー比率は20～30％の幅をもたせ，糖質エネルギー比率は50％を切らないよう配慮する必要があるだろう．

　また，エネルギー供給が十分であるならば，たんぱく質の必要量は増加しない場合が多いと思われるが，筋肉肥大をともなうようなトレーニングの初期や筋力トレーニング時，長時間にわたる中等度以上の持久性運動時には，たんぱく質摂取量を増加させる必要がある．

　筋力トレーニング期には，体重1 kg当たり，1.7～1.8g，持久性運動時は1.2～1.4g/kgのたんぱく質摂取がのぞましい．運動選手の中には，筋力増加のために栄養補助剤などで多量のたんぱく質やアミノ酸をとる者もみられるが，いずれの運動においても，たんぱく質エネルギー比率が13～20％の食事をとることで，十分にまかなえると思われる．

　その他，私たちの体内においては，カルシウムや鉄，カリウム，ナトリウムなどのミネラルが，少量でも重要な役割をはたしている．

　カルシウムは，日本人の食生活の中で不足しやすいミネラルであるため，運動時のように必要量が高まっているときには，特に留意して摂取する必要がある．

　鉄は，赤血球中のヘモグロビン，筋中のミオグロビン，諸酵素の構成成分である．特に運動時には鉄欠乏による酸素運搬能力の低下をきたし，持久力が低下する．少なくとも，カルシウムは日本人の食事摂取基準で示されている目安量を，鉄は推奨量を下回らないように摂取する必要があるだろう．

　カリウムは，体液の浸透圧の維持や体液の平衡維持などの生理作用があるが，運動時の筋活動のためにも重要である．カリウムは通常の食事をとっていれば十分にとることができるが，運動量が多い場合には，果物や生野菜などで補給することがのぞましい．

　ナトリウムは，カリウムと同様に体液の浸透圧の維持や体液の平衡維持などの生理作用をもつ．日本人は比較的食塩の摂取量が多いため，特に運動時に付加する必要はないと思われるが，高温環境下で長時間にわたって運動を行うときには，多量の発汗が予想されるので，ナトリウムの喪失分を考え，スポーツドリンクなど，ナトリウムを添加している飲料を用意しておくとよいだろう．

　ビタミンは，微量で生体の生理機能を調整し，物質代謝を円滑にさせる役割をもっている．原則として体内では合成できない，もしくは十分量を合成できないため，食事から摂取しなくてはならない．運動時に特に重要なのは，エネルギー代謝に関連しているビタミンB_1，B_2や抗酸化作用のあるビタミンC，ビタミンEなどである．ビタミンB_1，B_2，ナイアシンはエネルギー代謝過程において補酵素として作用している．したがって，これらのビタミンは，エネルギー摂取量の増加にともなって摂取量を増やす必要がある．特にビタミンB_1は糖質代謝と深く関連しているため，糖質代謝が亢進するような長時間に及ぶ運動や激しい運動時には十分に摂取することがのぞましい．ビタミンCは抗酸化作用のほかに，疲労回復，コラーゲンの合成，貧血予防などにも関係しており，運動時には特に重要なビタミンと考えられる．

ビタミンEは強い抗酸化力をもつ脂溶性ビタミンである．運動時には多量の活性酸素が体内でつくられることが予想されるため，特に運動初期や運動時間が長くなるような場合には，ビタミンEの必要量が高まっていると考えられる．

　ビタミンが不足すれば，生体内のあらゆる生理機能は低下する．しかし，必要量以上に摂取した場合，競技力の向上などの効果を期待することは難しい．

　現在のところ，運動時の具体的なミネラル，ビタミン摂取量は示されていないが，日頃激しい運動を行っている者でも，一般の人の摂取量の２倍程度の摂取で十分だと思われる．

引 用 文 献

1）中村美知子，塩澤和子ほか監修（2004）ケアのこころシリーズ⑤　食事指導をスムーズに　第４版，p.6－7，インターメディカ．

参 考 文 献

・国立健康・栄養研究所，国民栄養振興会編（2003）健康・栄養－知っておきたい基礎知識第３版－，第一出版．
・斉藤慎一，海老根直之，島田美恵子，吉武裕（1999）二重標識水法によるエネルギー消費量測定の原理とその応用：生活習慣病対策からトップスポーツ選手の栄養処方まで，栄養学雑誌，57（6），p.317－332．
・豊川裕之（1988）臨床栄養，72（2），p.157－158，医歯薬出版．
・厚生労働省　日本人の食事摂取基準2020年版．

第3章

栄養指導・保健指導

[学習目標]

栄養指導，保健指導は，対象者の疾患の予防，改善，回復に有効なものである．指導過程を正確に記録，共有，評価することは，さらに有効な指導方法を見いだすために重要である．

栄養指導の過程

栄養指導とその過程

　栄養指導は，対象者が健康的な生活を送るために重要であり，対象者が状況に合った生活管理ができるまでの，一連の系統的な活動である．栄養指導は，対象者の栄養上のニーズを明確にし，情報をアセスメントし，問題点を明確にして，問題点を分析し，対象者の状況にかなったケアを提供するものである．栄養指導の過程は，(1)対象者の食生活・栄養状態の情報収集，(2)食生活・栄養に関連する情報分析・栄養状態の評価，(3)栄養状態の診断，(4)対象者のニーズを満たすための計画（具体策）と優先順序の提示，(5)栄養指導計画の実践，(6)栄養指導結果の評価，により構成される．この過程は，対象者の問題解決過程（problem solving process）または問題解決方法（problem solving methods）と呼ばれ，対象者が健康問題を改善していくためにしばしば用いられる方法である．

　栄養指導の過程には，多くの専門分野が関与している．のぞましい治療結果を得るためには，NST（nutrition support team，栄養サポートチーム）の存在が必要であり，管理栄養士，看護師，医師，薬剤師，状況によっては理学療法士，言語聴覚士，ケース・マネジャーなど，多くの専門家の存在が不可欠となる．その中心は患者であり，効果的な栄養指導を行うために重要な役割を担っている．専門家による栄養指導を効果的に行うためには，指導過程の文書化と十分なコミュニケーションおよび交流のため定期的な話し合いが必要である．患者には栄養学的・医学的問題に関し，多面的に検討され，目標が提示される．公式または非公式なチームカンファレンスにより，栄養指導は自宅，地域社会，養護施設，長期ケア施設，医院または病院など，どの施設であっても有効である．

栄養スクリーニング

　栄養スクリーニングには，病歴，生活歴，治療歴，身体状態および生化学データの収集・評価が含まれる．これらの要因を詳細に評価することで，栄養上の問題を明らかにすることができる．例えば，栄養失調は罹患率と死亡率を上昇させ，入院を長期化させる．また，低栄養が原因となって生じる感染症およびその他の合併症により，医療費が著しく増大する可能性がある．

　栄養スクリーニングは，できるだけ簡単な評価法を用い，ていねいに栄養評価を行えば発病前の問題を見いだすことができる（表3 - 1）．病院では，患者が入院してから24時間以内に実行できるよう，栄養スクリーニングを効率的に計画することがのぞまれている．最初のスクリーニングの過程で「リスクあり」と判断された患者は，担当医・管理栄養士・看護師・薬剤師が協働で評価・診断・栄養ケアプランを立てる必要がある（図3 - 1）．病院や施設では，入院・入所期間が長期となる患者の栄養状態が低下する可能性があるため，スクリーニ

表3－1　栄養スクリーニング例 —— 主観的包括的評価
（SGA: subjective Global Assessment）（山内健ら，2007）

A．病歴
1. 体重の変化（Weight change）
　　過去6カ月以内の体重減少量　　kg，減少率　　％
　　過去2週間における体重の変化：□増加　□変化なし　□減少
2. 通常時と比較した場合の食物摂取の変化（Dietary intake change）
　　変化なし
　　変化あり　期間　　（週）　　（日）
　　タイプ：□適正レベル以下の固形食　□完全な液体食　□低カロリーの液体食　□飢餓
3. 2週間持続する消化器症状（Gastrointestinal symptoms）
　　□なし　□悪心　□嘔吐　□下痢　□食欲不振
4. 機能状態（Functional capacity）
　　機能不全なし
　　機能不全あり　期間　　（週）　　（日）
　　　　　　　　□日常生活可能　　□歩行可能　　□ねたきり
5. 疾患および栄養必要量との関係（Disease and its relation to nutritional requirement）
　　初期診断　　　　　　
　　代謝需要：□ストレスなし　□軽度　□中等度　□高度

B．身体所見（スコアによる評価：0＝正常；1＝軽度；2＝中等度；3＝高度）
1. 皮下脂肪の減少（三頭筋，胸部）　　　　　　
2. 筋肉の消失（四頭筋，三角筋）　　　　　　
3. 下腿浮腫　　　　　　
4. 仙骨部浮腫　　　　　　
5. 腹水　　　　　　

C．主観的包括的評価
　□栄養状態良好　　□中等度の栄養不良またはそのリスクあり　　□高度の栄養不良

備考：一般的には，客観的評価を加えることが多い：血清アルブミン値，リンパ球数，空腹時血糖値，血清中性脂肪値など

メンバー	役　割	メンバー	役　割
医師	・栄養治療の必要性の判定 ・栄養治療のプランの作成，再評価 ・TPN/ENの投与ルートの決定，確保 ・TPN/ENの組成，量の決定 ・栄養治療の監視 ・医療スタッフ／患者の教育 ・研究と成果の公表	管理栄養士	・栄養状態評価／栄養治療の必要性の判定 ・定期的な栄養評価 ・栄養治療プランの作成 ・治療食調理／配膳（ENを含む） ・ベッドサイドで患者の観察：TPN/EN含む ・経口〜EN〜TPN移行の判断 ・患者／スタッフ教育と研究
看護師	・栄養治療の必要性の判定 ・栄養治療のプランの作成 ・TPN/EN介助，食事介助 ・患者の状況の記録 ・食事の自己管理に向けた指導 ・患者／スタッフ教育と研究	薬剤師	・栄養治療の必要性の判定 ・栄養治療のプランの作成 ・輸液製剤／成分栄養の調整と管理 ・ベッドサイドで患者の観察 ・最新の栄養治療内容と技術情報の伝達 ・患者／スタッフ教育と研究

図3－1　医師，管理栄養士，看護師，薬剤師の連携（例）
（中村美知子（2005）NST（nutrition support team）の意義，山梨大学看護学会誌，3（2），p.3）

ングは入院中にくり返して行われる必要がある．患者の治療経過において，栄養状態の変化があるか否かを判断するために，再評価はすべての患者において重要である．栄養スクリーニングの実施は，適正で費用効率のよいケアを患者に提供するために有用なものである．

栄養指導の実施

担当医，管理栄養士，看護師は，栄養スクリーニングで得られた情報を収集して「栄養診断」を行う．この診断は対象とする患者の栄養状態に特有なものであり，医学的診断・治療も考慮に入れなくてはならない．

栄養上の問題が明らかにされた場合，最優先の問題に最大の注意を払うとともに，各問題に個別に対処するための計画を作成することになる．栄養に関する完全な情報が得られない場合，最初の目標はその計画を完成するために必要なデータを収集することである．計画作成後は，管理栄養士や担当看護師がその計画を実施する．

栄養管理・指導の実施は，対象者が個別の目標を達成するために重要な過程であり，目標を設定後に開始する．実施過程には，食事摂取状況の把握，個人の嗜好食品の種類や量・調理法の工夫，食事の種類・内容の変更，栄養指導・カウンセリング，経口的に食事がとれない患者への経腸栄養法・中心静脈栄養法への変更，経済的負担の査定などが含まれている．

食事・栄養指導は連続的な過程であり，患者に新しいニーズが見いだされたときや，実践しても改善できないときは，患者の状態に応じて最初の計画を変更するとよい．

指導内容は具体的で，実施計画が「何を，どこで，いつ，どのように」するかを示すものである．計画とその論理的根拠について確実に理解し合うために，栄養管理チームと患者は計画についての情報を交換し合わなければならない．担当医，管理栄養士，看護師と患者を含めた話し合いによる計画は，患者が主体的に実施できる可能性が大きい．

栄養指導過程では，患者と指導者が共同で目標設定を行うが，それは達成可能なものでなくてはならない．例えば，減量が課題の患者では，初期および最終的な目標体重の双方に対して同意を得ることである．患者に威圧感を与えないように計画する．一度に集中して指導するのではなく，何回かの面接により実施し，患者が納得した内容から順に実施する必要がある．栄養指導にあたっての留意事項は，次のとおりである．

〈栄養指導にあたっての留意事項〉
①質問方法の選択

対象者の状況をみて，質問法がよいか，あらかじめ質問事項を記入後に質問するのがよいか判断する．できるだけ簡潔で正確に行うために，「はい」，「いいえ」または「有」，「無」で答えられるか，あるいは自由に対象者が話す形がよいのか，あらかじめ決めておくと，質問がスムーズにいく．対象者の感情を表出させたい場合や具体的な行動を知りたい場合は，対象者が自由に話すのが適している．例えば，食欲がない人の場合，「食欲が今までよりなくなったことについて，○○さんの思いをお話しいただけますか」という質問で，対象者の真の感情や認識などを明らかにすることができる．

②ラ・ポールの形成

　対象者との相互関係に信頼感や快適さ，調和の感情（ラ・ポール）が成立することは重要である．質問を行うことが対象者の指導を実施するうえで重要であると説明する．威圧的な態度や機械的な対応は避け，誠意のある好意的な姿勢で行う．

③時間と場の設定

　緊急に指導を行わなければならないとき以外は，時間を十分にとる必要がある．指導者が忙しそうであれば対象者は遠慮して必要なことを話さないこともある．対象者が疲労したり，苦痛を感じたりしないように，指導時間は状態に応じて調整する．場の設定では，対象者のプライバシーが守られ，くつろげる環境を整える．例えば，部屋のドアを閉めたり，ベッドの間のカーテンを引いたり，大部屋の場合はできるだけ病室以外の部屋で行う方がよい．

④対象者と指導者の位置

　対象者と指導者がお互いに身体的にも精神的にも安楽な状態であることが大切である．指導者は対象者の話を聴く姿勢，すなわち横に並んで椅子に腰掛けたり，臥床している場合はできるだけ視線が低くなるように椅子に座り，じっくりと話を聴く．また，対象者の方に向かって光が差し込むような位置に座ると，対象者は不快を感じるので，光源の位置に気をつける．

⑤わかりやすい言葉づかい

　専門用語や略号は非常にわかりにくい言葉なので，日常的に使われている言葉，簡単な言葉で質問を行う．質問を行う中で，対象者が指導者の質問を理解しているか確認しながら行うことが大切である．

⑥「間」のもち方

　ときには対象者が答えにくい内容もあり「沈黙」が続くこともあるが，その「沈黙」の意味も考えながら指導を進める必要がある．日ごろからゆっくり会話をする人や言語障害などで話すために時間が必要な人の場合，あせらせずにゆっくりと話を進めていくほうが効果的である．

⑦避けるべき質問のしかた

　一度に2つ以上の内容を質問したり，質問が長過ぎたりしないように気をつける．質問する人の考えを押しつけたり，話し過ぎたり，誘導するような質問は避ける．例えば，「塩分とりすぎていますね」とか「塩分の身体への影響を知らないんですね」というような質問は，対象者から正確に情報を得ることができないことが多い．

⑧具体的な情報を得る

　量的データで答えを得ることができる内容では，必ず具体的な数字で対象者に答えてもらう．例えば，間食を「ときどきとる」というような回答ではなく，毎日に何回か，何をどのくらい食べるのかをきく方がよい．

⑨指導の目的をしっかりもって進める

　最初に指導の目的を示すことが大切である．質問内容が聴き取れるまで，ていねいに話を進める．対象者が自分の関心で話を進めていこうとするときは，「そのお話はあとでゆっくりお聴きしますので，今は○○についてうかがいたいのですが……」というように焦点を明確にしていく．

⑩内容を要約して終了する

　指導を終了するときは，それまでの内容を要約して対象者とともに確認する．対象者が伝えたかった内容を指導者がきちんと理解できたか，話したい内容を十分に伝えることができたか，率直に対象者から意見を受けることが大切である．

　患者中心の栄養指導は，患者の生活上のニーズにどのように応えるかに焦点を当て，栄養指導の内容を変化させる．患者への食事指導は，担当医，管理栄養士，看護師などが連携して，栄養管理上の問題点を身体面・心理面・社会面まで含めて多角的に分析し，患者のニーズを満たすような指導により，対応できることになる．

　話し合いがどのように行われるかは施設によって異なるが，その基本的な部分では，患者のニーズを満たす，指導内容のケアの費用効果，直接的な患者の栄養指導方法に焦点を当てる．多くの病院や施設にできつつあるNSTのチームメンバーが，栄養指導に対するそれぞれの役割を認識して，患者の栄養状態の改善策のために，直接・間接にかかわっていくことが必要である．

Ⓓ　栄養指導の記録・評価

　栄養指導過程の最終段階は，実施した指導の評価である．この段階は，栄養指導計画を患者のニーズに対して行わなければならず，達成されていない目標を明らかにするために目標の見直しを行い，指導過程を評価して必要に応じて確実に修正しなければならない．評価の結果，目標が達成されていないか，または新しいニーズが発生した場合には，新たなニーズをもとに，新しい栄養指導計画が始まる．

　栄養指導を行った結果は，担当医師，管理栄養士，看護師が共有できる記録に記入しなければならない．栄養指導記録は診療記録であり，もし記録に残さなかった場合は，それを行っていないとみなされる（指導記録がないと，診療報酬算定の要件を満たしていないことになる）．

　栄養指導記録を残すことは，次の利点がある．

・問題を明らかにし，指導の評価基準を設定する記録を提供することにより，栄養指導が適切かつ周到に行われ，有効であることを保証するのに役立つ．

・栄養指導の理由，指導を行うための手段，指導を成功させるために主治医，管理栄養士，看護師などの役割について，指導チーム全員に理解させることができる．

・栄養指導記録の記入事項は，コミュニケーションツールとして重要であり，栄養指導実施の評価のための重要な情報源となり，同時に指導内容の評価の情報源となる．

　記録の様式は医療機関ごとに異なるが，いずれの場合でも，提供した栄養指導過程と実践状況に必要な基本的情報が含まれる．現在，多くの施設では，カルテ記入の合理化，患者データの保存・検索の簡易化のため，電子カルテに切り替えつつある．

　栄養指導記録は，実施した指導過程を評価するためのもととなるため，栄養指導計画に従って文書化した系統立ったものがよい．

以下に，病院で文書化する際の一般的なガイドラインを示す．

・栄養指導記録は恒久的で法的な文書である．そのため，記入はすべて黒いペンまたはパソコンにて行う．フェルトペン，多色ペンおよび鉛筆は用いるべきではない．

・文書化は，簡潔，明瞭，客観的および正確に行う．

・記録には，日付，時間および実施した内容が含まれる．各ページには，患者氏名および記載者名を正確に記入する．

・記載は古い順から行う．

・記録は，文法，漢字，スペルは正確に用いて記入する．

・多くを意味する略語は避けるべきである．一般には，各医療機関で利用できる略語が定められており，フルスペリングも併せて記入する．

・文書化は，実施と同時に行わなければならない．記入は，実施に先立って行うべきではない．

・記載の最後には，必ず記載者が署名しなくてはならない．

・他人に代わって医療記録に記入または署名してはならない．

・後からの記入は，実際に記入した日付と時間，および本来記録されるべきであった日付および時間を含め，後から記入したことを必ず明記する．

・医療記録の記載事項を修正する場合は，修正事項上に二重線を引き，正確な記録を併記する（原則として，二重線上に，捺印またはサインをする）．

・記録内容は事実であり，正確であること．

医療記録への記録内容・方法

　医療記録にしばしば用いられる手法は，問題解決型記録である．この記録は，患者の主要な問題に従って記録される．最もよく使用される様式の一つが，SOAP（Subjective Objective Assessment and Plan）である（表3－2）．

　クリニカルパスは，症例管理システムにおける最も重要な要素である．これは，患者のケアに際して生じると思われる重要な事柄を見いだし，患者の状態を改善するためのおおよその期間を明らかにするものである．食事指導は他の治療と同様に重要であり，患者の疾患・治療の理解（アドヒアランス）を最大にすることができる．医療記録への記録は正確でなければならない．SOAPによる日々の記録は，患者の治療計画を促進するものであり，患者の食事の満足度，治療食への取り組みや医療者のかかわりを評価するために重要である．

表3-2　栄養指導記録（例）── SOAPの場合

Ⅰ. 主観的データ （subjective data）	食事に対する受け入れ・不満 食事摂取状況（嗜好，量） 現在の栄養状態に対する認識 現在の食事に対する認識 食事に対する取り組み状況　　など
Ⅱ. 客観的データ （objective data）	体重・BMIの値 疾患・症状の状態 治療・与薬状況 血液・尿検査などの値 食事の指示（食事箋の内容）　　など
Ⅲ. アセスメント （assessment）	上記Ⅰ，Ⅱの内容に対する分析 ・栄養状態と疾病，治療の関係 ・摂取量と疾病，治療の関係 ・治療（内服薬など）の食事・栄養状態への影響 ・指示量と摂取状態の関係（多過ぎ，少な過ぎ） ・治療食開始後の検査値の変動 ・治療食開始後の自覚症状の変化 ・治療食開始後の患者の認識の変化　　など
Ⅳ. 計画 （plan）	・食事内容，治療方法の工夫（味つけ，食感，量，大きさなど） ・食事環境の改善（食堂など） ・食事方法の工夫（食器，トレー，掛け物，体位など） ・食事量，回数の工夫 ・嗜好品の取り入れ ・食事方法の改善（経口〜経管，経管〜中心静脈栄養法など）
Ⅴ. 評価 （evaluation）	上記Ⅰ〜Ⅳの過程での医師，栄養士，看護師の評価 ・食事摂取量の変化（効果，問題点，課題） ・栄養状態の変化（効果，問題点，課題） ・食事の満足度 ・治療食への取り組み ・医師，栄養士，看護師のかかわり　　など

Ⓕ ## 食事介助時の配慮

　入院患者にとって，食事や間食の時間は，楽しみである場合が多い．ベッド上安静時も，楽な食べやすい姿勢をとって，景色の見えるような快適な環境をつくることが大切である．歩行が可能な患者は，食堂で椅子に座って，ほかの人と一緒にゆっくり食べることにより，食欲が増進することも多い．

　床上で食事の場合は，介助者はベッドサイドに座り，ゆっくりと患者のペースに合わせて食事を勧める．患者が一人で食べることの工夫が大切であり，一人で食べるときは，こぼさないような工夫をする．食べたいものの順序を尋ね，食器類は使いやすい位置に置き，できるだけ自立を促進するように勧める必要がある．視覚障害のある人でも，トレーのどこに食

器があるかを教えれば，介助なしの食事が可能となる．食事介助が必要な患者では，食品が最適な温度にあるうちに，食べるよう配慮する．一般的に，介助による食事時間は約30分とされている．食事または治療食の拒絶は，しばしば症状の出現，疾患と入院に対する患者の否定的な姿勢を反映している．食事を受け付けない理由には，なじみのない食品・味つけ，食事時間の変化，食物の温度，食事のにおい，患者の病状または薬物療法の影響がある．メニューや量を個人で選択できるようになれば，食事がさらに受け入れられるようになる．病状に沿って，患者と食事に関する問題を話し合うことにより，食事の受け入れや摂取が改善される．

治療食を食べるように励ます際には，看護師や介護者の存在が重要となる．患者の健康状態の回復に食事が重要なことを，食事時間にゆっくりと話したり，会話を楽しんだり，表情で伝えたりする．食事が疾病の回復と治療に重要であることを，患者が理解すれば，食事を素直に受け入れることができる．

患者が長期にわたって治療食を続ける場合，多くの人々の協力が食事量や栄養改善の手助けとなる．看護師は患者と話し合い，栄養管理が成功するために重要な役割をはたすのは，患者本人であることを告げる．食事・栄養指導における看護師の認識の高さが，患者の栄養指導計画の成功に大きく関与する．

Ⓖ 管理栄養士によるカウンセリング

長期に栄養管理が必要な外来患者にとって，管理栄養士による定期的な栄養カウンセリングは重要である．カウンセリングの目標は，楽に続けられるような行動の変化を含め，患者が変わるために必要な知識と技術を身につける手助けをすることである．栄養カウンセリングの結果，患者にもたらす利点の一つは疾患と症状のコントロールであるが，食事指導が成功した場合には，健康状態やQOL（quality of life）の向上，医療費の減少など他の利点もある．

入院患者でも末期患者のケアは，患者に自分で自分のことをする能力を維持させながら，身体的症状，不安および恐怖が緩和するようなかかわりが必要である．ホスピス在宅ケアプログラムは，患者に自宅療養を続けさせるもので，入院を遅らせるか，または回避させることが可能となる．患者と家族が迫りつつある死についての問題を受け入れるうえで，管理栄養士の介入は重要であり，患者・家族とのコミュニケーションを続けることは必要である．

患者が自宅にもどるか，または長期ケア施設に入所する場合には，退院指導計画の一環として栄養指導を継続する．最適の栄養管理を継続できるように，次の介護者に向けて退院時の栄養サマリーを作成することが必須となる（表3-3）．効果的な退院指導により，患者は病状を改善する栄養・食事管理を継続して行うことが可能となる．

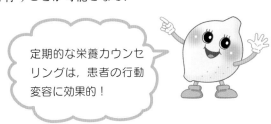

定期的な栄養カウンセリングは，患者の行動変容に効果的！

表3-3 退院時の栄養サマリー（例）

食事に関する退院時サマリー

記入日　　　年　　月　　日
記入者署名

氏名　　　　　　　　　　　　生年月日　　年　　月　　日（　　歳）

連絡先

入院年月日　　年　　月　　日　～　退院年月日　　年　　月　　日
診断名
主な治療

　　身長　　　　　cm　　　体重　　kg　　　　BMI

主な検査データ　　　　　　ALB
　　　　　　　　　　　　　PA
　　　　　　　　　　　　　その他

入院から現在までの経過（食事の種類，摂取量）

　　　　年　　月　　日　　食事の種類　　　　　摂取状況
　①

　②

　③

現在の食事（指示箋）

〈栄養〉　エネルギー　　　　kcal　　たんぱく質　　　g　　　　脂質　　　　g
〈形態〉　常食・粥食・嚥下障害食・咀嚼困難食
〈その他〉

栄養指導上の問題

栄養管理上の継続・改善事項

2   入院患者のための食事の調整

　入院患者の食事は，治療の一環であるから，患者個々の病態，安静度，性，年齢，嗜好などに合わせて，個別に栄養管理することが原則である．しかし，多くの病院では標準的な病態や病状に合わせた栄養基準を「約束食事箋」（名称は医療機関により異なる，表3-4）として設けている．

　病院食の種類は，医療機関の特性によって異なるが，おおむね下記のように分類される．

```
病院食 ┬ 経口食 ┬ 一般食……食事の形態別に下記の食種がある.
       │        │       ┌ 常食
       │        │       │ 軟米
       │        │       │ 全粥食
       │        │       │ 七分粥食
       │        │       │ 五分粥食
       │        │       │ 三分粥食
       │        │       └ 流動食
       │        ├ ……ライフステージ分類（省略）
       │        ├ 特別治療食※……栄養主成分別に下記の食種がある.
       │        │       ┌ エネルギーコントロール食
       │        │       │ たんぱく質コントロール食
       │        │       └ 脂質コントロール食
       │        │       ……疾病の特性に合わせた下記の食種がある.
       │        │       ┌ 術後食
       │        │       │ クローン病食
       │        │       └ 嚥下食
       │        │  ※特別治療食は，栄養基準を栄養主成分別に定める場合と，疾患別
       │        │    に定める場合とがある.
       └ 非経口食……経腸栄養
```

　病院食の献立作成にあたっては，原則として栄養基準の±10%の誤差の範囲内に収まるように計画する．したがって，約束食事箋の作成にあたっては，その基準で一定期間の献立が作成できるかどうかを検討しておくことが重要となる．

　一方，病院食は患者サービスの一環であるから，適温・適時などの食事提供，嗜好への個別対応，行事食などの楽しみ，環境のよい食事場所なども考慮して，おいしく食べるための工夫も必要である．

表3－4　約束食事箋（例，成人用）

氏　名		科　　　　　病棟	
生年月日	T・S・H 　　　年　　　月　　　日（　　歳）	医　師	
		看護師	
性別：男・女　身長　　　cm　体重　　　kg　BMI		管理 栄養士	
病　名			
変更日	平成　　年　　月　　日　　（朝・昼・夕より）　　　　　　　　（朝・昼・夕のみ）		
理　由	入院・変更・食止め・絶食・退院・┌外出┐　　月　　　日　朝昼夕　まで 　　　　　　　　　　　　　　　　└外泊┘		
食種区分	□常食A　　　□常食B　　　□軟菜食　　　□易消化食　　　□CD食 □エネルギーコントロール食　　　□たんぱくコントロール食 □脂質コントロール食		
主食種類	□常食　　□軟米　　□全粥　　□七分粥　　□五分粥　　□三分粥　　□その他（　　　　　）		
食形態	□常食　　□軟菜　　□一口大　□粗きざみ　□きざみ　　□極きざみ　□その他（　　　　　）		
指示内容	以下に記入　または該当する内容を○で囲む		
エネルギー	kcal　｜　1000　1200　1400　1600　1800　2000		
たんぱく質	g　｜　30　　40　　50　　60　　70　　80		
脂　質	g　｜　20　　30　　40　　50		
食　塩	g　｜　3　　6　　9		
電解質その他	｜　リン　　g　　カリウム　　g　　水分　　g		
その他（特記事項・検査値など） 			

1）一般食

　一般健康人と同様の食事摂取能力（咀嚼，嚥下，食事を摂取する体位など）があり，栄養成分の特別な配慮を必要としない患者の食事をいう．多くの病院では，食事摂取基準の数値をもとに，入院患者の性・年齢・身体活動レベルの加重平均栄養量から定めている．表3－5に示した例では，患者個々の性・体位に対応できるように，エネルギー・たんぱく質・脂質の異なる2種類を設定し，これに加え，主食の量の調節により，細かな対応が可能となる．また，食塩も2段階にすることで，食塩の調整を必要とする病態にも適応できる．

表3-5 常食・軟菜食の栄養成分表

食 種	食事の硬さ		エネルギー (kcal)	たんぱく質 (g)	脂質 (g)	食塩 (g)	水分 (g)	食事回数 (回)	その他
	主食	副食							
常食A	飯	常菜	1800	80	55	8	1500	3	高血圧がある場合には食塩6g未満
常食B	飯	常菜	1600	60	40	8	1600	3	
粥食	七分粥	七分菜	1400	70	40	8	1900	3	
五分菜食	五分粥	五分菜	1200	60	40	8	1900	3	
三分菜食	五分粥	三分菜	900	40	35	6	1400	3	
易消化食	七分粥	五分菜	1600	75	20	8	2200	3	高血圧がある場合には食塩6g未満

(自治医科大学附属病院 約束食事箋 (2014) を一部改変)

2) 特別治療食

エネルギー，たんぱく質，脂質，カリウムなど，栄養主成分別に定めた栄養基準の例を表3-6，表3-7，表3-8に示した．

近年，入院する患者の多くが，1つの疾患だけでなく，いくつかの疾患をもっている場合が増えてきたことや，入院患者の高齢化により「糖尿病腎症」「透析患者」「肝疾患」「心疾患」などに加え，「嚥下機能の低下」「低栄養」「食欲不振」などをあわせもつ患者が増え，栄養管理の個別性が高まってきている．

表3-6 エネルギーコントロール食の栄養成分表

食 種	食事の硬さ		エネルギー (kcal)	たんぱく質 (g)	脂質 (g)	カリウム (mg)	食塩 (g)	水分 (g)	食事回数 (回)	コレステロール (mg)
	主食	副食								
1000kcal・常菜A	飯	常菜	1000	55	30〜35	2200〜2400程度	6	1100	3	400以下
1200kcal・常菜A	飯	常菜	1200	60	30〜35		6	1200	3	400以下
1400kcal・常菜A	飯	常菜	1400	60	40		6	1300	3	400以下
1600kcal・常菜A	飯	常菜	1600	70	45		6	1400	3	400以下
1800kcal・常菜A	飯	常菜	1800	75	45		6	1500	3	400以下
1000kcal・軟菜A	軟飯	五分菜	1000	55	35	2200〜2400程度	6	1200	3	400以下
1200kcal・軟菜A	軟飯	五分菜	1200	60	35		6	1300	3	400以下
1400kcal・軟菜A	軟飯	五分菜	1400	60	35		6	1400	3	400以下
1600kcal・軟菜A	軟飯	五分菜	1600	65	35		6	1500	3	400以下
1000kcal・常菜B	飯	常菜	1000	60	20〜25		6	1100	3	200未満
1200kcal・常菜B	飯	常菜	1200	65	25〜30		6	1200	3	200未満
1400kcal・常菜B	飯	常菜	1400	70	30		6	1300	3	200未満
1600kcal・常菜B	飯	常菜	1600	70	35		6	1400	3	200未満
1800kcal・常菜B	飯	常菜	1800	75	40		6	1500	3	200未満

※A，Bはコレステロール量の違いによる分類．

(自治医科大学附属病院 約束食事箋 (2014) を一部改変)

表3-7　エネルギーたんぱくコントロール食の栄養成分表

（1）高たんぱく食の栄養成分表

食　種	食事の硬さ 主食	食事の硬さ 副食	エネルギー (kcal)	たんぱく質 (g)	脂質 (g)	カリウム (mg)	食塩 (g)	水分 (g)	食事回数 (回)	コレステロール (mg)	その他
高たんぱくA食	飯	常菜	2400	100	70		8	1800	4		高血圧がある場合には食塩6g
高たんぱくB食	飯	常菜	2200	80	50		8	1800	4		
高たんぱく 1600カロリー食	飯	常菜	1600	90	50〜55	3000 程度	6	1800	3	400以下	

（2）エネルギーたんぱくコントロール食

食　種		食事の硬さ 主食	食事の硬さ 副食	エネルギー (kcal)	たんぱく質 (g)	脂質 (g)	カリウム (mg)	食塩 (g)	水分 (g)	食事回数 (回)
1000kcal-6g	A食	飯	常菜	1000	40	35	2400	6	1100	3
1200kcal-6g	A食	飯	常菜	1200	40	35	2400	6	1200	3
1400kcal-6g	A食	飯	常菜	1400	45	35	2400	6	1300	3
1600kcal-6g	A食	飯	常菜	1600	45	35	2400	6	1400	3
1800kcal-6g	A食	飯	常菜	1800	50	35	2400	6	1500	3
1200-30-6g	B食	低たんぱくごはん	常菜	1200	30	30	2000	6	1100	3
1200-40-6g	B食	低たんぱくごはん	常菜	1200	40	30	2000	6	1100	3
1200-50-6g	B食	飯	常菜	1200	50	30	2000	6	1100	3
1400-40-6g	B食	低たんぱくごはん	常菜	1400	30	35	2000	6	1200	3
1400-50-6g	B食	低たんぱくごはん	常菜	1400	40	35	2000	6	1200	3
1400-50-6g	B食	飯	常菜	1400	50	35	2000	6	1200	3
1600-30-6g	B食	低たんぱくごはん	常菜	1600	30	40	2000	6	1300	3
1600-40-6g	B食	低たんぱくごはん	常菜	1600	40	40	2000	6	1300	3
1600-50-6g	B食	飯	常菜	1600	50	40	2000	6	1300	3
1800-30-6g	B食	低たんぱくごはん	常菜	1800	30	45	2000	6	1400	4
1800-40-6g	B食	低たんぱくごはん	常菜	1800	40	45	2000	6	1400	4
1800-50-6g	B食	飯	常菜	1800	50	45	2000	6	1400	4
1800-60-6g	B食	飯	常菜	1800	60	45	2000	6	1400	4
2000-30-6g	B食	低たんぱくごはん	常菜	2000	30	50	2000	6	1400	4
2000-40-6g	B食	低たんぱくごはん	常菜	2000	40	50	2000	6	1400	4
2000-50-6g	B食	飯	常菜	2000	50	50	2000	6	1400	4
2000-60-7g	B食	飯	常菜	2000	60	50	2000	6	1400	4
1200-30-6g	C食	低たんぱくごはん	常菜	1200	30	30	1500	6	1100	3
1200-40-6g	C食	低たんぱくごはん	常菜	1200	40	30	1500	6	1100	3
1200-50-6g	C食	飯	常菜	1200	50	30	1500	6	1100	3
1400-40-6g	C食	低たんぱくごはん	常菜	1400	30	35	1500	6	1200	3
1400-50-6g	C食	低たんぱくごはん	常菜	1400	40	35	1500	6	1200	3
1400-50-6g	C食	飯	常菜	1400	50	35	1500	6	1200	3
1600-30-6g	C食	低たんぱくごはん	常菜	1600	30	40	1500	6	1300	3
1600-40-6g	C食	低たんぱくごはん	常菜	1600	40	40	1500	6	1300	3
1600-50-6g	C食	飯	常菜	1600	50	40	1500	6	1300	3

1800-30-6g	C食	低たんぱくごはん	常菜	1800	30	45	1500	6	1400	4
1800-40-6g	C食	低たんぱくごはん	常菜	1800	40	45	1500	6	1400	4
1800-50-6g	C食	飯	常菜	1800	50	45	1500	6	1400	4
1800-60-6g	C食	飯	常菜	1800	60	45	1500	6	1400	4
2000-30-6g	C食	低たんぱくごはん	常菜	2000	30	50	1500	6	1400	4
2000-40-6g	C食	低たんぱくごはん	常菜	2000	40	50	1500	6	1400	4
2000-50-6g	C食	飯	常菜	2000	50	50	1500	6	1400	4
2000-60-7g	C食	飯	常菜	2000	60	50	1500	6	1400	4

※A食，B食，C食はカリウム量の違いによる分類．

（3）エネルギーたんぱくコントロール食（軟菜）

食　種		食事の硬さ		エネルギー (kcal)	たんぱく質 (g)	脂質 (g)	カリウム (mg)	食塩 (g)	水分 (g)	食事回数 (回)
		主食	副食							
1000kcal-6g	A食	軟飯	五分菜	1000	40	35	2400	6	1200	3
1200kcal-6g	A食	軟飯	五分菜	1200	40	35	2400	6	1300	3
1400kcal-6g	A食	軟飯	五分菜	1400	45	35	2400	6	1400	3
1600kcal-6g	A食	軟飯	五分菜	1600	45	35	2400	6	1500	3
1200-30-6g	B食	軟飯	七分菜	1200	30	45	2000	6	1100	3
1200-40-6g	B食	軟飯	七分菜	1200	40	45	2000	6	1100	3
1200-50-6g	B食	軟飯	七分菜	1200	50	45	2000	6	1100	3
1400-40-6g	B食	軟飯	七分菜	1400	30	45	2000	6	1100	3
1400-50-6g	B食	軟飯	七分菜	1400	40	45	2000	6	1100	3
1400-50-6g	B食	軟飯	七分菜	1400	50	45	2000	6	1100	3
1600-30-6g	B食	軟飯	七分菜	1600	30	50	2000	6	1100	3
1600-40-6g	B食	軟飯	七分菜	1600	40	50	2000	6	1100	3
1600-50-6g	B食	軟飯	七分菜	1600	50	50	2000	6	1100	3
1800-30-6g	B食	軟飯	七分菜	1800	30	55	2000	6	1200	4
1800-40-6g	B食	軟飯	七分菜	1800	40	55	2000	6	1200	4
1800-50-6g	B食	軟飯	七分菜	1800	50	55	2000	6	1200	4
1200-30-6g	C食	軟飯	七分菜	1200	30	45	1500	6	1100	3
1200-40-6g	C食	軟飯	七分菜	1200	40	45	1500	6	1100	3
1200-50-6g	C食	軟飯	七分菜	1200	50	45	1500	6	1100	3
1400-40-6g	C食	軟飯	七分菜	1400	30	45	1500	6	1100	3
1400-50-6g	C食	軟飯	七分菜	1400	40	45	1500	6	1100	3
1400-50-6g	C食	軟飯	七分菜	1400	50	45	1500	6	1100	3
1600-30-6g	C食	軟飯	七分菜	1600	30	50	1500	6	1100	3
1600-40-6g	C食	軟飯	七分菜	1600	40	50	1500	6	1100	3
1600-50-6g	C食	軟飯	七分菜	1600	50	50	1500	6	1100	3
1800-30-6g	C食	軟飯	七分菜	1800	30	55	1500	6	1200	4
1800-40-6g	C食	軟飯	七分菜	1800	40	55	1500	6	1200	4
1800-50-6g	C食	軟飯	七分菜	1800	50	55	1500	6	1200	4

（自治医科大学附属病院　約束食事箋（2014）を一部改変）

表3−8　脂質コントロール食の栄養成分

(1) 脂質コントロール食　1

食　種	食事の硬さ		エネルギー (kcal)	たんぱく質 (g)	脂質 (g)	カリウム (mg)	食塩 (g)	水分 (g)	食事回数 (回)	その他
	主食	副食								
脂質制限食1	七分粥	七分菜	1300	70	20		8	2100	3	高血圧がある場合には食塩6g未満
脂質制限食2	飯	七分菜	1700	75	30		8	1600	3	

(2) 脂質コントロール食　2

食　種	食事の硬さ		エネルギー kcal	たんぱく質 (g)	脂質 (g)	カリウム (mg)	食塩 (g)	水分 (g)	食事回数 (回)	食物繊維 (g)
	主食	副食								
低残渣食	飯	七分菜	1600	70	35		6	1400	3	10以下
CD食〈三分〉	五分粥	三分菜	600	30	10		5	1500	3	5
CD食〈五分〉	五分粥	五分菜	900	50	20		7	2000	3	7
CD食〈七分〉	七分粥	七分菜	1100	60	30		7	2200	3	8

※CD食とはクローン病の方を対象にした食種　　　　　（自治医科大学附属病院　約束食事箋（2014）を一部改変）

　これらの表に示した食種は，膨大な食種にみえるが，あらかじめ計画的に献立計画を行えば，料理の組み合わせや特殊治療用食品の付加などにより献立の複雑さは避けられる．しかし，医師が食事を指示するときに戸惑いがある．これについては，表3−9などに示した指示しやすいような配慮を行うことで，避けることができる．重要なことは，これらの基準を決定する過程において，医師・看護師・管理栄養士間での患者個人の栄養管理の考え方の統一をはかることである．

表3－9 疾病別・症状別の食種の選び方

疾患・症状	該当食種
≪胃腸疾患≫	
消化器症状があって，高栄養が必要なとき	易消化食
脂肪の消化・吸収に障害があるとき	脂肪制限食
潰瘍性大腸炎	症状に応じ，低残渣食，CD食 不適応な食品がある場合には，個別に指示する
クローン病	成分栄養剤を基本とし，症状に応じ経腸栄養剤 食事摂取が可能であればCD食 不適応な食品がある場合には，個別に指示する
≪肝疾患≫	
肝性昏睡の予防の必要なとき，高アンモニア血症があるとき	エネルギーたんぱくコントロール食（軟菜） 夜食が必要な場合には個別に指示する
肥満をともなうとき	エネルギー制限食
≪膵疾患，胆道および胆のう疾患≫	脂肪制限食
≪心疾患（Na制限が必要な場合）≫	
肥満がないとき	常食に食塩制限　6g
肥満をともなっているとき	エネルギーコントロール食A　食塩6g
コレステロールが高いとき	エネルギーコントロール食B 高血圧がある場合は　食塩6g
浮腫があるとき	水分制限を必要とする場合には，エネルギーコントロール食に，食塩，水分を個別に指示する
≪糖尿病≫	
咀嚼機能が低下しているとき	エネルギーコントロールA食（軟菜）
コレステロールが高いとき	エネルギーコントロールB食
軽度の腎機能障害があるとき	エネルギーたんぱくコントロールA食
腎機能障害があるとき	エネルギーたんぱくコントロールB・C食
透析を施工しているとき	エネルギーたんぱくコントロールB・C食
≪原発性肥満≫	エネルギーコントロールA食
≪動脈硬化≫	エネルギーコントロールA食 脂質，脂肪酸組成，炭水化物などについて，上記で対応できない場合には，個別に指示する
≪腎疾患≫	
食塩制限のみでよいとき	常食に食塩6g
たんぱく制限を必要とするとき	
◎カリウム・水分制限を必要としないとき	エネルギーたんぱくコントロールA食
◎カリウム・水分制限を必要とするとき	エネルギーたんぱくコントロールC食
◎透析を受けているとき	エネルギーたんぱくコントロールB・C食
◎CAPDを受けているとき	エネルギーたんぱくコントロールA食 カリウム制限が必要な場合は，B・Cタイプ

（自治医科大学附属病院　約束食事箋（2014）を一部改変）

保 健 指 導

「健康日本21」（厚生労働省）の一般市民への情報提供量の増加により，国民の認識には変化がみられるようになったが，個人の健康管理面，特に栄養・食生活管理や身体活動・運動管理において，国の健康施策とは反対に，メタボリックシンドロームが疑われる人が増加している（成人男性の約2人に1人，成人女性の約6人に1人（国民健康・栄養調査，厚生労働省））．生活習慣病患者を早期に発見し予防することや，患者の増加にともなう医療費を抑制するためには，医療関係者による一般市民への保健指導活動が必要とされている．

Ⓐ 特定健診・特定保健指導とは

2008（平成20）年4月から「高齢者医療確保法」が制定され，特定健診・特定保健指導制度が開始されている．従来までの「老人保健法」に基づき，自治体が基本健診や老人健診を行っていたものに代わるものである．新制度は実施主体が医療保険者となり，国はその実施を医療保険者に義務づけている．したがって，特定健診は国民健康保険の加入者だけではなく，社会保険に加入している被保険者とその被扶養者，つまり40〜74歳のすべての国民が受診することになる（なお，平成21年4月1日より実施年度中に75歳になる75歳未満の者も対象となっている）（図3−2）．

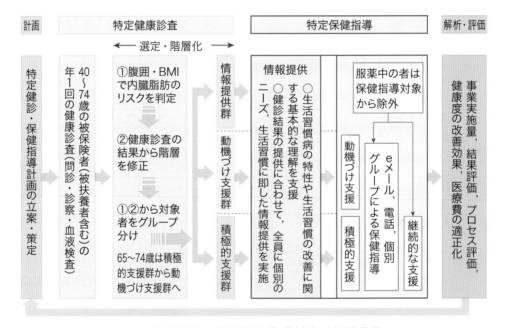

図3−2　特定健診・特定保健指導制度の年間業務フロー

特定健診の項目

　医療保険者は，特定健診の項目として表3−10に示した検査を実施しなくてはならない．特定健診は，メタボリックシンドローム予防対策に着目しており，今までの個別疾患の早期発見・早期治療という考え方から，保健指導と受診勧奨の対象者を抽出するための健診に変更されている（表3−11）．その他の項目については，医師が必要とした場合や前年度の検査結果などを考慮し，心電図検査，眼底検査，貧血検査などが追加される．表3−12は健診項目の中に含まれている「標準的な質問票」である．この質問票は既往歴，ライフスタイル，心の準備性などの項目から構成されており，階層化や保健指導のためのアセスメントを行ううえで重要な情報源となる．

表3−10　特定健診の必須項目（厚生労働省）

- 質問項目（服薬歴・喫煙歴等）
- 身体計測（身長・体重・BMI・腹囲）
- 理学的検査（身体診察）
- 血圧測定
- 血中脂質検査（中性脂肪・HDL-Chol・LDL- CholまたはNon-HDL-Chol）
- 肝機能検査（AST・ALT・γ-GT）
- 血糖検査（空腹時血糖 または HbA1c）
- 尿検査（尿糖・尿たんばく）

血糖検査は空腹時血糖またはHbA1cとなっているが，どちらか1つを測定するのであれば，空腹時血糖を優先することがのぞましい．

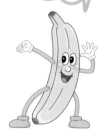

特定健診では，保健指導の対象者を見つけて，早めに疾患の予防をすることができる．

表3−11　特定健診検査必須項目の判定値

項目名	保健指導判定値	受診勧奨判定値	単位
血圧（収縮期）	130以上	140以上	mmHg
血圧（拡張期）	85以上	90以上	mmHg
中性脂肪	150以上	300以上	mg/dL
HDL-Chol	39以下	34以下	mg/dL
LDL-Chol	120以上	140以上	mg/dL
Non-HDL-Chol	150以上	170以上	mg/dL
AST（GOT）	31以上	51以上	U/L
ALT（GPT）	31以上	51以上	U/L
γ-GT（γ-GTP）	51以上	101以上	U/L
空腹時血糖	100以上	126以上	mg/dL
HbA1c（NGSP）	5.6以上	6.5以上	%

（厚生労働省健康局「標準的な健診・保健指導プログラム平成30年度版」
（平成30年4月），厚生労働省ホームページより抜粋）

表3−12　健診項目の標準的な質問票

		質 問 項 目	回　答
1〜3		現在，aからcの薬の使用の有無*	
	1	a. 血圧を下げる薬	①はい　　②いいえ
	2	b. 血糖を下げる薬またはインスリン注射	①はい　　②いいえ
	3	c. コレステロールを下げる薬	①はい　　②いいえ
4		医師から，脳卒中（脳出血，脳梗塞など）にかかっているといわれたり，治療を受けたことがありますか.	①はい　　②いいえ
5		医師から，心臓病（狭心症，心筋梗塞など）にかかっているといわれたり，治療を受けたことがありますか.	①はい　　②いいえ
6		医師から，慢性の腎不全にかかっているといわれたり，治療（人工透析）を受けていますか.	①はい　　②いいえ
7		医師から，貧血といわれたことがある.	①はい　　②いいえ
8		現在，たばこを習慣的に吸っている. （※「現在，習慣的に喫煙している者」とは，「合計100本以上，または6カ月以上吸っている者」であり，最近1カ月間も吸っている者）	①はい　　②いいえ
9		20歳のときの体重から10kg以上増加している.	①はい　　②いいえ
10		1回30分以上の軽く汗をかく運動を週2日以上，1年以上実施	①はい　　②いいえ
11		日常生活において歩行または同等の身体活動を1日1時間以上実施	①はい　　②いいえ
12		ほぼ同じ年齢の同性と比較して歩く速度が速い.	①はい　　②いいえ
13		食事をかんで食べる時の状態はどれにあてはまりますか.	①何でもかんで食べることができる ②歯や歯ぐき，かみあわせなど気になる部分があり，かみにくいことがある ③ほとんどかめない
14		人と比較して食べる速度が速い.	①速い　②ふつう　③遅い
15		就寝前の2時間以内に夕食をとることが週に3回以上ある.	①はい　　②いいえ
16		朝昼夕の3食以外に間食や甘い飲み物を摂取していますか.	①毎日　　②時々 ③ほとんど摂取しない
17		朝食を抜くことが週に3回以上ある.	①はい　　②いいえ
18		お酒（日本酒，焼酎，ビール，洋酒など）を飲む頻度	①毎日　　②時々 ③ほとんど飲まない（飲めない）
19		飲酒日の1日当たりの飲酒量 日本酒1合（180mL）の目安： ビール500mL，焼酎25度（110mL），ウイスキーダブル1杯(60mL)，ワイン2杯(240mL)	①1合未満　②1〜2合未満 ③2〜3合未満　④3合以上
20		睡眠で休養が十分とれている.	①はい　　②いいえ
21		運動や食生活などの生活習慣を改善してみようと思いますか.	①改善するつもりはない ②改善するつもりである 　（概ね6カ月以内） ③近いうちに（概ね1カ月以内） 　改善するつもりであり，少しずつ 　始めている ④既に改善に取り組んでいる 　（6カ月未満） ⑤既に改善に取り組んでいる 　（6カ月以上）
22		生活習慣の改善について保健指導を受ける機会があれば，利用しますか.	①はい　　②いいえ

＊医師の診断・治療のもとで服薬中の者をさす.

（厚生労働省健康局「標準的な健診・保健指導プログラム平成30年度版」(平成30年4月)，厚生労働省ホームページより抜粋）

階層化と特定保健指導

C

　健診結果を受けて，表3－13に示した4つのステップにより，自動的に特定保健指導対象者の選定を行う（階層化）．階層化によって，動機づけ支援，積極的支援に振り分けられた者は，生活習慣の改善の必要性が中程度もしくは高い対象者として特定保健指導を受ける．

　動機づけ支援の初回面接では，対象者が生活習慣改善の必要性を理解するために，生活習慣改善のメリットと改善しなかった場合のデメリットを説明し，食生活・身体活動等の改善の指導，行動目標や行動計画の決定を支援する．また，体重・腹囲の測定方法，社会資源の活用についても説明する．3カ月後には，面接，電話，メールなどで対象者の身体状況や生活習慣に変化がみられたかどうかを評価する（表3－14）．

　積極的支援の対象者には，初回面接の後，3カ月以上の継続的な支援を行う（表3－15）．支援方法には，積極的に関与する「支援A」と，励ましや賞賛によって支援をする「支援B」があり，面接，メール，電話などの手段により，保健指導を行うことになっている（表3－15）．この継続的な支援はポイント制になっており，支援方法と支援時間などによってポイント数が決まっている（表3－16）．1日に1回の支援のみカウントし，支援Aのみで180ポイント以上，または支援A（最低160ポイント以上）と支援Bの合計180ポイント以上の支援を実

表3－13　特定保健指導対象者の選定と階層化

ステップ1　腹囲とBMIで内臓脂肪蓄積のリスクを判定
①腹囲：男85cm以上　女90cm以上
②腹囲：①の基準に満たないが，BMI25以上

ステップ2　検査結果，質問票より追加リスクをカウント
①血圧高値：収縮期血圧130mmHg以上または拡張期血圧85mmHg以上または薬物治療を受けている場合
②脂質異常：中性脂肪150mg/dL以上またはHDLコレステロール40mg/dL未満または薬物治療を受けている場合
③血糖高値：空腹時血糖100mg/dL以上またはHbA1c(NGSP値)5.6%以上または薬物治療を受けている場合
④質問票で喫煙歴あり（上記①～③のいずれか1つ以上の場合のみカウントする）

ステップ3　ステップ1と2から保健指導レベルをグループ分け
⑴ステップ1で①に該当した場合，ステップ2のリスクのうち
　　追加リスクが　2以上　　積極的支援レベル
　　追加リスクが　1　　　　動機づけ支援レベル
　　追加リスクが　0　　　　情報提供レベル
⑵ステップ1で②に該当した場合，ステップ2のリスクのうち
　　追加リスクが　3以上　　積極的支援レベル
　　追加リスクが　1または2　動機づけ支援レベル
　　追加リスクが　0　　　　情報提供レベル

ステップ4　例外的対応など
・65歳以上75歳未満の人は「積極的支援」の対象となった場合でも「動機づけ支援」とする．
・薬物治療中の人は医療機関を受診しているため，保健指導の対象とならない．ただし，かかりつけ医と連携したうえで保健指導を行うことも可能である．

（厚生労働省健康局「標準的な健診・保健指導プログラム平成30年度版」（平成30年4月），厚生労働省ホームページより作成）

施する．表3−17に積極的支援の例を示す（初回面接はポイントがつかない）．支援Aには中間評価も含まれ，実践・結果についての評価と再アセスメントを行い，必要に応じて行動目標や計画の設定を行うこととなっている．このように特定保健指導では，保健指導の過程や実施量も重視されている．

表3−14　動機づけ支援の支援形態，支援内容，評価

支援形態
面接による支援を原則1回行い，3カ月以上経過後に実績評価する．1人20分以上の個別支援（情報通信技術活用の場合は30分以上），または1グループ（概ね8名以下）概ね80分以上のグループ支援．

支援内容と評価
○対象者が，生活習慣病に関する知識を習得し，生活習慣改善の必要性に気づき，自分のこととして重要であることを認識できるように支援する．
○対象者が生活習慣を振り返り，行動目標や行動計画，評価時期の設定ができるように支援する．
○体重・腹囲の計測方法について説明する．
○食生活・身体活動等の生活習慣の改善に必要な実践的な支援をする．
○必要な社会資源を紹介し，対象者が有効に活用できるように支援する．
○3カ月経過後に面接または通信*を利用して行動計画の実績を評価し，結果を対象者に提供する．

＊電話，電子メール，FAX，手紙等．
(厚生労働省健康局「標準的な健診・保健指導プログラム平成30年度版」(平成30年4月)，厚生労働省ホームページより作成)

表3−15　積極的支援の支援形態，支援内容，評価

◆初回時の面接による支援
　支援形態・支援内容は，動機づけ支援と同様．

◆3カ月以上の継続的な支援
支援期間
　初回面接後3カ月以上の継続的な支援を実施し実績評価する．対象者の状況に応じ，6カ月経過後の評価や，3カ月経過後の実績評価終了後にさらに独自のフォローアップ等を行うこともできる．

支援形態・支援内容
　支援Aおよび支援Bによるポイント制とし，支援Aのみで180ポイント以上，または支援A（最低160ポイント以上）と支援Bの合計で180ポイント以上の支援を実施する．
　支援A（積極的関与タイプ）
　・行動計画の実施状況の確認，食生活・身体活動等の生活習慣改善に必要な実践的な指導を行う．
　・中間評価として，取り組んでいる実践と結果についての評価と再アセスメント，生活習慣の振り返りを行い，必要があると認めるときは，行動目標や計画の再設定を行う．
　・個別支援A，グループ支援A，電話支援A，電子メール支援*Aから選択して支援する．
　支援B（励ましタイプ）
　・行動計画の実施状況の確認と励ましや賞賛をする支援．個別支援B，電話支援B，電子メール支援*Bから選択して支援する．

評　価
　行動目標が達成されているか，身体状況や生活習慣に変化がみられたかについて評価を行う．必要に応じて評価時期を設定して，対象者が自ら評価するとともに，3カ月以上の継続的な支援終了後，任意の時期に保健指導実施者による評価を行い，評価結果を対象者に提供する．

＊電子メール支援：電子メール，FAX，手紙等による支援．
(厚生労働省健康局「標準的な健診・保健指導プログラム平成30年度版」(平成30年4月)，厚生労働省ホームページより作成)

表3－16　**積極的支援における支援方法と支援ポイント数**

支援方法	基本的なポイント数		最低限介入量	ポイントの上限
個別支援 A	5 分	20p	10 分	1 回 30 分以上でも 120p
個別支援 B	5 分	10p	5 分	1 回 10 分以上でも 20p
グループ支援 A	10 分	10p	40 分	1 回 120 分以上でも 120p
電話支援 A	5 分	15p	5 分	1 回 20 分以上でも 60p
電話支援 B	5 分	10p	5 分	1 回 10 分以上でも 20p
電子メール支援 A	1 往復	40p	1 往復	
電子メール支援 B	1 往復	5p	1 往復	

p：ポイント　　A：支援A　積極的関与タイプ　　B：支援B　励ましタイプ

（厚生労働省健康局「標準的な健診・保健指導プログラム平成30年度版」（平成30年4月），
厚生労働省ホームページより転載）

表3－17　**積極的支援の一例**

支援の種類	回数	時期	支援形態	支援時間（分）	獲得ポイント A	獲得ポイント B	支援内容
初回面接	1	0	個別支援	20			
継続的な支援	2	2週間後	電話支援B	5		10	・生活習慣の振り返り ・行動計画の実施状況の確認や必要に応じた支援 ・中間評価 ・栄養・運動などの実践的な指導 ・行動計画の実施状況の確認と確立された行動を維持するために賞賛や励まし
	3	1カ月後	グループ支援A（中間評価）	80	80		
	4		電子メール支援B	1		5	
	5	2カ月後	個別支援A	20	80		
	6	3カ月後	電子メール支援B	1		5	
評価	7	6カ月後					身体状況や生活習慣に変化がみられたかについて
			合計		160	20	

（厚生労働省健康局「標準的な健診・保健指導プログラム平成30年度版」（平成30年4月），
厚生労働省ホームページを参考に作成）

特定保健指導の実施者

　特定保健指導の実施者は医師，保健師，管理栄養士の3つの専門職種であり（2023年度末まで一定の実務経験がある看護師も可），初回面談，計画作成，評価を担当することになっている．しかし，積極的支援の継続的な支援期間は専門的知識および技術を有する者（健康運動指導士，栄養士，歯科医師，薬剤師，助産師）も特定の研修を受講すれば保健指導の担当者になることができる．

特定保健指導のねらいと評価

　特定保健指導では，指導による結果を出すことが求められている．以前のような経過観察で終わってしまう事業的な保健指導ではなく，対象者が自分の身体を考え，日常の不健康行動に気がつき，生活習慣の改善の重要性を認識し，それを改善するための行動目標を立てて，実際に実行し，それを継続した結果としての検査値の改善が求められている．したがって，評価すべき項目は，対象者の意識の変化，行動変容，行動の継続，身体の変化のすべてが含まれることになる．動機づけ支援も積極的支援も，保健指導を開始してから3カ月後には対象者の身体状況や生活習慣に変化がみられたかを評価することになっているが，本当の意味で保健指導の質が問われるのは，翌年の健診結果にその効果がみられるか否かである．それゆえに保健指導者（機関）には，対象者の行動を変容させ，かつそれを継続させるための能力と技術が求められる．

アウトソーシング

　医療保険者は特定健診・特定保健指導の実施主体者であるので，自ら事業を実施してもよいが，実際には医療機関や健診センター，民間企業などの健診・保健指導の実施機関に一部もしくは全部の業務を委託（アウトソーシング）することが可能である．

その他の健康診断と特定健診・特定保健指導との関係

　この健診制度によって，以前に行われていた健診がなくなるわけではない．例えば，労働安全衛生法やその他の法令に基づいて健康診断を受診していた者は，従来どおりその健診を受診し，結果を医療保険者が受領することにより，特定健康診査の全部または一部を行ったものとすることとされる．厚生労働省は同時実施ができる健診についてはできる限り同時に進めることが重要としている．したがって，定期健康診断の実施者である事業者は，当該定期健康診断の結果などの迅速かつ円滑な提供など，医療保険者との緊密な連携・協力が求められる．

参 考 文 献

・山内健ほか（2007）SGAは院内のどの職種が担当すべきか，臨床栄養，110（6），医歯薬出版．

第4章

食物と栄養

[学習目標]

いろいろな種類の食品を組み合わせることによって，栄養素を上手にバランスよく摂取することができる．食物を栄養素のレベルで理解して，その栄養素を人間が「生きる」ためにどのように取り込み，利用しているのかについて学ぼう．

1 食品の種類と栄養素

食品の種類には次のようなものがあり，生体に必要な栄養素が含まれている.

1）穀　類

穀類は，炭水化物であるでんぷんを主成分とするため，エネルギー源となる食品である．しかし，炭水化物だけではなくたんぱく質，ビタミンB群，さらには，マグネシウム，マンガン，銅，亜鉛などのミネラルの供給源ともなり得る．玄米ではビタミンやミネラルが多く含まれるが，ぬか部分を除いた精白米では減少してしまう．胚芽精米にはビタミンB_1が精米後も多く残り，食感も精白米とほとんど変わらない.

2）いも類

じゃがいも，さつまいも，里いもなどのいも類は，炭水化物を含むとともに，ビタミンCとカリウムの重要な供給源となる．野菜，くだものに比べると，いも類からのビタミンC供給割合はやや少なめである．しかし，比較的長期保存が可能で，しかも調理によるビタミンの損失が少ないなどの特徴がある.

> いも類のビタミンCは，加熱によってもこわれにくい.

3）豆・豆製品

大豆および大豆製品（豆腐，納豆，みそなど）は良質たんぱく質，脂質，鉄，カルシウムの供給源となる．大豆たんぱく質は，コレステロールの吸収を阻害するため，血清コレステロールの低下作用がある．また，大豆にはオリゴ糖と呼ばれる炭水化物が含まれており，これは，消化されずに大腸まで到達して，有用な腸内細菌（ビフィズス菌）の増殖を促す．大豆以外の豆類には，小豆，いんげん豆などがあるが，大豆に比べて栄養価は低い.

4）魚介類・肉類

良質たんぱく質，脂質，鉄，ビタミンA，B_1，B_2の供給源である．魚や肉に含まれる鉄は植物性食品に比べて吸収率がよく，日本人に不足しがちな鉄のよい供給源となる．また，魚の油は生体内で各種の生理作用があるEPA（エイコサペンタエン酸）やDHA（ドコサヘキサエン酸）を供給できる．豚肉には，ビタミンB_1がたいへん多く含まれている.

5）卵　類

卵は，次に述べる乳・乳製品同様，あらゆる栄養素を豊富に含んでいる．特に，良質たんぱく質，ビタミンA，B_2，鉄などの栄養素を補給するうえで，すぐれたものである.

6）乳・乳製品

　牛乳，ヨーグルト，チーズなどの乳・乳製品には，カルシウム，ビタミンB₂，ビタミンA，良質たんぱく質，脂質などが豊富に含まれる．特に，他の食品と比べてカルシウムの含有量は高く，牛乳をコップ１杯（200mL）飲めば，成人女性のカルシウム推奨量650mg（日本人の食事摂取基準2020年版）の約３分の１を満たすことができる．

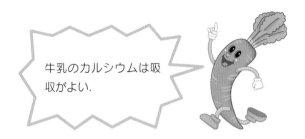

牛乳のカルシウムは吸収がよい．

7）野菜類

　ほうれん草，人参，ピーマン，トマトなどは色が濃く，カロテン（プロビタミンA）を豊富に含む．一般的に，これらの野菜を緑黄色野菜と呼んでいる．緑黄色野菜には，カロテン以外にビタミンC，B₁，B₂，鉄なども豊富に含まれる．キャベツや大根，きゅうりなどの淡色野菜からは，食物繊維やカリウムなどの各種ミネラル，ビタミンC，B₁，B₂などが摂取できる．

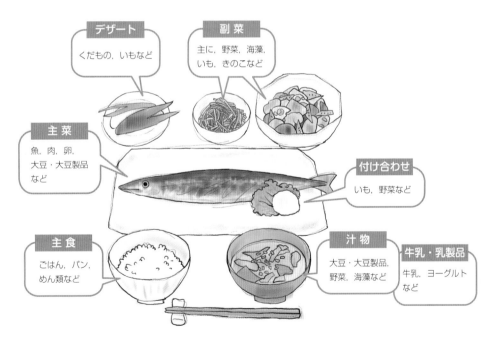

　主食，汁物，主菜，副菜の組み合わせは，献立作成のための基本となる．牛丼１品，あるいはハンバーガー１個などの手軽な食事では，どうしてもビタミンやミネラルなどの栄養素が不足してしまう．そこで，牛丼にみそ汁と煮物を添える，ハンバーガーにスープとサラダを添えるなどの工夫が必要となる．

図４－１　バランスのとれた献立

8）果実類

　くだものはビタミンCの供給源となる．特に，グレープフルーツやみかんなどの柑橘類にはビタミンCが多く含まれる．りんごやいちごには水溶性食物繊維であるペクチンが多く含まれる．

9）その他

　藻類，きのこ類，菓子類，砂糖・甘味類，嗜好飲料，油脂類や調味料・香辛料などがある．海藻にはカルシウムや鉄，カロテンが，きのこにはビタミンB_1・B_2が豊富に含まれる．両者とも，低エネルギーであることから，肥満や糖尿病予防によい食品である．菓子やアルコール，ジュースなどの嗜好飲料は，生活にうるおいをもたせてくれる食品ではあるものの，栄養的にはエネルギー源としての働きがほとんどである．また，菓子の中の砂糖やアルコールは消化吸収が早いことから，過剰摂取は肥満や糖尿病，高中性脂肪血症の要因となる．油脂は脂質以外の成分として，脂溶性ビタミンであるEとKを含む．体内で合成できないリノール酸，α-リノレン酸などの必須脂肪酸も豊富に含まれる．

2 栄養素とその働き

　炭水化物，脂質，たんぱく質は，体内で燃焼してエネルギーをつくることができるため，エネルギー産生栄養素と呼ばれている（図4−2）．このうち，エネルギー源として重要なのは炭水化物と脂質である．たんぱく質，脂質，ミネラルは体の構成成分となる．たんぱく質は体重の14〜17％程度を占め，筋肉，内臓，骨組織などに，脂質は体重の15〜25％程度を占め，脂肪組織などに多く含まれる．ミネラルは体重の4〜6％と少ないが，骨組織や体液の重要な成分となっている．

　ミネラル，ビタミン，また一部のたんぱく質は，体内で代謝を円滑に進める役割がある．たんぱく質は酵素やホルモンなどの本体であり，ミネラル，ビタミンは生理活性物質として代謝に関与する．両者とも体内では，ごく微量で重要な代謝調節作用を有している．

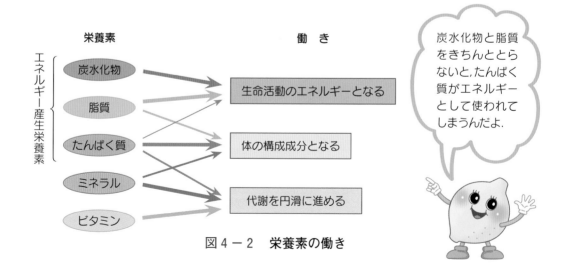

図4−2　栄養素の働き

エネルギー

　図4－3のように，人間は食物中の炭水化物，脂質，たんぱく質などのエネルギー産生栄養素を体内で分解し，それによって遊離する自由エネルギーを，ATP（アデノシン三リン酸）と呼ばれる高エネルギー化合物の形でとりだし，利用している．

1）食物からのエネルギー
　食物からのエネルギーは，それぞれの食品中に含まれる炭水化物，脂質，たんぱく質の量を測定し，それに1g当たりのエネルギーを乗じて，これを合計することによって得られる．体内で燃焼した場合に発生するエネルギー量は，炭水化物1g当たり4kcal，脂質9kcal，たんぱく質4kcalである．この数値はアトウォーターの指数と呼ばれ，平均値として広く用いられてきた．しかし，炭水化物，脂質，たんぱく質の生理的燃焼値は実際には食品の種類によって多少異なることから，日本食品標準成分表では食品ごとに個々のエネルギー換算係数を定めている．

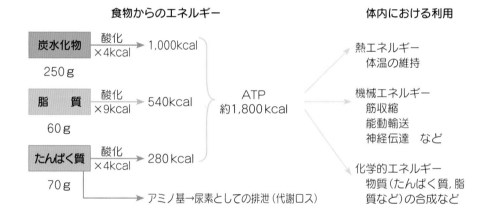

　国民健康・栄養調査における日本人の平均的な栄養素摂取量は，炭水化物250g，脂質60g，たんぱく質70gである．それぞれの栄養素摂取量にアトウォーターの指数（4，9，4kcal）を掛けると，エネルギー量が求められる．1日の総エネルギー量は約1,800kcalであり，このエネルギーを，体温を維持したり，歩いたり，走ったり，心臓の拍動や肺の呼吸，細胞レベルでの物質の移動や生合成など，いろいろなことに利用している．

図4－3　栄養素からのエネルギーと体内での利用

2）ATP（アデノシン三リン酸）をつくりだすためのエネルギー代謝
　生体は，酵素と呼ばれる生体触媒によって一つひとつ反応を進めながら，図4－4のような長い経路をたどることによってエネルギーを産生する．主軸となるエネルギー産生経路は炭水化物であるグルコース（ブドウ糖）を出発点としたもので，解糖系，クエン酸回路，電子伝達系という主な経路からなる．これらの主軸となる経路に脂質とたんぱく質の代謝産物が合流し，最終的に水と二酸化炭素にまで分解され，エネルギーはATPとしてとらえられる．

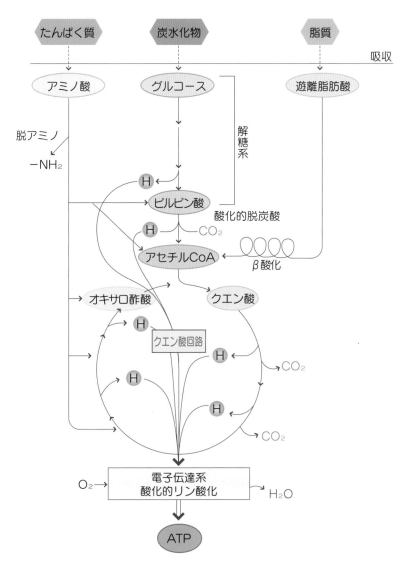

代謝の出発点であるグルコースは，まず解糖系においてピルビン酸にまで分解される．ピルビン酸は酸化的脱炭酸反応によってアセチルCoAとなり，オキサロ酢酸と結合してクエン酸となり，クエン酸回路に入る．

クエン酸回路では，二酸化炭素が放出されるとともに水素がとりだされ，とりだされた水素は電子伝達系に送られて，最終的には酸素と結合して水を形成する．その間，段階的に水素原子のエネルギーは，ATPと呼ばれる物質のリン酸どうしの結合部分に蓄えられる．このようにATPに蓄えられたエネルギーは，筋肉活動や体温維持など必要に応じて利用される．

この長い経路を完全に最後まで進めるためには，呼吸からの酸素の供給が必要である．瞬発運動などで酸素の供給が不十分であると，代謝は解糖系でストップしてしまい，供給が十分であった場合に比べて，わずかなATPしか産生することができない．

図4－4　ATPをつくりだすためのエネルギー代謝路

炭水化物

炭水化物は糖質とも呼ばれ，食品中の栄養素のうち，最も量的に多く含まれる．日本人の1日消費エネルギーの約60%を供給し，特に脳などのエネルギー源として重要である．

1）炭水化物の分類

グルコースはこれ以上加水分解できない糖であり，これを単糖と呼ぶ．単糖にはこの他フルクトース，ガラクトースなどがある．食品中のスクロース（ショ糖），ラクトース（乳糖），マルトース（麦芽糖）は単糖が2分子結合したもので二糖類と呼ばれ，二糖類も含め単糖が2～10個の単位で縮合したものを総称して少糖（オリゴ糖）という．

さらに，多数の単糖の重合体を多糖類という．多糖類のうち，ヒトの消化酵素によって消化できる多糖類を易消化性，消化できない多糖類を難消化性多糖類と呼ぶ．高等植物体の種子や根茎などにはでんぷん，動物体にはグリコーゲンが貯蔵多糖として存在している．いずれもグルコースが重合した易消化性の多糖類である．一方，食品中の難消化性多糖類は食物繊維とも呼ばれ，その種類は多い．植物細胞の細胞壁を構成するセルロース，こんにゃくいもに多く含まれるグルコマンナン，くだものの果皮に多いペクチン，褐藻類（こんぶやわかめ）に含まれるアルギン酸などがある．

図4－5に，消化してエネルギー源として利用することのできる食品中の主な炭水化物を示した．

2）体内の炭水化物とその役割

血液中にはある一定量のグルコース（空腹時70～100mg/dL）が血糖として存在している．血糖は，エネルギーを直ちに必要とする組織にグルコースを供給する．特に，多くのエネルギーを必要とする脳にとってグルコースは大切な燃料であり，脳のエネルギー源を枯渇させないためにも，つねに血糖を維持する機構が働いている．炭水化物摂取後の血糖値変化の例を図4－6に示した．各種ホルモンの働きによって，血糖値はつねに一定になるように巧みに調節されている．

3）食物繊維の生理作用

食物繊維は，消化されないために消化管を移行して大腸に到達するが，途中の過程で良好な生理作用を発揮する．いずれの食物繊維も水を吸収すると膨潤し，粘性をもったゲル状となる．そのため，食物量の「かさ（容量）」を増し，糞便の水分量を適度に維持し，すみやかな排便を促す．排便の促進によって，糞便の腸内停滞は妨げられ，有害物質の生成は抑制される．また，食物繊維は腸管内の胆汁酸やコレステロール，グルコースの吸収を抑制させることから，血漿LDLコレステロールや血糖値の低下作用に働く．一方，腸内細菌によって利用されやすい食物繊維は，大腸内で短鎖脂肪酸となる．短鎖脂肪酸はヒトのエネルギー源として利用されるほか，腸管運動を高め，腸内を酸性に保つ．そのため，ヒトにとって免疫増強などの作用をもつ有用菌（ビフィズス菌や乳酸菌）の増殖を促すことが可能となる．

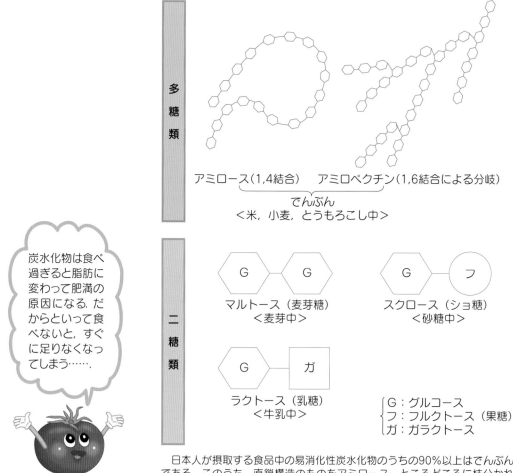

炭水化物は食べ過ぎると脂肪に変わって肥満の原因になる. だからといって食べないと, すぐに足りなくなってしまう…….

多糖類

アミロース（1,4結合）　　アミロペクチン（1,6結合による分岐）
でんぷん
＜米, 小麦, とうもろこし中＞

二糖類

マルトース（麦芽糖）
＜麦芽中＞

スクロース（ショ糖）
＜砂糖中＞

ラクトース（乳糖）
＜牛乳中＞

G：グルコース
フ：フルクトース（果糖）
ガ：ガラクトース

　日本人が摂取する食品中の易消化性炭水化物のうちの90％以上はでんぷんである. このうち, 直鎖構造のものをアミロース, ところどころに枝分かれ構造をもつものをアミロペクチンという. マルトース（麦芽糖）はグルコースが2分子つながったもの, スクロース（ショ糖）はグルコースとフルクトースがつながったもの, ラクトース（乳糖）はグルコースとガラクトースがつながったものである.

図4−5　食品中の主な炭水化物（消化してエネルギー源として利用できるもの）

Ⓒ 脂質と脂肪酸

　中性脂肪, コレステロール, リン脂質, 遊離脂肪酸はいずれも脂質成分であり, これらは, 水に溶けない.

1）食品中の脂質と生体内での役割
　サラダ油, バター, 肉, 魚などの食品に含まれる脂質のほとんどは中性脂肪である. 摂取された中性脂肪は皮下や内臓周囲組織に蓄えられ, 必要に応じて分解されエネルギーとなる.

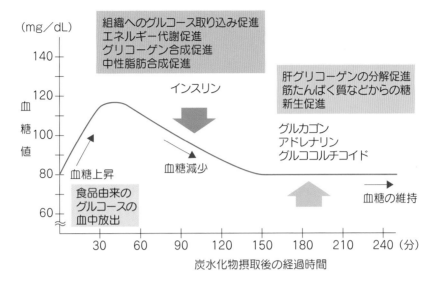

血糖値を下げるホルモンはインスリンである．インスリンは組織でのグルコースのエネルギーへの利用を高め，また，グルコースが余れば，グリコーゲンや中性脂肪として蓄えるためにそれらの物質の合成を促進する．
　一方，血糖値を上げるホルモンはグルカゴン，アドレナリン，グルココルチコイドである．筋肉に蓄えられたグリコーゲンは筋運動のためのエネルギー源としてのみ利用され，血糖になることはできないが，肝臓中のグリコーゲンは分解によって血糖を補給できる．また，乳酸，グリセロール，糖原性アミノ酸からグルコースを生合成できる（糖新生）．特に，糖原性アミノ酸からの糖新生は重要であり，飢餓時には筋肉組織のたんぱく質分解で生じたアミノ酸から血糖を補給することになる．

図4－6　炭水化物摂取後の血糖値変化

中性脂肪はグリセロール（アルコール）に脂肪酸がエステル結合したものである（図4－7）．脂肪酸は炭素鎖の長さから，短鎖（炭素数6以下），中鎖（炭素数8，10），長鎖脂肪酸（炭素数12以上）に分類される．二重結合を含まないものを飽和脂肪酸（S），含むものを不飽和脂肪酸，さらに，二重結合を1つだけ含むものを一価不飽和脂肪酸（M），2個以上含むものを多価不飽和脂肪酸（P）という．さらに，二重結合の位置により，n-6（オメガ6）系列，n-3（オメガ3）系列などに分類される（表4－1）．

　n-6系脂肪酸には，植物油に多いリノール酸のほか，動物性食品に広く含まれるアラキドン酸が存在する．n-3系脂肪酸には，植物油に含まれるα-リノレン酸，魚油に含まれるエイコサペンタエン酸（EPA），ドコサヘキサエン酸（DHA）が存在する．アラキドン酸やDHAはヒトの細胞膜中のリン脂質に取り込まれ，細胞膜機能維持に重要な役割をはたす．n-6系のリノール酸とn-3系脂肪酸のα-リノレン酸は，体内で合成することができないことから，必須脂肪酸と呼ばれている．

　中性脂肪に比べると量的には少ないが，肉や魚の動物性食品中にはコレステロールが，卵や大豆にはリン脂質が含まれる．生体内ではこれらリン脂質やコレステロールは，細胞の膜成分や神経組織の構成成分として重要な役割を有する．さらに，コレステロールは体内でステロイドホルモンや胆汁酸に変換される．

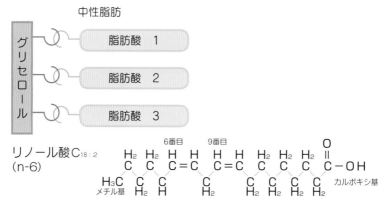

上図：グリセロール骨格の3つの炭素部位に脂肪酸がそれぞれ3分子脱水縮合した
　　　ものを中性脂肪（トリアシルグリセロール）という.
下図：脂肪酸（例：リノール酸$C_{18:2}$）の構造式，脂肪酸は炭素が4から24個程度
　　　の一本鎖の構造体であり，片側がカルボキシ基，もう一方がメチル基末端で
　　　ある. リノール酸は炭素18個が一列につながり，二重結合はメチル基側か
　　　ら数えて6番目と9番目の炭素2か所に存在する. リノール酸は1個目の二
　　　重結合が6番目の炭素位置にあることから，n-6系脂肪酸という.

図4－7　中性脂肪と脂肪酸の構造

表4－1　脂肪酸の分類

脂肪酸の分類				脂肪酸名	炭素数	二重結合数
短鎖脂肪酸 （炭素数6以下）				酪酸	4	0
				ヘキサン酸（カプロン酸）＊	6	0
中鎖脂肪酸 （炭素数8〜10）				オクタン酸（カプリル酸）	8	0
				デカン酸（カプリン酸）	10	0
鎖長による分類	長鎖脂肪酸 （炭素数12以上）	飽和度による分類	飽和脂肪酸（S） （二重結合なし）	ラウリン酸＊＊	12	0
				ミリスチン酸	14	0
				パルミチン酸	16	0
				ステアリン酸	18	0
			一価不飽和脂肪酸（M） （二重結合1個）	パルミトレイン酸	16	1
				オレイン酸	18	1
			多価不飽和脂肪酸（P） （二重結合2個以上）	二重結合の位置による分類 n-6系列	リノール酸	18	2
				γ-リノレン酸	18	3
				アラキドン酸	20	4
				n-3系列 α-リノレン酸	18	3
				EPA（エイコサペンタエン酸）	20	5
				DHA（ドコサヘキサエン酸）	22	6

＊　ヘキサン酸（カプロン酸）は，ここでは短鎖脂肪酸に分類したが，中鎖脂肪酸としての性質も合わ
　　せもっている.
＊＊ラウリン酸は，ここでは長鎖脂肪酸に分類したが，中鎖脂肪酸としての性質も合わせもっている.

2）脂肪酸バランスと健康

　脂質のとり過ぎは脂質異常症や動脈硬化の原因となる. そのため，脂質からのエネルギー

比率を，1歳以上のすべての年代において，20〜30％の範囲に維持することが健康増進のうえで大切なこととなる．一方，血清脂質の正常化や血栓症予防のために，脂肪酸の質（図4−8）についても注意を払う必要がある．日本人の食事摂取基準2020年版では，飽和脂肪酸の目標量（18歳以上）をエネルギー比率で7％以下としている．

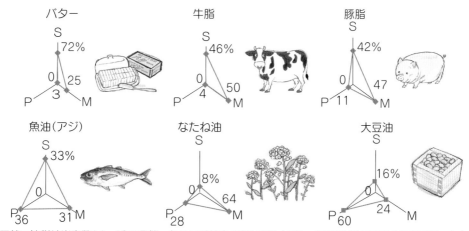

天然の油脂は炭素数14〜18の長鎖，かつ二重結合のないSおよび1〜3個のMやPを多く含有する．しかし，バターのSには炭素数4〜12の短鎖および中鎖脂肪酸が，魚油中のPにはEPAやDHAなどの特有の脂肪酸が含まれる．

摂取する脂肪酸の健康に与える影響は複雑で，1つの種類の脂肪酸に偏ることは危険である．

図4−8　主な食品中の脂質を構成する飽和脂肪酸（S），一価不飽和脂肪酸（M），多価不飽和脂肪酸（P）の組成

（各食品の脂肪酸量は，日本食品標準成分表2020年版（八訂）脂肪酸成分表編を用いて算出）

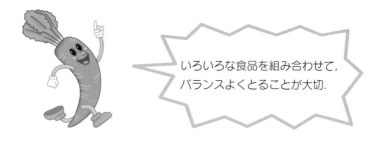

いろいろな食品を組み合わせて，バランスよくとることが大切．

3）コレステロールのフィードバック調節

　食事からのコレステロール摂取量は，1日約300mgであり，そのうち40〜60％が吸収される．それに対して，体内での合成量は，体重50kgの成人で600〜650mg（12〜13mg/kg体重/日）である．このように，コレステロールの体への供給は，食事よりも生合成の方が多い．

　コレステロールの過剰摂取などによって，コレステロール量が体内に増えると，その増えたコレステロールがコレステロール合成系で働く特定の酵素の活性を抑制する．その結果，コレステロール生合成は低下し，体内のコレステロール量も低下する．このように，最終代謝産物によって，特定の酵素の活性を変化させる仕組みをフィードバック調節と呼ぶ．このフィードバック調節によって，体内コレステロールの総量はつねに一定量に保たれている．

D　たんぱく質とアミノ酸

　たんぱく質は，筋肉や結合組織などの体構成成分として，酵素やホルモン，免疫抗体など
として，さまざまな生理機能に重要な役割をはたしている（表4－2）.

表4－2　体内たんぱく質の分類

構造たんぱく質	コラーゲン，ケラチン，エラスチン
貯蔵たんぱく質	フェリチン，カゼイン，アルブミン，ゼイン
機能たんぱく質	酵素たんぱく質
輸送たんぱく質	ヘモグロビン，セルロプラスミン，トランスフェリン
収縮たんぱく質	アクチン，ミオシン
情報たんぱく質	インスリン，脳下垂体ホルモン
防衛たんぱく質	免疫グロブリン

1）たんぱく質の素材とは

　たんぱく質は，アミノ酸が1本の鎖状につながってできている（図4－9）.体構成たんぱ
く質は20種類のアミノ酸からなり（表4－3），その配列順序はそれぞれのたんぱく質ごとに
厳密に決められている.人間は，体構成たんぱく質を構成する20種類のアミノ酸のうちの9
種類を体内で合成することができない.そのため，これら必須アミノ酸は食物としてとり入
れなければならない.

2）体構成たんぱく質はつねに動的平衡状態にある

　生体内では，体構成たんぱく質は古いものから順次新しいものへ置き換わっている.その
ため，体重にほとんど変化のない成人においても，つねに一定量のたんぱく質の合成，分解
が行われている（図4－10）.
　たんぱく質はその分子中に，窒素を平均16％含有している.そこで，食事により体内にと
り入れた窒素と，尿より体外に排泄された窒素を測定することによって，体構成たんぱく質
の増減を把握することができる.このような窒素の出入りを「窒素出納」という.窒素出納
が正の場合は窒素の蓄積，つまり体内のたんぱく質の増加を，負の場合には窒素の損失，つ
まり体内のたんぱく質の減少を示している.成長期の子どもや妊産婦では窒素出納は正，体
重変動のほとんどない成人では摂取窒素と排泄窒素は等しく（収支ゼロ）平衡状態にある（こ
の状態を動的平衡状態という）.一方，窒素出納が負になる場合というのは，飢餓や重症の糖
尿病時など，生体にとっては危機的な状態をさす.

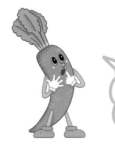

とり込む窒素より
出ていく窒素の量
が多くなったら，
こりゃ大変！

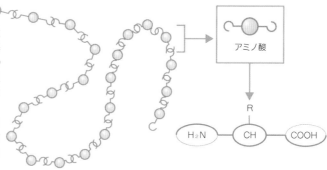

アミノ酸の基本構造は，1個の炭素に水素とアミノ基，カルボキシ基が結合している．炭素の残り1本の手は側鎖（R）が結合し，この側鎖の違いが個々のアミノ酸の違いとなる．

たんぱく質はアミノ酸同士がアミノ基とカルボキシ基との間で脱水縮合し，いくつもつながってできたものである．

図4−9　たんぱく質を構成するアミノ酸

表4−3　体構成たんぱく質をつくるアミノ酸（20種類）

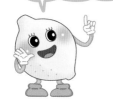

人間の体の中のたんぱく質は，20種類のアミノ酸からなっているよ．

アスパラギン酸	イソロイシン
グルタミン酸	メチオニン
アスパラギン	システイン
グルタミン	チロシン
セリン	フェニルアラニン
トレオニン(スレオニン)	トリプトファン
グリシン	プロリン
アラニン	リシン*
バリン	ヒスチジン
ロイシン	アルギニン

色字は必須アミノ酸（9種類）

* リシン；lysine. リジンともいう（ドイツ語読み）．

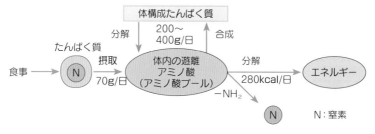

食事中のたんぱく質は消化されアミノ酸として吸収され，アミノ酸プールに入る．体を構成するたんぱく質は必要に応じて合成され，その際，アミノ酸プールのアミノ酸が利用される．成人では合成量と同等のたんぱく質が分解され，それにより遊離したアミノ酸は，アミノ酸プールに入る．不要となったアミノ酸は，アミノ基と非窒素部分（炭素骨格部分）に分けられ，アミノ基は尿素となり，腎臓から排泄される．非窒素部分は分解され，エネルギーとして利用される．1日のたんぱく質摂取量が70gの成人であれば，動的平衡状態にあるため，同じ70gがエネルギーとなる．すなわち，280kcal（70g×4kcal/g）のエネルギーをたんぱく質から産生することとなる．

図4−10　アミノ酸の体内動態

3）たんぱく質の栄養価

　体構成成分として効率よくたんぱく質を利用するには，良質のたんぱく質を摂取する必要がある．栄養学的に良質というのは，必須アミノ酸を十分にかつバランスよく含んだたんぱく質のことである（図4-11）.

　一般的に，動物性の方が植物性に比べてたんぱく質の栄養価は優れている．穀類などはリシンが少ない食品が多く，一方，動物性たんぱく質はリシンを豊富に含む食品が多い．そのため，植物性と動物性の食品を食べ合わせることによって，互いに不足するアミノ酸を補足することができる．必須アミノ酸の偏りを防ぐための効果的な摂取方法といえよう．

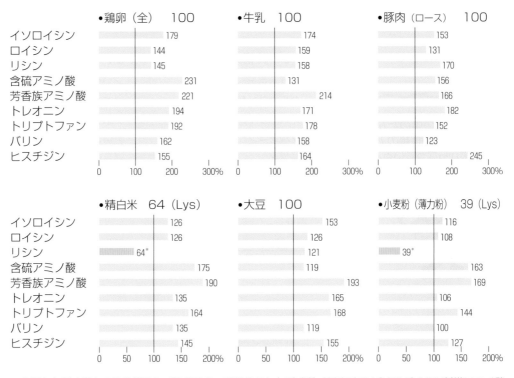

　食品たんぱく質中の各必須アミノ酸含量を，理想的なたんぱく質（2007年FAO/WHO/UNU基準アミノ酸パターン1-2歳児を用いて算出）のそれぞれ当てはまるアミノ酸量に対する割合を示した．いずれのアミノ酸も100%以上であれば，必須アミノ酸を十分にかつバランスよく含んだ良質のたんぱく質といえる.
　　　　：100%を満たしていないアミノ酸
　100%を満たしていないアミノ酸を制限アミノ酸というが，そのうち最も含有割合の少ないアミノ酸を第一制限アミノ酸とよぶ．たんぱく質の栄養価をあらわすアミノ酸スコアは，第一制限アミノ酸の含有割合で示される．すべてのアミノ酸が100%以上の場合には，アミノ酸スコアは100になる.
注）＊第一制限アミノ酸

図4-11　各種食品の必須アミノ酸組成

（各食品のアミノ酸量は，日本食品標準成分表2020年版（八訂）アミノ酸成分表編　第2表　基準窒素1g当たりのアミノ酸成分表より抜粋して作成）

ビタミン

E

　ビタミンとは，低分子の有機化合物であり，微量で体内の生理機能物質として代謝を円滑に進める役割を有する．体内で生合成することができない，あるいは，できても不十分であることから，食物から摂取しなければならない．

1）ビタミンの種類

　ビタミンはその性質から，水溶性と脂溶性に大きく分けられる（表4−4）．このうち，水溶性であるビタミンB群のほとんどは体内で活性型となり，酵素反応の補酵素として働く．水溶性のビタミンCと脂溶性ビタミンは高次の生理機能物質としてさまざまな作用を有している．脂溶性ビタミンは大量に摂取すると体内に蓄積されるため，過剰症に注意をする必要がある．水溶性ビタミンは尿中に排泄されることから，過剰症の心配はあまりないと考えられている．最近では，サプリメントなどのビタミン強化食品やビタミン製剤からの多量摂取も無視できないものであり，日本人の食事摂取基準2020年版においては，水溶性を含む多くのビタミンの耐容上限量が決められている．

表4−4　ビタミンの種類と補酵素型，欠乏症，過剰症，主要給源

	通称名	化学名	補酵素型	欠乏症	過剰症	主要給源
水溶性ビタミン	ビタミンB₁	チアミン	チアミンピロリン酸 (TPP)	脚気, 多発性神経炎	頭痛, いらだち, 不眠, 速脈	肉類, 穀類, 豆類
	ビタミンB₂	リボフラビン	フラビンアデニンジヌクレオチド (FAD) フラビンモノヌクレオチド (FMN)	口角炎, 舌炎, 皮膚炎, 成長停止		肝, 卵黄, 穀類, 肉類
	ナイアシン	ニコチン酸 ニコチンアミド	ニコチンアミドアデニンジヌクレオチド (NAD) ニコチンアミドアデニンジヌクレオチドリン酸 (NADP)	ペラグラ (皮膚炎, 下痢, 精神症状)	消化不良, 肝機能低下, 皮膚発赤	肝, 肉類, 豆類, 緑黄色野菜
	ビタミンB₆	ピリドキシン	ピリドキサールリン酸 (PLP)	神経障害, 動物では皮膚炎	感覚神経障害	肝, 肉類, 魚介類, 豆
	パントテン酸		コエンザイムA (CoA)	ニワトリでは皮膚炎		肝, 肉類, 魚介類, 牛乳
	ビオチン		ビオシチン	皮膚炎		肝, 肉類, 魚介類
	葉酸		テトラヒドロ葉酸(THF)	大赤血球性貧血	神経障害, 発熱, じん麻疹, 紅斑	肉類, 卵黄, 緑黄色野菜
	ビタミンB₁₂	コバラミン	B₁₂補酵素	悪性貧血		肝, 肉類, 魚介類, 卵
	ビタミンC	アスコルビン酸		壊血病	下痢	野菜, くだもの, いも
脂溶性ビタミン	ビタミンA	レチノール		夜盲症, 抵抗力低下	頭痛, 吐き気, 頭蓋内圧亢進症, 皮膚の落屑	乳, 乳製品, 卵, 緑黄色野菜
	ビタミンD	カルシフェロール		くる病, 骨軟化症	高カルシウム血症, 腎障害(腎臓へのカルシウム沈着による腎不全)	肝, いわし, かつお, まぐろ, きのこ類
	ビタミンE	トコフェロール		新生児溶血性貧血, 動物では不妊症	出血傾向	穀類, 胚芽油, 緑黄色野菜, 豆
	ビタミンK	フィロキノン		血液凝固遅延, 乳児頭蓋内出血		緑黄色野菜, 肉類, 豆

2）水溶性ビタミン：ビタミンB群
(a) ビタミンB₁（チアミン）

　ビタミンB₁（チアミン）は，体内でチアミンピロリン酸（TPP）となり（図4－12），グルコースがエネルギーに変換する代謝での脱炭酸反応，および五炭糖リン酸回路でのトランスケトラーゼ反応に関与している．ビタミンB₁はエネルギー代謝で利用されるビタミンであることから，筋肉労働者，スポーツ選手などエネルギー摂取量の多い人では，ビタミンB₁の摂取量を増やす必要がある．脂質がエネルギーとして利用されるときよりも，糖質がエネルギーとして利用されるときの方が，ビタミンB₁はより多く必要となる．

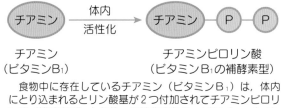

　チアミン　　　　　　　　　　　チアミンピロリン酸
（ビタミンB₁）　　　　　　　　（ビタミンB₁の補酵素型）

　　　食物中に存在しているチアミン（ビタミンB₁）は，体内
　　にとり込まれるとリン酸基が2つ付加されてチアミンピロリ
　　ン酸（補酵素型）となり，活性化される．ピロ（pyro）は，
　　ギリシャ語に由来する接頭辞で2を意味する．

図4－12　ビタミンB₁と補酵素型

(b) ビタミンB₂（リボフラビン）

　ビタミンB₂（リボフラビン）は，体内での補酵素型はFAD（flavin adenine dinucleotide，フラビンアデニンジヌクレオチド）またはFMN（flavin mononucleotide，フラビンモノヌクレオチド）であり，クエン酸回路，電子伝達系などの酸化還元反応に関与する．ビタミンB₂は，主にエネルギー代謝で利用されるビタミンであることから，ビタミンB₁同様，筋肉労働者，スポーツ選手などエネルギー摂取量の多い人では，ビタミンB₂の摂取量を増やす必要がある．

(c) ナイアシン（ニコチン酸）

　ナイアシン（ニコチン酸）の補酵素型はNAD（nicotinamide adenine dinucleotide，ニコチンアミドアデニンジヌクレオチド）あるいはNADP（nicotinamide adenine dinucleotide phosphate，ニコチンアミドアデニンジヌクレオチドリン酸）であり，NADは脱水素酵素の補酵素としてエネルギー代謝での水素受容体となる．NADPは主に還元型（NADPH）として脂肪酸やコレステロールの合成に関与している．ナイアシン1mgは，必須アミノ酸であるトリプトファン60mgから生合成することができる．ナイアシンはエネルギー代謝で利用されるビタミンであることから，ビタミンB₁，B₂と同様，エネルギー摂取量の多い人では，ナイアシンの摂取量を増やす必要がある．

(d) ビタミンB₆（ピリドキシン）

　ビタミンB₆（ピリドキシン）は，体内ではピリドキサールリン酸としてアミノ基転移酵素の補酵素としての役割をもつ．たんぱく質（アミノ酸）代謝に必須のビタミンである．そのため，たんぱく質摂取量の多い人では，ビタミンB₆摂取量を増やす必要がある．

(e) パントテン酸

　パントテン酸は，コエンザイムA（CoA）の成分として，アセチル基，アシル基の転移反

応に関与する．糖質および脂質代謝で重要な役割をもつ．

（f）ビオチン

ビオチンは，ビオチン酵素の一部として，各種の炭酸固定反応に関与する．腸内細菌によっても合成される．

（g）葉　酸

葉酸は，テトラヒドロ葉酸として炭素原子1個（残基）の転移を行い，核酸やアミノ酸代謝に関与する．妊娠初期の葉酸欠乏により，神経管障害児の出産の危険性が高まる．

（h）ビタミンB$_{12}$（コバラミン）

ビタミンB$_{12}$（コバラミン）は，体内ではB$_{12}$補酵素として核酸合成に関与する．ビタミンB$_{12}$の吸収には胃から分泌される内因子が必要である．そのため，胃切除の患者ではB$_{12}$欠乏症を引き起こすことがある．動物性食品のみに含まれることから，厳重な菜食主義者においてもその欠乏が心配される．

3）水溶性ビタミン：ビタミンC（アスコルビン酸）

ビタミンCには，還元型（アスコルビン酸）と酸化型（デヒドロアスコルビン酸）がある（図4−13）．還元型が酸化型に変換される際，遊離した水素がほかの物質の還元に働く．これにより，抗酸化作用を発揮する．ビタミンCは強い抗酸化活性のほか，コラーゲン生成，副腎ホルモンの生合成，チロシン代謝に必須である．また，鉄の吸収率を高める作用ももつ．

ビタミンC不足によって，コラーゲンの構造が弱くなり，皮下出血を起こす（壊血病）．このほか，歯肉炎，全身倦怠感，関節痛，貧血，食欲不振の症状があらわれる．子どもでは，骨や歯の発育が阻害され，骨折や骨の変形などがみられる．食事からのビタミンCを必要とするのは，ヒト，サル，モルモットであり，ほかの動物は体内で合成することができる．

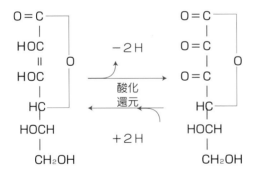

生体内での還元型と酸化型の相互変換は可逆的である．組織中では大部分が還元型アスコルビン酸として存在する．

アスコルビン酸（還元型）　　　デヒドロアスコルビン酸（酸化型）

図4−13　ビタミンCの酸化還元反応

4）脂溶性ビタミン

（a）ビタミンA（レチノール）

ビタミンA（レチノール）は，目の網膜にある視紅（ロドプシン）の成分として，光の感受性に関与することから，欠乏すると夜盲症（とり目）になる．また，皮膚や粘膜を正常に

保ち，感染に対する抵抗力を強くする．緑黄色野菜などに含まれるカロテンは，体内にとり込まれたのち，変換されてビタミンＡとしての生理作用を有するようになる．

(b) ビタミンD（カルシフェロール）

ビタミンD（カルシフェロール）はカルシウム代謝に広く関与し，カルシウムの吸収に必要なたんぱく質を合成し，カルシウム吸収を促進する．ビタミンDには，ビタミンD_2（エルゴカルシフェロール）とビタミンD_3（コレカルシフェロール）がある．D_2はきのこに，D_3は動物性食品に多く含まれ，両者の生理効果は等しい．ヒトの体内において，ビタミンD_3は前駆物質である7-デヒドロコレステロールから紫外線照射によって生成される（図4－14）．そのため，日光に当たることの少ない人では食物からの摂取が必要である．また，ビタミンDが活性型に変化するためには，肝臓と腎臓で水酸化されなければならない．

(c) ビタミンE（トコフェロール）

ビタミンE（トコフェロール）は，強力な抗酸化作用を有する．そのため，体内では生体膜を安定化することによって抗がん作用を有したり，血中の脂質の過酸化を防ぎ，動脈硬化を予防するなどの効果がある．

(d) ビタミンK（フィロキノン，メナノキン）

ビタミンK_1（フィロキノン）およびビタミンK_2（メナノキン）は，血液凝固因子であるプロトロンビンの肝臓での生成を促進する．緑黄色野菜や発酵食品である納豆や乳製品に多量に含まれるほか，ヒト大腸の腸内細菌によっても合成される．そのため，成人での欠乏はほとんどみられないが，新生児や乳児では，母乳中のビタミンK含量が少ない場合，頭蓋内出血，消化管出血などの欠乏症状を起こす．これらを予防するために，新生児に対してビタミンKシロップが与えられている．一方，血液凝固阻止薬のワーファリン®投与を受けている人では，薬効を下げないためにも，ビタミンK摂取量を減らす必要がある．これらの患者において，納豆の摂取は禁忌となる．

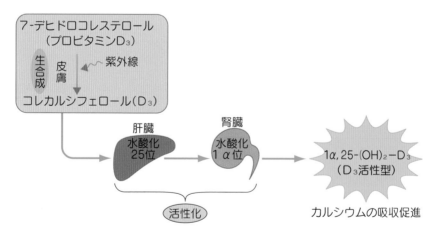

図はコレカルシフェロール（D_3）の代謝についてのみ示したが，きのこ類に含まれるエルゴカルシフェロール（D_2）も，体内で肝臓と腎臓で水酸化されることによって活性化され，生理作用を有する．

図4－14　ビタミンDの生合成と活性化

ミネラル

（Ｆ）

　ヒトの体内に存在する元素のうち，酸素，炭素，水素，窒素以外の残りの元素をミネラル（無機質）という．量的には４〜６％にすぎないが，その数は30種類以上といわれている．体内での生理機能が明らかであり，摂取しなくてはならないミネラルは，カルシウム，リン，マグネシウム，ナトリウム，カリウムと，表４−５に示したミネラルである．表４−５のミネラルは体内ではごく微量に存在し，かつ生体にとって必須であることから，必須微量元素と呼ばれている．

１）ミネラルの体内における役割
　ミネラルの体内における役割を大きく分けると，以下のようになる．
　①**骨や歯の成分**：カルシウム，リン，マグネシウムなどのミネラルが関与しており，硬組織を形成し，体を構築する．
　②**細胞内外液の主要電解質**：カリウム，ナトリウム，カルシウム，マグネシウム，リンなどのミネラルが関与し，浸透圧の調節，体液pHの維持に役立つ．
　③**ヘモグロビン，核酸，酵素，ホルモン，その他生理活性物質の構成成分**：鉄，亜鉛，銅，マンガンなどの必須微量元素とともに，リン，カルシウム，マグネシウムなど多くの元素

表４−５　ミネラル（必須微量元素）の種類と作用部位，欠乏症，過剰症，主要給源

元素名	作用部位	欠乏症	過剰症	主要給源
鉄（Fe）	ヘモグロビン，ミオグロビン，フェリチン	鉄欠乏性貧血	便秘，胃腸症状，バンツー鉄沈着症，亜鉛吸収阻害	肝臓，卵，きな粉
ヨウ素（I）	甲状腺ホルモン（T_3, T_4）	甲状腺腫，クレチン病	甲状腺機能低下症，甲状腺腫，甲状腺中毒症	海藻類，魚介類
マンガン（Mn）	アルギナーゼ，ピルビン酸，カルボキシラーゼ	骨の発育低下，糖質代謝異常，血液凝固能異常	血清マンガン濃度上昇	肉類，豆類
銅（Cu）	ヘモグロビン合成	貧血，毛髪異常，骨・動脈異常		肝臓（牛），すじこ
亜鉛（Zn）	インスリン，アルカリホスファターゼ	成長障害，食欲不振，皮膚炎，味覚障害	銅の吸収阻害，血清亜鉛濃度の上昇	魚介類，肉類，牛乳
セレン（Se）	グルタチオンペルオキシダーゼ	克山病，カシン・ベック病	毛髪と爪の脆弱化と脱落，胃腸障害，皮疹，疲労	うるめいわし，あわび
クロム（Cr）	耐糖因子	耐糖能低下		ひじき，牛肉
モリブデン（Mo）	亜硫酸オキシダーゼ，キサンチンオキシダーゼ	頻脈，頭痛，夜盲症	高尿酸血症	豆類，緑黄色野菜
コバルト（Co）	ビタミンB_{12}	貧血	悪心，嘔吐，食欲不振，発疹	肝臓，魚介類，肉類

いろいろな食品を食べていると，知らないうちにミネラルはとれているってことだね．

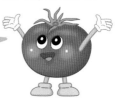

が，これらの機能に関与している．ヘモグロビン，シトクロム，ペルオキシダーゼ中の鉄，ヌクレオチド中のリン，甲状腺ホルモン中のヨウ素，アルカリホスファターゼ中の亜鉛など，ごく微量で各種生理物質の活性化因子としての作用がある．

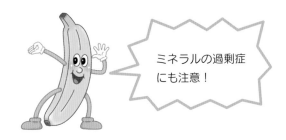

ミネラルの過剰症にも注意！

2）各種ミネラルの特徴
(a) カルシウム

　カルシウムは体内に最も多く存在するミネラルで，その量は体重50kgのヒトで約1kgにも達する．そのうち，99％は骨や歯の中に貯蔵カルシウムとして存在している．残りの1％は血液や組織中で機能カルシウムとして，血液の凝固，筋肉の収縮，神経刺激伝達などの作用をもつ．

　食事から摂取されたカルシウムは主に小腸上部で吸収されるが，その吸収率は比較的低く，成人では25～30％程度である．カルシウムの吸収率は，成長期の子どもや妊娠あるいは授乳中の女性では高くなる．体内の活性型ビタミンDは，腸管からのカルシウム吸収を促進する（図4-15）．また，穀類に含まれるフィチン酸やほうれん草などに含まれるシュウ酸は，カルシウムと結合し不溶性の塩をつくるため，カルシウムの吸収率を低下させる．

　カルシウム欠乏が長期に及ぶと骨中のカルシウムが減少し，骨折などの原因となる．特に，女性では閉経後，ホルモン変化によって骨粗しょう症になりやすく，若いうちからカルシウムを十分摂取して，骨のカルシウム密度を上げておくことが大切である．

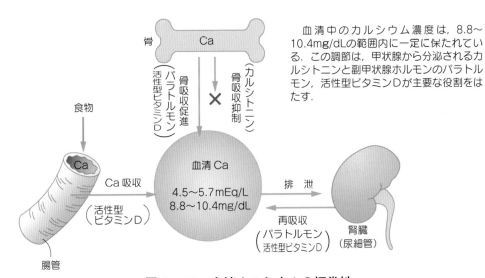

血清中のカルシウム濃度は，8.8～10.4mg/dLの範囲内に一定に保たれている．この調節は，甲状腺から分泌されるカルシトニンと副甲状腺ホルモンのパラトルモン，活性型ビタミンDが主要な役割をはたす．

図4-15　血清カルシウムの恒常性

（b）リ　ン

　リンは，骨や歯の構成成分として，カルシウムに次いで多い成分である．また，ATPや核酸，リン脂質などの構成成分として，組織に広く分布している．欠乏によって食欲不振や体重の減少がみられ，過剰によってカルシウムの吸収を妨げる．リンは，私たちの日常食からは十分に摂取されている．最近では食品添加物として各種リン酸塩が加工食品中に添加されていることから，むしろリンの過剰摂取に注意しなければならない．

（c）マグネシウム

　マグネシウムは成人の体内に約20g存在しており，その約65%は骨に存在し，残りのほとんどは細胞機能の維持に働く．また，多くの酵素の活性化に関与している．マグネシウムの慢性的欠乏は，虚血性心疾患などの心臓血管の障害をもたらす．

（d）ナトリウムと塩素

　ナトリウムは細胞外液中の主要な陽イオン，塩素は陰イオンとして，浸透圧の維持，体液pH調節などの生理作用を行う．ナトリウムは過剰摂取によって，高血圧が引き起こされる．

（e）カリウム

　カリウムは細胞内液中の主要な陽イオンである．浸透圧維持のほか，神経の刺激伝達や筋肉の収縮など生命維持にとって重要な役割をもっている．カリウムはナトリウムの排泄を促進することから，カリウム欠乏は血圧上昇をもたらす．一方，腎臓疾患でカリウム排泄に支障をきたすと，血漿カリウム濃度は増加する．高カリウム血症では，疲労感，精神・神経障害，徐脈，不整脈が起き，急激な血漿カリウムの増加によって心停止にいたることがある．

（f）鉄

　体内鉄の総量は約4gである．そのうち約80%は機能鉄として，赤血球中のヘモグロビンの活性部位にとり込まれ，酸素の運搬にあずかる．また，ミオグロビンやシトクロムなどの構成成分ともなる．残りの20%は貯蔵鉄として，肝臓中でフェリチンやヘモジデリンとして貯えられる（図4-16）．

　鉄の吸収率は，平均約15%とされているが，食品中のヘム鉄の吸収率は高く，それに対して非ヘム鉄の吸収率は低い．鉄の需要度の高いヒトでは鉄の吸収率は高いことから，月経などで鉄を失い体内鉄が減少していると，鉄の吸収率は高くなる．食品中に存在するたんぱく質，アミノ酸，ビタミンCは鉄吸収を促進し，フィチン酸，シュウ酸，タンニン，食物繊維は鉄吸収を抑制する．

　鉄欠乏性貧血は若い女性に多くみられる．貧血の初期はフェリチン中の貯蔵鉄によってまかなうことができるが，血中ヘモグロビン濃度に症状があらわれた時点では，かなり鉄欠乏状態が深刻になっていると考えられる．

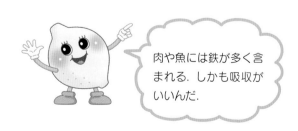

肉や魚には鉄が多く含まれる．しかも吸収がいいんだ．

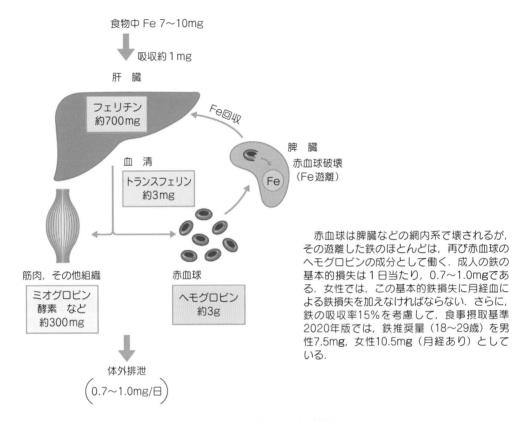

食物中 Fe 7〜10mg

吸収約1mg

肝臓

フェリチン
約700mg

Fe回収

脾臓
赤血球破壊
（Fe遊離）

血清

トランスフェリン
約3mg

Fe

筋肉，その他組織

ミオグロビン
酵素　など
約300mg

赤血球

ヘモグロビン
約3g

体外排泄

$\left(0.7\sim1.0\text{mg/日}\right)$

　赤血球は脾臓などの網内系で壊されるが，その遊離した鉄のほとんどは，再び赤血球のヘモグロビンの成分として働く．成人の鉄の基本的損失は1日当たり，0.7〜1.0mgである．女性では，この基本的鉄損失に月経血による鉄損失を加えなければならない．さらに，鉄の吸収率15％を考慮して，食事摂取基準2020年版では，鉄推奨量（18〜29歳）を男性7.5mg，女性10.5mg（月経あり）としている．

図4-16　鉄の体内代謝

Ⓖ　水分・電解質と酸−塩基平衡

　成人の体内の水分は，男性60％，女性50％程度である．体内における水分の役割は，物質の溶解と体温の維持である．成人では1日2〜2.5Lもの水分の出納がある（図4-17）．

　体液は，細胞内液と細胞外液に分けられる．細胞内液は体液量全体の約2／3，細胞外液は約1／3を占める．体液にはさまざまな物質が溶けているが，その中で水に溶けてイオン化される物質を電解質という．血漿や細胞間質液などの細胞外液には，陽イオンとしてナトリウムイオン（Na^+）が，陰イオンとして塩素イオン（Cl^-），炭酸水素イオン（HCO_3^-）が，細胞内液には，陽イオンとしてカリウムイオン（K^+）が，陰イオンとしてリン酸イオン（HPO_4^{2-}）が主に分布している．

　電解質は，細胞内外液量や酸−塩基平衡を正常に維持している．発汗などによって体液の浸透圧が上昇すると，渇中枢が刺激されて飲水行動が促される．それと同時に，下垂体後葉からは抗利尿ホルモンが，副腎皮質からはアルドステロンが分泌され，腎臓からNa^+と水の再吸収が促進される．また，体液のpHは7.35〜7.45の非常に狭い範囲に保たれており，pH7.35以下をアシドーシス，pH7.45以上をアルカローシスという．体液pHを一定に保つ役割をもつものが，細胞外液では炭酸（H_2CO_3）とHCO_3^-，細胞内液ではHPO_4^{2-}とたんぱく質である．

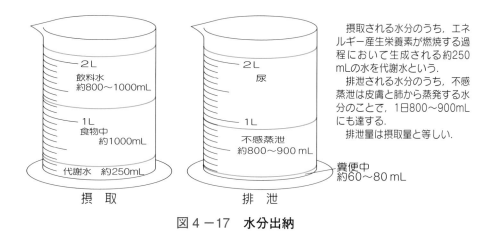

摂取される水分のうち、エネルギー産生栄養素が燃焼する過程において生成される約250mLの水を代謝水という。

排泄される水分のうち、不感蒸泄は皮膚と肺から蒸発する水分のことで、1日800〜900mLにも達する。

排泄量は摂取量と等しい。

図4−17 水分出納

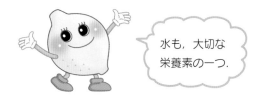

水も、大切な栄養素の一つ。

3 食物の摂取と消化・吸収

　食物に含まれる栄養素が体内で利用されるためには、必要な栄養素を効率よく体内にとり込まなければならない。まず、人間は食欲を感じて食物を食べる作業を行う。次に、口腔から肛門に至る全長約9mもの長い消化管（図4−18）を通過する間に、高分子の栄養素は低分子に分解され（消化）、消化管の粘膜を通過する（吸収）。このような一連の過程について、ここではその仕組みを学ぶ。

Ⓐ 食 欲

　健康状態や好みに応じて食物を食べたいと感じることを食欲という。食欲は空腹時に起こるが、ときには空腹でなくても食欲がわくことがあることから、空腹感や満腹感とは本質的に異なるものと考えられる。過去に食べたときの味や香り、舌ざわりや、そのときの楽しかった状況などによっても、目の前の食物に対しての食欲は左右される。食欲は、生命維持のための「食べる」という行為の初期段階であるとともに、その現象を生理面からだけではなく、精神面を含めてとらえなければならない。

1）味 覚

　食物の味や色、香りは食欲に大きく影響を与える。なかでも、味覚は最も食欲に関係する

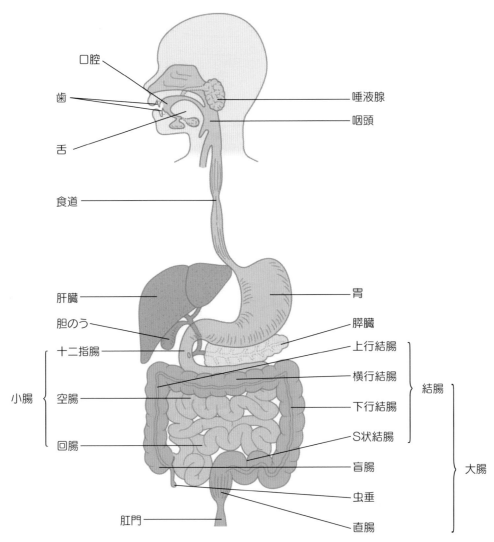

口腔

歯

舌

食道

肝臓

胆のう

十二指腸

小腸

空腸

回腸

肛門

唾液腺

咽頭

胃

膵臓

上行結腸

横行結腸

下行結腸

S状結腸

盲腸

虫垂

直腸

結腸

大腸

消化器系は，消化管と消化腺からなる．消化管には，口腔，咽頭，食道，胃，小腸，大腸があり，消化腺には，唾液腺，膵臓，肝臓などがある．

図4 −18　消化器系

感覚である．

　味を感じる受容器は味蕾である（図4 −19）．味蕾は舌の粘膜表面が折れ込んで生じた小突起状の乳頭に散在している．味蕾の直径は約40μm，高さ約70μmの大きさで，その数は約10,000個とされている．1つの味蕾の中には約50個の細胞があり，味細胞，基底細胞などからなる．味細胞は味蕾の中に玉ねぎの皮状に配置され，その基底部は味神経線維とシナプスを介してつながっている．

　ヒトでは，甘味，塩味，旨味，苦味，酸味の5つの基本味を感じるが，それぞれ異なる味細胞で感知される．各味質の生体での役割としては，甘味は糖（エネルギー），塩味はミネラル，旨味はたんぱく質（アミノ酸）や核酸，苦味は毒物，酸味は腐敗物を感じることにある．

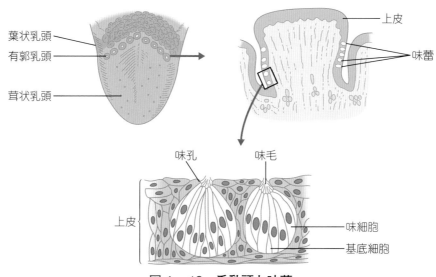

図4−19　舌乳頭と味蕾
(藤本淳監修，藤田守，土肥良秋編集，土肥良秋（2007）ビジュアル解剖生理学，p. 349，
ヌーヴェルヒロカワより転載)

甘味や塩味に比べて，酸味や苦味は低い濃度でも識別が可能である．味への感受性を表したものが閾値である．閾値とは味覚を感じるために必要な刺激の最小値をいい，高いほど味覚に対して鈍感であることを意味する．味覚閾値は加齢にともなって上昇し，高齢になるほど高くなる．基本5味のうち，特に塩味の閾値の上昇が顕著とされる．

2）中枢での摂食量の調節

摂食量の調節に関与する中枢は，間脳の視床下部に存在する．視床下部内の外側野では，オレキシンやメラニン凝集ホルモンなどの神経ペプチドが存在し，摂食促進に働く（表4−6）．弓状核は，アグーチ関連ペプチド，ニューロペプチドYとGABA（γ-アミノ酪酸）という計3種の摂食亢進ペプチドを産生するという特徴をもつ．反対に，α-メラニン細胞刺激ホルモンが産生され摂食を抑制する．室傍核では，コルチコトロピン放出ホルモン分泌により摂食の抑制を引き起こす．

飲水中枢も視床下部に存在し，血漿浸透圧の上昇によって刺激を受け，その刺激によって渇きを感じ飲水行動が起こる．このほか，視床下部には，睡眠，日内リズム，体温，ストレスなどに関する中枢も存在しており，そのため，摂食量の調節は睡眠や日内リズムの変化などによっても影響を受ける．

3）末梢からの摂食量の調節

肝臓，小腸，脂肪組織などの末梢組織から放出された栄養成分やホルモンは，脳に存在する摂食量調節に関連した中枢に影響を与える．ここでは，摂食量の調節に働く主な物質について取り上げる（表4−6）．

(a) **グルコース**：食後は血中グルコース濃度の増加によって満腹感が生じる．一方，空腹時は血中のデルタグルコース濃度（動脈血と静脈血のグルコース濃度の差）の低下によって

表4－6　主な摂食調節関連因子

	物質の種類	摂食促進関連物質	産生部位	摂食抑制関連物質	産生部位
中枢での摂食量の調節	ペプチド	オレキシン	外側野（がいそくや）	α-メラニン細胞刺激ホルモン（α-MSH）	弓状核
		メラニン凝集ホルモン（MCH）	外側野	コルチコトロピン放出ホルモン（CRH）	室房核
		アグーチ関連ペプチド（AgRP）	弓状核	甲状腺刺激ホルモン放出ホルモン	室房核
		ニューロペプチドY（NPY）	弓状核	副腎皮質刺激ホルモン放出ホルモン	室房核
				ウロコルチン	室房核
	モノアミン	ノルアドレナリン	下位脳幹	セロトニン	下位脳幹
				ヒスタミン	結節乳頭核
				ドーパミン	中脳
	アミノ酸	GABA	弓状核		
末梢からの摂食量の調整	代謝物質	遊離脂肪酸	脂肪細胞	グルコース	小腸・肝臓
	ホルモン	グレリン	胃	インスリン	膵臓ランゲルハンス島B細胞
				レプチン	脂肪細胞
				グルカゴン様ペプチド（GLP-1）	下部小腸
				コレシストキニン	十二指腸
				ペプチドYY（PYY）	下部腸管・直腸

（川端輝江，庄司久美子著（2020）基礎栄養学，p. 15，アイ・ケイコーポレーションより転載）

空腹感が生じる．

(b) **インスリン**：食後，血糖値上昇にともない血中インスリン濃度も高まるが，このインスリンは食欲抑制作用に働く．

炭水化物を摂取すると，血中グルコースおよびインスリン濃度の増加によって，満腹感が生じるが，脂質の摂取ではこのような反応は起きにくい．そのため，炭水化物が少なく脂質を多量に含んだ食事の場合，摂食の中止が遅れ，食べ過ぎにつながる可能性が大きい．

(c) **遊離脂肪酸**：空腹になると脂肪組織中のトリアシルグリセロールが分解され，遊離脂肪酸として血中に放出される．この遊離脂肪酸は摂食に対して促進的に働きかける．

(d) **レプチン**：体脂肪の増減によって，長期的に摂食量が調節されている．脂肪組織からはペプチドホルモンであるレプチンが分泌される．レプチンは，食欲を抑制し，エネルギー消費を亢進させる．すなわち，これ以上体脂肪が蓄積されないように，食欲とエネルギー代謝の調節役を担っている物質である．

(e) **グレリン**：胃から抽出・精製されたグレリンは，強力な摂食促進作用をもつ消化管ペプチドホルモンである．胃から分泌されたグレリンの空腹に関する情報は，迷走神経を介して脳へ伝達されることが知られている．

消化の調節

Ⓑ

循環，呼吸，体温維持，排泄などと同様に，消化は自分の意志で調節することのできない自律機能である．この自律機能を調節するのは，自律神経とホルモンによる．

1）自律神経系による調節

消化の働きを調節する自律神経系は交感神経と副交感神経からなり，通常内臓器官の多くはこの2つの神経系から相反した二重支配を受ける．胃および腸の運動や消化液の分泌を促進させる機能に対しては副交感神経が作用し，抑制させる機能に対しては交感神経が作用する．例外的に，唾液腺に対しては副交感神経，交感神経の双方が唾液分泌を促進する．

2）消化管ホルモンによる調節

消化機能は，同時にホルモンによる調節を受ける．消化管ホルモンは，一般的な内分泌腺で生成されるホルモンとは異なり，消化管（胃，十二指腸，空腸，回腸）の粘膜に存在する分泌細胞で生成される．

食物が口腔内へ入り，食道を通過して胃内へ到達すると，食塊の移動による物理的刺激や食物に含まれる栄養素などの化学的成分の刺激によって，消化管ホルモンがつくられる．分泌細胞でつくられた消化管ホルモンは，いったん血中へ入り体内を循環したのち，胃，十二指腸などの消化管の運動や消化液の分泌を調節する．あるいは，近くの細胞に直接働いて調節する場合も多くみられる．

消化管ホルモンの代表的なものとしてガストリンとセクレチンがある（表4−7）．ガストリンは，食物中のたんぱく質が胃の幽門部粘膜を刺激することによって放出される．一方，酸性の食塊が胃から十二指腸に移動していくと，その酸性の消化粥が刺激となり，セクレチンは十二指腸から放出される．ガストリンは胃酸の分泌促進作用を，セクレチンは膵臓から

表4−7 消化管ホルモン

ホルモン名	分泌部位	主な作用
ガストリン	胃幽門部	胃の壁細胞からの胃酸分泌 胃の主細胞からのペプシノーゲンの分泌
セクレチン	十二指腸，空腸	膵臓から炭酸水素イオン分泌（弱アルカリ環境をつくる），胃酸分泌抑制
コレシストキニン（CCK）	十二指腸，空腸	膵消化酵素の分泌，胆のう収縮，セクレチンの分泌増強，胃内容物排出の抑制
胃酸分泌抑制ポリペプチド（GIP）	十二指腸，空腸	胃酸およびペプシン，ガストリン分泌抑制，インスリン分泌刺激
血管作用性腸管ポリペプチド（VIP）	小腸	血管拡張作用，血流増加，内臓血管の平滑筋の弛緩作用
ソマトスタチン	胃，十二指腸，膵臓	胃酸分泌および膵液分泌，消化管運動に対して抑制的に作用
モチリン	十二指腸	消化管平滑筋細胞の収縮，腸管運動刺激

の炭酸水素イオンの分泌促進作用をもつ.

 ## 消化作用

　食物成分は表4－8に示すように3つの内容の消化作用を受け，吸収されやすくなるまで分解される.

表4－8　3つの消化作用

消化の種類	内　　容
機械的消化	咀嚼，胃腸でのぜん動運動などによるかくはんによって食物成分を砕き，消化液と混合し，移行させること
化学的消化	唾液，胃液，膵液など消化液中の消化酵素による加水分解作用を行い，食物成分を高分子から低分子へ分解すること
生物学的消化	大腸内での腸内細菌による発酵，腐敗

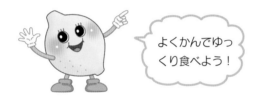

よくかんでゆっくり食べよう！

1）咀　嚼
　咀嚼は，口腔内において食物を飲み込むことのできる大きさまでかみ砕くことである. 顔面の筋肉運動によって，下顎を上顎に対して動かし，食物を唾液と混合し，歯によって破砕する.

2）嚥　下
　咀嚼によってかみ砕かれ，唾液と混合されてなめらかになった食物は，舌の上に集められ，食塊として飲み込まれる. 口腔内の食物や飲み物を，咽頭へ送り食道を下って胃に送り込む過程を嚥下という. 嚥下運動は次の3つに分けられる（図4－20）.
　①口腔から咽頭まで（図のA→B）── 舌によって食塊を口腔から咽頭に押し込むごく短い過程をいう. 三叉神経および副神経による随意運動である.
　②咽頭から食道入口まで（図のC）── 顎が閉じられ，軟口蓋が持ち上がり咽頭後壁に押し付けられて口腔と鼻腔部の通路が閉じ，同時に舌根が上に持ち上がり，喉頭が引き上げられて喉頭蓋が閉じ，食道の上端が開く. この一連の反射によって食塊は気道に入らず食道へ送り込まれる. これらは，咽頭壁が食塊に刺激され，延髄の嚥下中枢を介する反射によって行われている. また，この間1～2秒ほど呼吸が止まり，これを嚥下性無呼吸という.
　③食道入口から胃の噴門まで（図のD）── 食道は咽頭から受け入れた食塊をぜん動によって胃に送る. この過程も嚥下中枢による.

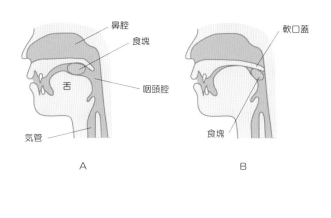

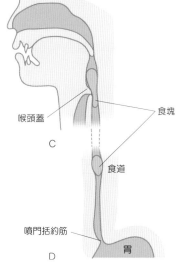

口腔内の食物や飲み物を，咽頭へ送り食道を下って胃に送り込む過程を嚥下という．

この過程はA→B（口腔から咽頭），C（咽頭から食道入口），D（食道入口から胃の噴門）の3つに分けられる．

図4－20　嚥下運動の経過

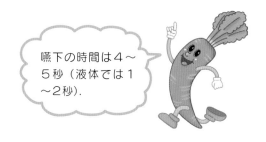

3）口腔での消化

唾液腺からはα-アミラーゼ（プチアリンともいう）が分泌され，でんぷんを消化してデキストリンにまで分解する（図4－21）．さらに，粘液を多く含む唾液も分泌され，食物を飲み込みやすくする作用をもつ．

4）胃での消化

胃は飲食物を一時貯留し，その温度を体温と同一にするとともに，胃のぜん動運動によって食塊を粥状にし，これを少量ずつ十二指腸に送りだす．胃から分泌される消化液中にはペプシノーゲン，塩酸，粘液がある．ペプシノーゲンは塩酸によって活性化されペプシンとなり，たんぱく質の消化を行う（図4－22）．胃内はpH1～2の強酸性状態であり，口腔から送られてきた食物は殺菌を受ける．胃の粘膜では，消化管ホルモンであるガストリンがつくられ，内分泌され，胃腺（壁細胞）を刺激し，それによって塩酸に富んだ胃液を分泌する．

5）小腸での消化

胃に続く小腸の一部である十二指腸では，膵臓でつくられた膵液と，肝臓でつくられた胆汁が，合流して分泌される．膵液は各種の消化酵素を含むとともに，炭酸水素イオン（アル

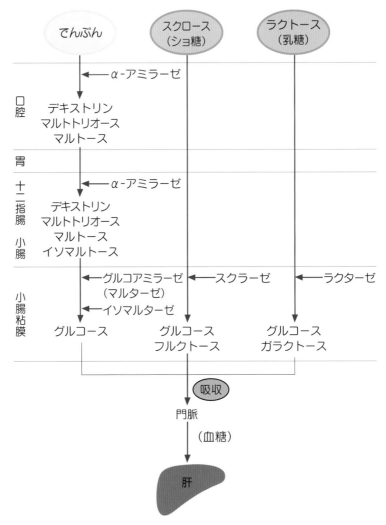

図4－21 炭水化物の消化と吸収

カリ）を含み胃酸を中和し，そのpHを中性に変えている．膵液や胆汁の分泌は，神経性の刺激とセクレチンやコレシストキニンなどの消化管ホルモンの刺激によって促進される．

(a) 管腔内消化

食塊は小腸の管腔中で膵液と混合され，小腸内を少しずつ送られながら消化が進む．

①**炭水化物の消化**：膵液中にはでんぷんを分解する α-アミラーゼ（アミロプシンともいう）が含まれる．でんぷんは，デキストリン，マルトトリオース，マルトース，イソマルトースまで分解される（図4－21）．

②**たんぱく質の消化**：トリプシン，キモトリプシン，カルボキシペプチダーゼによって，たんぱく質（ポリペプチド）をアミノ酸が数個結合したオリゴペプチドにまで分解する（図4－22）．

上記のたんぱく質消化酵素はいずれも不活性型の前駆体で分泌され，分泌されてから活性化される．

③**脂肪の消化**：食物中の脂質の大部分を占める脂肪（中性脂肪）は肝臓から分泌された胆汁と混ざり合い，胆汁酸による乳化作用を受け小さな脂肪滴となる（図4−23）．膵液に含まれるリパーゼ（ステアプシンともいう）は，脂肪をモノアシルグリセロールと脂肪酸にする．脂肪滴は胆汁酸との複合ミセル（直径3〜10nm）を形成する．吸収段階である空腸では，ミセルは乖離し，脂肪のみが吸収される．胆汁酸は回腸で吸収され，肝臓にもどり，再び脂肪の消化・吸収に利用される．

（b）膜消化

小腸では低分子となった栄養素が小腸の粘膜細胞に吸収されるが，このとき，粘膜細胞の膜表面に存在する消化酵素によって，最終段階の消化と吸収が同時に行われる（表4−9）．このように，小腸の粘膜細胞に局在している消化酵素による消化を膜消化という．

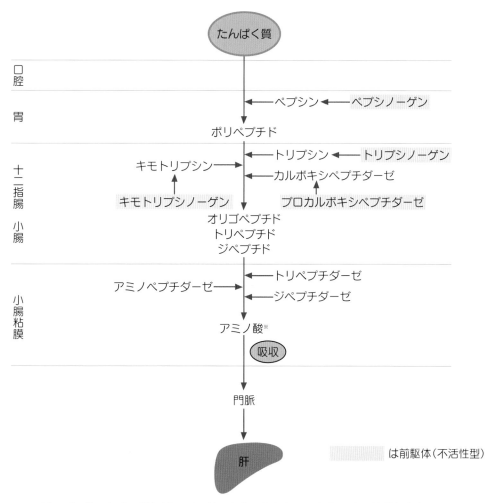

※ジペプチド，あるいはトリペプチドのまま吸収され，吸収後，小腸粘膜細胞内でアミノ酸まで分解されるものもある．

図4−22　たんぱく質の消化と吸収

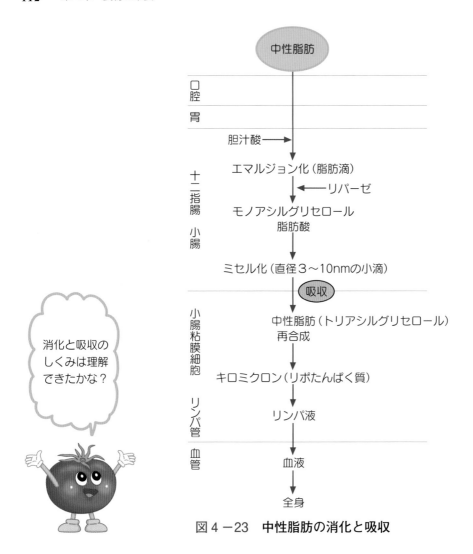

図4−23　中性脂肪の消化と吸収

表4−9　小腸の粘膜細胞に存在する膜消化酵素

糖質分解酵素	
グルコアミラーゼ（マルターゼ）	デキストリン（グルコース6〜8分子：でんぷんの直鎖部分）を分解（そのうち，グルコース2分子を分解する酵素をマルターゼという）
イソマルターゼ	イソマルトース（グルコース2分子：でんぷんの枝分かれ部分）を分解
スクラーゼ	スクロース（グルコースとフルクトースの結合）を分解
ラクターゼ	クトース（グルコースとガラクトースの結合）を分解
たんぱく質分解酵素	
アミノペプチダーゼ	ペプチド鎖の末端を分解
トリペプチダーゼ	アミノ酸3分子の結合を分解
ジペプチダーゼ	アミノ酸2分子の結合を分解

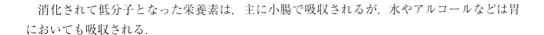

栄養素の吸収

　消化されて低分子となった栄養素は，主に小腸で吸収されるが，水やアルコールなどは胃においても吸収される．

1）吸収の機構

　吸収の機構は次の2つに分けられる．

　受動輸送は，濃度の高い方から低い方へと自然の流れを利用して，栄養素を管腔側から上皮を通過して，血管，リンパ管へ取り込む方式をいう．これを単純拡散といい，脂溶性物質，ミネラル，水溶性ビタミンなどがこの方式で吸収される．

　能動輸送は，エネルギーであるATPを用いて，栄養素を管腔側から上皮を通過して，血管，リンパ管へ取り込む方式をいう．濃度の低い方から高い方への移動が可能となる．グルコース，アミノ酸などがこの方式で吸収される．

2）吸収された栄養素の組織への取り込み

　吸収された栄養素は，門脈系あるいはリンパ管系の2種類の経路によって，体内を移動し組織にとり込まれる（図4-24）．

（a）門脈系

　肝門脈とは，胃，小腸，大腸など腹腔の消化管と脾臓からの静脈血を集めて，肝臓に直接運ぶ静脈のことをいう．小腸で吸収された水溶性のグルコース，アミノ酸，ミネラル，水溶性ビタミン，短鎖および中鎖脂肪酸などの栄養素は吸収された後，ただちに門脈系にとり込まれ肝臓に入る．

（b）リンパ管系

　脂肪の分解産物であるモノアシルグリセロールと脂肪酸は，小腸の上皮細胞中で再びトリアシルグリセロールに合成される．トリアシルグリセロールは脂溶性のコレステロール，リン脂質，脂溶性ビタミンとともにリポたんぱく質のキロミクロンを形成し，リンパ液中に放出される．リンパ管は腹部から胸部へとつながっており，リンパ液は胸管を経て，左鎖骨下静脈から全身をめぐる血液中に流入する．脂質は，最終的に脂肪組織やエネルギーを必要とする筋肉にとり込まれる．

大腸の役割と排便

　大部分の栄養素が吸収された後の食物残渣は，大腸で発酵を受け，糞便として体外に排出される．

1）大腸の役割

　大腸は盲腸・上行結腸・横行結腸・下行結腸・S状結腸・直腸からなり，前半は水分やミネラルなどの吸収，後半は糞便の形成を行う．

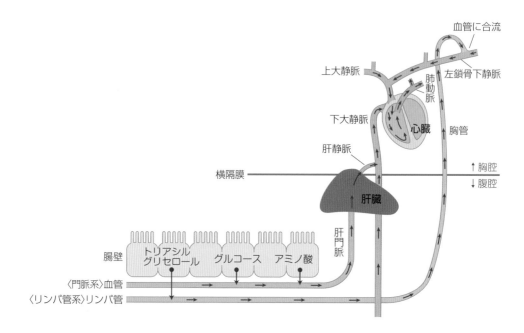

図4-24　栄養素の吸収経路（門脈系・リンパ管系）

（a）大腸における発酵

　大腸には，食物残渣や剝離した消化管粘膜，消化液に由来する糖たんぱく質などが流れ込む．食事からの未消化物である難消化性の多糖類，オリゴ糖，糖アルコールなどは，大腸内細菌の酵素の作用によって分解，さらに嫌気的に代謝され，短鎖脂肪酸（酪酸，プロピオン酸，酢酸など），二酸化炭素，水素，メタンとなる（図4-25）．腸内細菌が生産した短鎖脂肪酸は，吸収され，ヒトのエネルギーとして利用されるほか，大腸での水やナトリウム，カルシウム，マグネシウムの吸収を盛んにし，腸管運動を高めるなど，さまざまな生理的作用をもつと考えられている．

　このほか，大腸では腸内細菌による発酵作用によって，ビタミン（B_1，B_2，B_6，K，ビオチン）や必須アミノ酸（リシンなど）が生成される．

（b）糞便の形成

　糞便量は，魚肉を中心とした消化・吸収のよい食物をとった場合は少量となり，未精白の穀類や繊維質の野菜，豆類を多くとった場合は多量となる．通常の食事をしている成人の糞便量は，1日100～200gで平均120g前後である．水分は60～80％，固形成分は，消化されなかった食物成分と大腸内細菌の菌体で量的にはほぼ半々である．窒素量は1～2g，脂質量は5g，固有の色は胆汁色素に由来するステルコビリン，特有のにおいは主にインドール，スカトールによる．

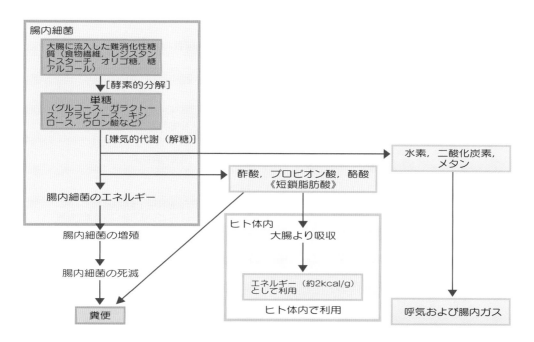

　腸内細菌は，発酵作用によって難消化性糖質を単糖まで分解し，さらに嫌気的に代謝してエネルギーを獲得するとともに，代謝産物である短鎖脂肪酸や各種のガスを排出する．腸内細菌によって生成された短鎖脂肪酸は大腸から吸収され，ヒトの体内で一部はエネルギー源として利用される．

図4－25　腸内細菌による難消化性糖質の代謝

2）排便のしくみ

　排便は，内肛門括約筋と外肛門括約筋によって調節されている．糞便が直腸に入り直腸壁を伸展させると，この刺激が大脳に伝えられる（図4－26）．一方，仙髄にある排便中枢の興奮によって，反射的に内肛門括約筋の弛緩と直腸の収縮が起こる（排便反射）．大脳へ伝わった刺激は便意となり，意識的に外肛門括約筋を弛緩させ，腹圧を高めて排便する．

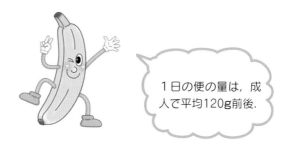

1日の便の量は，成人で平均120g前後．

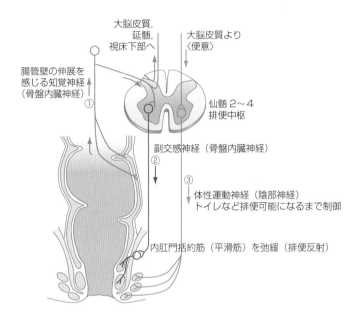

大脳皮質,
延髄
視床下部へ

大脳皮質より
〈便意〉

腸管壁の伸展を
感じる知覚神経
(骨盤内臓神経)
①

仙髄 2〜4
排便中枢

副交感神経 (骨盤内臓神経)
②

③
体性運動神経 (陰部神経)
トイレなど排便可能になるまで制御

内肛門括約筋 (平滑筋) を弛緩 (排便反射)

仙髄にある排便中枢は,直腸の伸展によって刺激を受け,骨盤内臓神経を
介して排便に必要な一連の反射を誘発する.これを排便反射という.

図4−26 排便反射模型図
(金澤寛明:人体の構造と機能 はじめての解剖生理学—講義と実習,p. 95, 2013,
南江堂より許諾を得て改変し転載)

参 考 文 献

・柴田克己,合田敏尚編(2020)健康・栄養科学シリーズ 基礎栄養学 改訂第6版,南江
堂.
・奥恒行,山田和彦編(2019)基礎から学ぶ生化学 改訂第3版,南江堂.
・厚生労働省,日本人の食事摂取基準2020年版.
・香川靖雄,野澤義則(2001)図説医化学 改訂4版,南山堂.
・川端輝江,庄司久美子著(2020)基礎栄養学,アイ・ケイコーポレーション.

第5章

ライフステージと健康教育

[学習目標]

人が誕生してから成長し，成熟し，歳を重ね
て寿命を全うする過程の中での栄養状態，健
康状態はそれぞれに異なる．それらのライフ
ステージ（life stage）に合わせた健康増進の
ためには，健康状態，栄養状態を知り適切な
健康管理，栄養管理などが必要である．それ
ぞれのライフステージの特徴を理解しよう．

1 ライフステージに適した栄養・健康指導

　人は生命維持や成長，活動のために栄養摂取し健康を保持し，寿命を全うする．食物を獲得するための行動は，人として最も基本的な行動といえる．さらに人間としての生活背景から嗜好や経済，地域特性など，食物の獲得には複雑な要因がともなう．

　人の栄養は，受精卵が子宮に着床し胎児として形成され，母体から胎盤を通しての栄養摂取から始まる．出生と同時に母体から離れ，一人の独立した人間としての栄養摂取が必要となる．子宮内では胎盤を通し母体の血液を介して行われた栄養摂取は，出生と同時に，体外から行うことが必要となる．出生後は，吸う，嚥下する（飲み込む）などの食物摂取のための機能が発達し，母乳による乳汁栄養が行われる．母乳は新生児の身体の発育や消化吸収能力に適した組成になっているため，出生直後の栄養補給には母乳が最も適している．身体の発育にともない，咀嚼能力や消化吸収能力が発達し，栄養摂取のための食物形態は液体から固体へと変化する．離乳期を経て，通常の食物からの栄養摂取が可能となる．

　人間が必要とする栄養の量は，身体成長の著しい時期や，身体活動の活発な時期には増加し，加齢にともなって減少するなどライフステージによって異なる．したがって，これらの時期に適した栄養を考慮することが必要である．しかし，近年では年齢層によっては，さまざまな栄養上の問題も多くみられる．思春期においては極端な食事制限（減量を目的としたダイエット）による貧血や骨密度の低下，不規則な食事や外食，インスタント食品の多用など，食事内容のアンバランスによる，ビタミン類やミネラル類などの微量栄養素の不足がみられる．また，成人期においては，消費エネルギーの低下による相対的なエネルギーの過剰，動物性食品・油脂類の過剰摂取による脂肪量の増加などが，肥満や生活習慣病などの発症原因の一つとして問題になっている．食物を摂取することは本来，生命維持や，健康増進のために不可欠であるが，その摂取方法や内容を誤ると，疾病の原因や寿命の短縮につながる場合もある．それぞれのライフステージに適した栄養要求量を理解し，食物摂取のための生活背景の特性を知ることが必要である．

　このように，栄養問題は健康問題と大きな関連をもつことから，昭和27年に栄養改善法が策定された．この法律は戦後の食糧難時代を背景に，国民の栄養状態の改善と国民の健康および体力の維持向上をはかるために策定されたものである．その後，経済発展とともに国民の食生活は変化し，急速な高齢化と疾病構造の著しい変化にともない，国民の健康増進の重要性が増したことから，平成15年に健康増進法が施行された（表5−1）．また，平成17年には食育基本法が制定された（表5−2）．のぞましい栄養獲得のための栄養教育は，食教育や健康教育の一環としてとらえて推進していくことも大切である．

表5－1　健康増進法

健康増進法の趣旨および目的

法制定の趣旨
　　わが国における高齢化の進展や疾病構造の変化にともない，国民の健康の増進の重要性が増大しており，健康づくりや疾病予防を積極的に推進するための環境整備が要請されていることから，健康の増進の総合的な推進に関し，基本的な事項を定めるとともに，国民の健康の増進を図るための措置を講ずることとしたもの．

法の目的及び責務
　■目的
　　　国民の健康の増進の総合的な推進に関し基本的な事項を定めるとともに，国民の健康の増進を図るための措置を講じ，国民保健の向上を図ること．
　■責務
　　① 国民は，健康な生活習慣の重要性に対し関心と理解を深め，生涯にわたり，自らの健康状態を自覚し，健康の増進に努めること．

　　② 国及び地方公共団体は，健康の増進に関する知識の普及，情報の収集，人材の養成他，関係者に対し，健康増進事業の推進に係るマニュアルの作成・配布等の必要な技術的援助を与えることに努めること．

　　③ 健康増進事業実施者（医療保険の保険者，事業者，市町村，学校等）は健康教育，健康相談，健康診査又は健康診断，保健指導，健康手帳の交付等の国民の健康の増進のための事業を積極的に推進するよう努めること．

国，地方公共団体，健康増進事業実施者，医療機関（病院，診療所，薬局及び訪問看護ステーション）その他の関係者の連携及び協力．

健康増進法

第1章　総則
　■目的
　■国民の責務
　■国及び地方公共団体の責務
　■健康増進事業実施者の責務
　■関係者の協力

第2章　基本方針等
　■都道府県健康増進計画等
　■健康診査の実施等に関する指針

第3章　国民健康・栄養調査等
　■国民健康・栄養調査の実施
　■調査世帯
　■国民健康・栄養調査員
　■国の負担
　■省令への委任

第4章　保健指導等
　■市町村による生活習慣相談等の実施
　■都道府県による専門的な栄養指導その他の保健指導の実施
　■栄養指導員

第5章　特定給食施設等
　第1節　特定給食施設における栄養管理
　■特定給食施設における栄養管理
　■指導及び助言
　第2節　受動喫煙の防止

第6章　特別用途表示及び栄養表示基準
　■特別用途表示の許可
　■特別用途食品の検査及び収去
　■特別用途表示の承認
　■栄養表示基準

表5-2 食育基本法

食育基本法の概要

　食育基本法は平成17年に公布，施行された．平成17年4月からスタートした栄養教諭制度とあわせ，子どもたちをはじめとする国民全体に対しての「食育」の方向性が示された．平成18年3月31日「食育推進基本計画」が示され，具体的な施策と目標が提起された．

法の概要

　近年，健全な食生活が失われつつあり，わが国の食をめぐる現状は危機的な状況にある．このため，地域や社会をあげた子どもの食育をはじめ，生活習慣病等の予防，高齢者の健全な食生活や楽しく食卓を囲む機会の確保，食品の安全性の確保と国民の理解の増進，食料自給率の向上，伝統ある食文化の継承等が必要である．

　食生活の乱れ（栄養の偏り，不規則な食事，肥満や生活習慣病の増加，過度の痩身志向，食環境の変化など）とりわけ子どもたちの食生活の乱れが顕著であり，将来の生活習慣病を予防することが視野にある．少子高齢化社会のわが国では，健康で長寿を全うすることが医療費の節減にもつながることである．

食育基本法

第1章　総則
第1条　目的
第2条　国民の心身の健康増進と豊かな
　　　　人間形成
第3条　食に関する感謝の念と理解
第4条　食育推進運動の展開
第5条　子どもの食育における保護者，
　　　　教育関係者等の役割
第6条　食に関する体験活動と食育推進
　　　　活動の実践
第7条　伝統的な食文化，環境と調和し
　　　　た生産等への配意及び農山漁村
　　　　の活性化と食料自給率の向上へ
　　　　の貢献
第8条　食品の安全性の確保等における
　　　　食育の役割
第9条　国の責務
第10条　地方公共団体の責務
第11条　教育関係者等及び農林漁業者等
　　　　の責務
第12条　食品関連事業者等の責務
第13条　国民の責務
第14条・第15条　法制上の措置等・年次
　　　　報告

第2章　食育推進基本計画等
第16条　食育推進基本計画

第17条　都道府県食育推進基本計画
第18条　市町村食育推進基本計画

第3章　基本的施策
第19条　家庭における食育の推進
第20条　学校，保育所等における食育の
　　　　推進
第21条　地域における食生活の改善のた
　　　　めの取り組みの推進
第22条　食育推進運動の展開
第23条　生産者と消費者との交流の推進，
　　　　環境と調和のとれた農林漁業の
　　　　活性化等
第24条　食文化の継承のための活動への
　　　　支援等
第25条　食品の安全性，栄養その他の食
　　　　生活に関する調査，研究，情報
　　　　の提供及び国際交流の推進

第4章　食育推進会議等
第26条・第27条・第28条・第29条・第30
　　　　条・第31条　食育推進会議の設
　　　　置及び所掌事務・組織・会長・
　　　　委員・委員の任期・政令への委
　　　　任
第32条　都道府県食育推進会議
第33条　市町村食育推進会議

2　妊娠期・授乳期

Ⓐ　　　　　　　　　　　妊娠期・授乳期の母体の変化

1）妊娠期

　妊娠期は母体の健康の維持増進のほか，胎児の発育を考慮する．食事摂取基準も一般成人女性の値に，妊婦として付加量が示されている（巻末の付録参照）．母体の栄養状態の良否は，胎児の栄養状態や出産後の体力回復に影響する．特に出産前の若い女性ではやせ願望や不規則な食生活のために，鉄欠乏性貧血が多数みられるが，妊娠により全血量が増加するため赤血球濃度が薄くなり（**妊娠貧血**），鉄の補給が不足すると，さらに貧血になりやすくなる．また，出産時の出血などに備えて鉄補給が必要である（表5-6参照）．

　正常な状態での妊娠期間中の体重増加は，母体の体格にもよるが，妊娠前のBMIが「ふつう」の場合，およそ10～13kgである（図5-1，表5-3）．体重増加が少な過ぎると，胎児の正常な発育に障害が生じる．また，過剰栄養や活動量の不足による必要以上の肥満は，

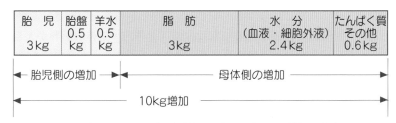

図5-1　妊娠による体重増加の内訳（10kg増加の例）

表5-3　妊娠中の体重増加量の目安[※1]

妊娠前の体格[※2]		体重増加量指導の目安
低体重	BMI 18.5未満	12～15kg
普通体重	BMI 18.5以上25.0未満	10～13kg
肥満（1度）	BMI 20.0以上30.0未満	7～10kg
肥満（2度以上）	BMI 30以上	個別対応（上限が5kgまでが目安）

[※1] 「増加量を厳格に指導する根拠は必ずしも十分ではないと認識し，個人差を考慮したゆるやかな指導を心がける」（産婦人科診療ガイドライン：産科編2020，CQ010より）．

[※2] 日本肥満学会の肥満度分類に準じた．

（厚生労働省（2021）妊娠前からはじめる妊産婦のための食生活指針：妊娠前から，健康なからだづくりを（令和3年3月））

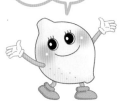

妊娠期間中の太り過ぎもやせ過ぎも，赤ちゃんの発育にはマイナス！

LFD児（large for dates infant）出生など胎児の出生時体重を増加させ，遅延分娩など分娩時の異常を生じやすくする．妊娠高血圧症候群（表5－4，5－5）の予防面でも適正体重の維持が必要である．

　近年では若い女性のやせ志向から，低体重（BMI＜18.5）の者の増加や朝食の欠食習慣などにより妊娠前からの栄養状態が不適切なまま妊娠し，低出生体重児（2500g未満の出生体重児）の割合が増加し，問題視され始めた．

　妊娠期の糖代謝の特徴は，前半の時期に糖質やグリコーゲンが蓄積されるが，後半以降では異化が亢進する．インスリン抵抗性が増大し，胎盤からのインスリン分解酵素の増加などによりインスリンが作用しにくく，この時期の肥満は妊娠糖尿病を誘発しやすくする．

　妊娠以前に肥満や貧血・糖尿病・高血圧症などの疾患がある場合は，妊娠により悪化することがあるため，疾病の管理と同時に体重および食事の管理が必要である．また，妊娠初期4〜6週ごろからつわりが生じる場合があるが，通常は10〜12週ごろには消失する．つわりの症状やあらわれ方は個人差が大きく，症状が悪化すると，妊娠悪阻に移行し，入院が必要になる場合がある．

2）授乳期

　妊娠中に黄体や胎盤から分泌されるエストロゲン，プロゲステロンの作用によって，乳腺は発育する．プロゲステロンは乳汁の分泌を抑制するが，分娩によって抑制作用は弱まり，催乳ホルモンのプロラクチンが脳下垂体から分泌され乳汁の分泌が行われる．また，乳児の吸啜の刺激によって，これらのホルモンや，乳房の平滑筋を収縮させるオキシトシンの分泌を促し，乳汁の分泌を持続させる．乳汁分泌は身体的・精神的影響が大きいとされるため，授乳期には過労に気をつけ，精神的にゆったりと過ごすことも必要である．肥満にならないようにし，妊娠前の体重にもどすようにする．

乳汁分泌には赤ちゃんが乳首に吸いつく刺激も大切．母乳栄養は焦らずに，ゆったりと．

表 5 − 4 妊娠高血圧症候群の定義・分類

1. 名 称
従来 "妊娠中毒症" と称した病態は妊娠高血圧症候群（pregnancy induced hypertension：PIH）との名称に改める.

2. 定 義
妊娠 20 週以降，分娩後 12 週までに高血圧がみられる場合，または高血圧にたんぱく尿をともなう場合のいずれかで，かつこれらの症状が単なる妊娠の偶発合併症によるものではないものをいう.

3-1. 病型分類
1）妊娠高血圧腎症（preeclampsia）
妊娠 20 週以降に初めて高血圧が発症し，かつたんぱく尿をともなうもので分娩後 12 週までに正常に復する場合をいう.

2）妊娠高血圧（gestational hypertension）
妊娠 20 週以降に初めて高血圧が発症し，分娩後 12 週までに正常に復する場合をいう.

3）加重型妊娠高血圧腎症（superimposed preeclampsia）
（a）高血圧症（chronic hypertension）が妊娠前あるいは妊娠 20 週までに存在し妊娠 20 週以降たんぱく尿をともなう場合.
（b）高血圧とたんぱく尿が妊娠前あるいは妊娠 20 週までに存在し，妊娠 20 週以降，いずれか，または両症状が増悪する場合.
（c）たんぱく尿のみを呈する腎疾患が妊娠前あるいは妊娠 20 週までに存在し，妊娠 20 週以降に高血圧が発症する場合.

4）子癇（eclampsia）
妊娠 20 週以降に初めて痙攣発作を起こし，てんかんや二次性痙攣が否定されるもの. 痙攣発作の起こった時期により，妊娠子癇・分娩子癇・産褥子癇と称する.

3-2. 症候による亜分類
1）重症，軽症の病型を高血圧，たんぱく尿の程度によって分類する.
軽症：血圧：いずれかに該当する場合.
収縮期血圧 140 mmHg 以上，160 mmHg 未満の場合. 拡張期血圧 90 mmHg 以上，110 mmHg 未満の場合.
たんぱく尿：原則として 24 時間尿を用いた定量法で判定し，300 mg/ 日以上で 2 g/ 日未満の場合.
重症：血圧：次のいずれかに該当する場合.
収縮期血圧 160 mmHg 以上の場合. 拡張期血圧 110 mmHg 以上の場合.
たんぱく尿：たんぱく尿が 2 g/ 日以上の場合. なお，随時尿を用いた試験紙法による尿中たんぱくの半定量は 24 時間蓄尿検体を用いた定量法との相関性が悪いため，たんぱく尿の重症度の判定は 24 時間尿を用いた定量によることを原則とする.
随時尿を用いた試験紙法による成績しか得られない場合は，複数回の新鮮尿検体で連続して 3＋以上（300 mg/dL 以上）の陽性と判定されるときにたんぱく尿重症とみなす.

2）発症時期による病型分類
妊娠 32 週未満に発症するものを早発型（EO：early onset type），妊娠 32 週以降に発症するものを遅発型（LO：late onset type）とする.

［付記］
①妊娠たんぱく尿（gestational proteinuria）：妊娠 20 週以降に初めてたんぱく尿が指摘され，分娩後 12 週までに消失した場合をいうが，病型分類には含めない.
②高血圧症（chronic hypertension）：高血圧症は病型分類には含めないが，加重型妊娠高血圧腎症を併発しやすく，妊娠高血圧症候群と同様の厳重な管理が求められる.
③下記の疾患は必ずしも妊娠高血圧症候群に起因するものではないが，かなり深い因果関係があり，また重篤な疾患であるので注意を喚起する意味で［付記］として取り上げることにした. しかし，病型分類には含めない.
肺水腫，脳出血，常位胎盤早期剥離および HELLP 症候群.
④症状の記載は高血圧 h，H，たんぱく尿 p，P，子癇 C（軽症は小文字・重症は大文字）などの略語を用い，さらに加重型は S（superimposed type），早発型：EO（early onset），遅発型 LO（late onset）を記入する.

（日本産科婦人科学会（2004）妊娠高血圧症候群の定義・分類について，日本産科婦人科学会雑誌，56（9），p. 3−4 より転載）

表 5 － 5　　妊娠高血圧症候群の栄養指導および生活指導

1．生活指導
　＊安静
　＊ストレスを避ける.
　　［予防には軽度の運動，規則正しい生活が勧められる］
2．栄養指導（食事指導）
　a）エネルギー摂取（総カロリー）
　　非妊娠時BMI 24以下の妊婦：30kcal×理想体重(kg)＋200kcal/日
　　非妊娠時BMI 24以上の妊婦：30kcal×理想体重(kg)/日
　　［予防には妊娠中の適切な体重増加が勧められる：
　　　　BMI（body mass index）＝ 体重(kg)/(身長(m))^2
　　　　BMI 18未満では10〜12kg増
　　　　BMI 18以上24未満では7〜10kg増
　　　　BMI 24以上では5〜7kg増］
　b）塩分摂取
　　7〜8g/日程度とする（極端な塩分制限は勧められない）.
　　［予防には10g/日以下が勧められる］
　c）水分摂取
　　1日尿量500mL以下や肺水腫では前日尿量に500mLを加える程度に制限するが，それ以外は制限しない.
　　口渇を感じない程度の摂取がのぞましい.
　d）たんぱく質摂取量
　　理想体重×1.0g/日
　　［予防には理想体重×1.2〜1.4g/日がのぞましい］
　e）動物性脂肪と糖質は制限し，高ビタミン食とすることがのぞましい.
　　［予防には食事摂取カルシウム（1日900mg）に加え，1〜2g/日のカルシウム摂取が有効との報告もある. また海藻中のカリウムや魚油，肝油（不飽和脂肪酸），マグネシウムを多く含む食品に高血圧予防効果があるとの報告もある］

注）重症，軽症ともに基本的には同じ指導で差し支えない. 混合型ではその基礎疾患の病態に応じた内容に変更することが勧められる.
引用者注釈：2005年4月に妊娠中毒症は妊娠高血圧症候群と改定された. 注）の文中，「混合型」は，改定後の分類の「加重型妊娠高血圧腎症」に相当する.
（日本産科婦人科学会周産期委員会(1999)日本産科婦人科学会雑誌，51（12），N-508，日本産科婦人科学会より転載，一部改変）

Ⓑ 妊娠期・授乳期の食事摂取基準

　日本人の食事摂取基準2020年版では，妊婦と授乳婦に分けて１日当たりの付加量が設定されている．妊婦は，妊娠初期（〜13週６日），妊娠中期（14週０日〜27週６日），妊娠後期（28週０日〜）の３区分が用いられている．それぞれの年齢や身体活動レベルに応じて付加することが必要である（表5－6）.

1）妊娠期
　エネルギー：エネルギーは，胎児，胎盤などの増加組織への対応と母体の基礎代謝の増加を考慮してあり，付加量は妊娠初期で50kcal，中期で250kcal，後期で450kcalである.
　たんぱく質：たんぱく質は胎盤ラクトゲンや甲状腺ホルモンなどより，たんぱく質の合成

促進，同化作用の亢進により蓄積される．付加量は推奨量として妊娠初期で0g，中期で5g，後期で25gである．

ミネラル類・ビタミン類：カルシウムは妊娠の後半期に新生児への蓄積が平均28～30gあるが，妊娠中は活性ビタミンDやエストロゲンなどが上昇するので，腸管からのカルシウム吸収率は著しく上昇するため付加量は必要としない．しかし，日常からカルシウム不足にならないように，年齢階級別に示された推奨量を摂取することが必要である．

鉄は胎児への貯蔵鉄と臍帯・胎盤中の貯蔵鉄が妊娠初期で30mg，中期で100mg，後期で190mg，赤血球の膨張による鉄需要が500mgあるとされる．付加量は，推定平均必要量として妊娠初期で2.0mg，中期・後期で8.0mg，推奨量として妊娠初期で2.5mg，中期・後期で9.5mgである．

鉄のほか，正常な造血作用（巨赤芽球の正常赤血球への成熟）に関与し，成長・妊娠の維持に重要な**葉酸**の付加量は，推定平均必要量として200μg，推奨量としては240μgである．受胎前後の十分な葉酸摂取は，神経管の発育不全による無脳症，脳室ヘルニアなどの神経障害（NTDs；neural tube defects）の発生リスクを軽減することが，欧米の疫学調査や研究などの報告もあることから，食事摂取基準では，妊娠を計画している女性または妊娠の可能性のある女性は400μg（プテロイルモノグルタミン酸として）の摂取を勧めている．葉酸は魚介類や鳥獣肉類，鶏卵，乳製品，豆，モロヘイヤ，花菜類など分布が広く，日本人ではあまり不足はみられないが，偏食や不規則な食生活をしていた女性は，日常の食生活に，葉酸を多く含む食品をとり入れるなどの工夫が必要である（図5－2）．

その他のビタミン類は，エネルギー，たんぱく質，カルシウムなどの代謝亢進にともなって食事摂取基準は増加している．しかし，過剰摂取による健康障害を防止する観点から，微量で生理作用をもち，体内に蓄積されやすいミネラルや脂溶性のビタミンなどの栄養素を妊娠初期に極端に過剰摂取することは，胎児への影響が懸念されるため，耐容上限量が設定されている栄養素は過剰摂取に留意する．1995年にThe New England Journal of Medicineに報告された疫学調査では，妊娠前3カ月から妊娠初期3カ月までにビタミンA補給剤を10000IU/日以上継続摂取した女性から出生した児に，奇形発現率の増加が認められると推定される論文が報告[1]されたことから，平成7年に厚生省（当時）は，ビタミンAの過剰摂取に対して，関係機関に「妊娠3カ月以内または妊娠を希望する女性におけるビタミンA摂取の留意点について」とする通達を出している．サプリメント（いわゆる栄養補助食品；supplement）類は食品と異なり，単一の栄養素を多量に摂取することが可能であるため，過剰摂取が問題となる．利用に関しては依存し過ぎないよう，通常の食事を主体に考えることがのぞましい．

表5－6　妊婦・授乳婦の食事摂取基準

栄養素			妊婦				授乳婦			
推定エネルギー必要量（kcal/日）[1,2]			（初期）+50　（中期）+250　（後期）+450				+350			
			推定平均必要量[3]	推奨量[3]	目安量	目標量	推定平均必要量[3]	推奨量[3]	目安量	目標量
たんぱく質	（g/日）	（初期）	+0	+0	—	—	+15	+20	—	—
		（中期）	+5	+5	—	—				
		（後期）	+20	+25	—	—				
	（%エネルギー）	（初期）	—	—	—	13~20[4]			—	15~20[4]
		（中期）	—	—	—	13~20[4]				
		（後期）	—	—	—	15~20[4]				
脂質	脂質（%エネルギー）		—	—	—	20~30[4]	—	—	—	20~30[4]
	飽和脂肪酸（%エネルギー）		—	—	—	7以下[4]	—	—	—	7以下[4]
	n-6系脂肪酸（g/日）		—	—	9	—	—	—	10	—
	n-3系脂肪酸（g/日）		—	—	1.6	—	—	—	1.8	—
炭水化物	炭水化物（%エネルギー）		—	—	—	50~65[4]	—	—	—	50~65[4]
	食物繊維（g/日）		—	—	—	18以上	—	—	—	18以上
ビタミン	脂溶性	ビタミンA（μgRAE/日）[5]（初期・中期）	+0	+0	—	—	+300	+450	—	—
		（後期）	+60	+80	—	—				
		ビタミンD（μg/日）	—	—	8.5	—	—	—	8.5	—
		ビタミンE（mg/日）[6]	—	—	6.5	—	—	—	7.0	—
		ビタミンK（μg/日）	—	—	150	—	—	—	150	—
	水溶性	ビタミンB₁（mg/日）	+0.2	+0.2	—	—	+0.2	+0.2	—	—
		ビタミンB₂（mg/日）	+0.2	+0.3	—	—	+0.5	+0.6	—	—
		ナイアシン（mgNE/日）	+0	+0	—	—	+3	+3	—	—
		ビタミンB₆（mg/日）	+0.2	+0.2	—	—	+0.3	+0.3	—	—
		ビタミンB₁₂（μg/日）	+0.3	+0.4	—	—	+0.7	+0.8	—	—
		葉酸（μg/日）[7,8]	+200	+240	—	—	+80	+100	—	—
		パントテン酸（mg/日）	—	—	5	—	—	—	6	—
		ビオチン（μg/日）	—	—	50	—	—	—	50	—
		ビタミンC（mg/日）	+10	+10	—	—	+40	+45	—	—
ミネラル	多量	ナトリウム（mg/日）	600		—		600		—	
		（食塩相当量）（g/日）	(1.5)			(6.5未満)	(1.5)			(6.5未満)
		カリウム（mg/日）	—	—	2,000	2,600以上	—	—	2,000	2,600以上
		カルシウム（mg/日）	+0	+0	—	—	+0	+0	—	—
		マグネシウム（mg/日）	+30	+40	—	—	+0	+0	—	—
		リン（mg/日）	—	—	800	—	—	—	800	—
	微量	鉄（mg/日）（初期）	+2.0	+2.5	—	—	+2.0	+2.5	—	—
		（中期・後期）	+8.0	+9.5	—	—				
		亜鉛（mg/日）	+1	+2	—	—	+3	+4	—	—
		銅（mg/日）	+0.1	+0.1	—	—	+0.5	+0.6	—	—
		マンガン（mg/日）	—	—	3.5	—	—	—	3.5	—
		ヨウ素（μg/日）[9]	+75	+110	—	—	+100	+140	—	—
		セレン（μg/日）	+5	+5	—	—	+15	+20	—	—
		クロム（μg/日）	—	—	10	—	—	—	10	—
		モリブデン（μg/日）	+0	+0	—	—	+3	+3	—	—

1 エネルギーの項の参考表に示した付加量である.
2 妊婦個々の体格や妊娠中の体重増加量および胎児の発育状況の評価を行うことが必要である.
3 ナトリウム（食塩相当量）を除き，付加量である.
4 範囲に関しては，おおむねの値を示したものであり，弾力的に運用すること.
5 プロビタミンAカロテノイドを含む.
6 α-トコフェロールについて算定した．α-トコフェロール以外のビタミンEは含んでいない.
7 妊娠を計画している女性，妊娠の可能性がある女性および妊娠初期の妊婦は，胎児の神経管閉鎖障害のリスク低減のために，通常の食品以外の食品に含まれる葉酸（狭義の葉酸）を400μg/日摂取することがのぞまれる.
8 妊婦の付加量は，中期および後期にのみ設定した.
9 妊婦および授乳婦の耐容上限量は，2,000μg/日とした.

（厚生労働省，日本人の食事摂取基準2020年版）

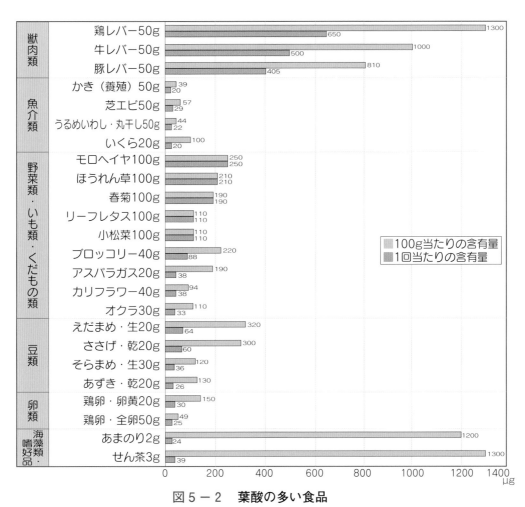

図5－2　葉酸の多い食品
（文部科学省科学技術・学術審議会資源調査分科会報告，日本食品標準成分表2020年版（八訂），
文部科学省ホームページを参考に作成）

2）授乳期

　授乳期では，6カ月間母乳のみによって授乳した場合の1日の平均泌乳量を0.78Lとし，エネルギーおよび他の栄養素量の付加量を算出してある．母乳栄養を行わない場合はすべての栄養素を付加する必要はないが，鉄は，妊娠期の状況を踏まえて，妊婦の年齢の推奨量を目安に，不足のないようにする．また，カルシウムやビタミン類も不足のないように留意する．

　エネルギー：付加量は350kcalである．母乳中のエネルギー含有量を663kcal/L，泌乳量を0.78 L/日，分娩後の体重減少エネルギーを173kcalとして算出．

　たんぱく質：付加量は推定平均必要量として15g，推奨量として20gである．推定平均必要量は母乳の平均たんぱく質濃度を12.6g/L，食事たんぱく質から母乳たんぱく質への変換効率70％として算出し，推奨量は推奨量算定係数（個人間変動係数）を1.25として算出．

　ミネラル類・ビタミン類：授乳中のカルシウムの吸収量は軽度に増加するにとどまるうえ，授乳終了後の6カ月間で減少した骨量はほぼ妊娠前の状態にまで急速に回復することから，年齢階級別に推奨量を摂取している授乳婦では付加量はない．鉄は母乳中の鉄濃度が0.35mg/

Lであることから，哺乳量0.78L／日と吸収率15％を考慮し，付加量は推定平均必要量として2.0mg，推奨量として2.5mgである．ビタミンAは乳汁中に分泌される量を付加量とし，推定平均必要量として300μgRAE，推奨量は個人間変動の20％を考慮し450μgRAEとなっている．

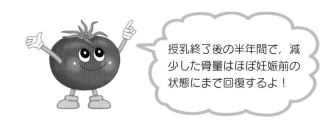

授乳終了後の半年間で，減少した骨量はほぼ妊娠前の状態にまで回復するよ！

Ⓒ 妊娠期・授乳期の食生活の特徴

1）妊娠期

　妊娠は女性のライフステージの一つであり，特別な食事療法を必要とするものではない．しかし，妊娠中は糖代謝や脂質代謝に異常をきたしやすく，ナトリウムが貯留しやすいなどから，非妊娠時より食生活への配慮は必要である．妊娠初期につわりがみられ体重が減少することがある．軽度の場合は口当たりのよいもの，さっぱりしたものなど，食べられる食物を数回に分けて摂取する．一般的に，冷たいものや適度の酸味のあるものは食べやすい．嘔吐の激しいときは水分の補給をする．また，嗜好も変化する場合があるが，通常は妊娠が進むに従い安定してくる．

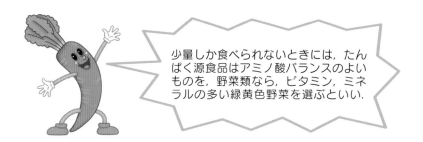

少量しか食べられないときには，たんぱく源食品はアミノ酸バランスのよいものを，野菜類なら，ビタミン，ミネラルの多い緑黄色野菜を選ぶといい．

　また，この時期は貧血を生じやすいため，鉄の多い食品の摂取を心がけることが必要である．鉄は腸管での吸収率が低く，鉄を含む食品も嗜好の差が大きいものが多い．吸収率のよいヘム鉄や吸収を高めるビタミンCなどを組み合わせてとる工夫が必要である．また，ヘモグロビン合成に関与するビタミンB6，B12，葉酸，銅などを含む食品の摂取を心がける（図5-3，5-4）．できるだけ多様な食品から摂取することがのぞましい．

　胎児の発育にともない子宮が大きくなり，胃腸などの消化管や膀胱が圧迫されるため，1回の食事量が減少する．したがって，必要な栄養素を確保するため食事の回数を増やすなどの工夫も必要である．また，便秘，頻尿を生じやすいなどの現象が起こる．便秘予防のために野菜，海藻類，くだものなど食物繊維の多い食品をとることが必要であるが，セルロース

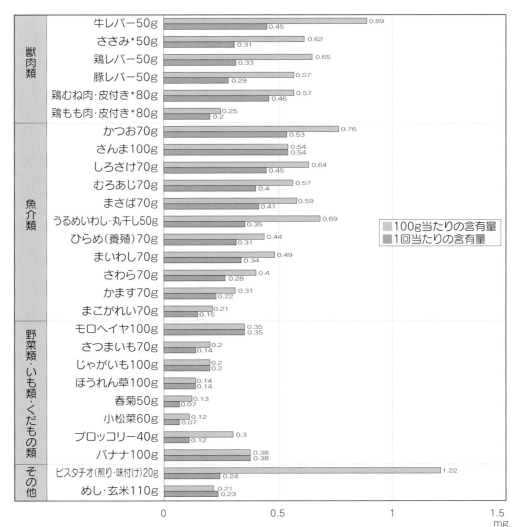

＊鶏肉は親鳥と若鶏（ブロイラー）があるが，若鶏（ブロイラー）の値を示す．

図5－3　ビタミンB₆の多い食品
（文部科学省科学技術・学術審議会資源調査分科会報告，日本食品標準成分表2020年版（八訂），
文部科学省ホームページを参考に作成）

の多い不溶性の食物繊維（いも類，豆類など）は腹部の膨満感をまねくことがある．水溶性の
アルギン酸，ペクチン（こんにゃく，海藻，くだもの類など）などもとり入れる工夫が必要である．

　妊娠期に高血圧，たんぱく尿，浮腫など妊娠高血圧症候群の症状がみられた場合は，体重管理，
減塩などが必要になる．妊娠高血圧症候群は肥満となった妊婦に多くみられることから，妊娠
後期の体重増加には留意する．エネルギー，脂肪の摂取量を抑え，ビタミン類やミネラル類を
十分にとり，適度な活動を心がける．近年，家事労働による消費エネルギー量は電化などによ
り省力化されていることから，妊娠を意識し過ぎて過剰な栄養摂取にならないよう注意が必要
である．勤労妊婦の場合，調理や買い物など食事づくりに使える時間は限られており，調理時
間の節約から加工食品やインスタント食品などに頼りがちである．これらの食品類は，エネル

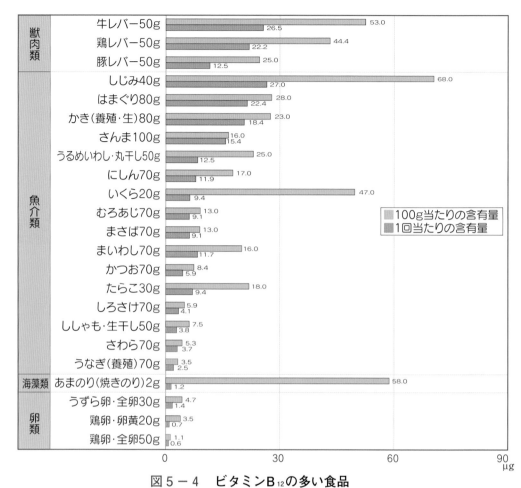

図5－4　ビタミンB₁₂の多い食品

（文部科学省科学技術・学術審議会資源調査分科会報告，日本食品標準成分表2020年版（八訂），
文部科学省ホームページを参考に作成）

ギーや脂質は確保しやすいが，ビタミン類やミネラル類は不足しやすい．微量で作用するビタミン類やミネラル類は，種類によっては食品中の含有量も微量であり，さらに加工・精製することにより減少するため不足しやすくなる．鉄やカルシウムなど日常の食事で不足しがちな栄養素は，食品選択に留意することが必要である（図5－5，5－6）.

　初めて母親となる人や，妊娠以前に肥満や貧血など健康上の問題のあった人の場合などは，妊娠への特別な配慮が必要であり，これらの人々を対象とした母親学級が病院，福祉センターなどで開催されている．医師，助産師，歯科衛生士，管理栄養士などの構成メンバーにより，妊娠，分娩，授乳の準備や心構えと食生活全般についてのプログラムが組まれている（表5－7）.

2）授乳期

　授乳期には，食事摂取基準でも乳汁分泌による付加量もあり，食物摂取量が多くなりがちであるが，身体活動を考慮のうえ，肥満に気をつける．授乳期の食事摂取基準の付加量は乳

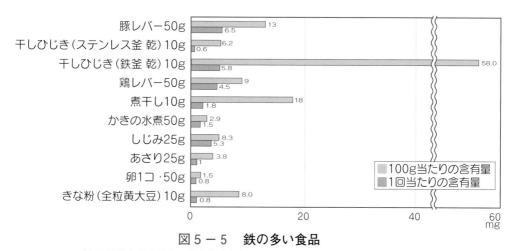

図5−5　鉄の多い食品

（文部科学省科学技術・学術審議会資源調査分科会報告，日本食品標準成分表2020年版（八訂），
文部科学省ホームページを参考に作成）

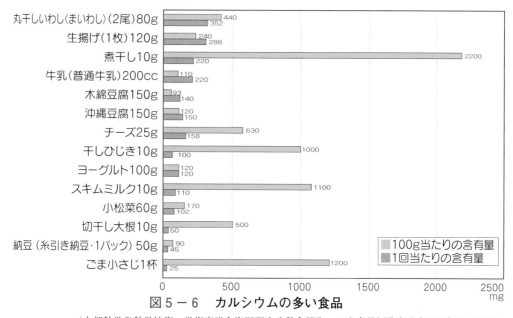

図5−6　カルシウムの多い食品

（文部科学省科学技術・学術審議会資源調査分科会報告，日本食品標準成分表2020年版（八訂），
文部科学省ホームページを参考に作成）

汁の分泌量をもとに算定されているため，母乳栄養を行わない場合は過剰栄養に注意する．
また，母親の食事内容は乳汁の成分にも影響を与えることから，授乳期ではまんべんなく多
様な食品の摂取を心がける．飲酒，喫煙，薬剤使用など乳汁への分泌が懸念されるものは，
この時期は控える．また，食品添加物，残留農薬なども乳汁への分泌が懸念されるため，こ
れらの使用の少ない食品の選択が必要である．

　授乳期の母親の食生活の影響は乳汁の成分のみならず，子どもの嗜好や食習慣など将来の
食生活へ影響を及ぼす．妊娠を契機に食生活の見直しをはかり，子どもの食教育を含め，多
様な食品を摂取するよう心がけることがのぞましい．

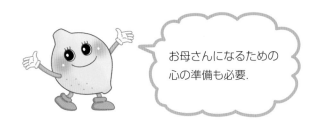

お母さんになるための
心の準備も必要.

表5－7 母親学級プログラム（例）

ご妊娠おめでとうございます.
当院の母親学級は，妊娠や分娩に対する不安を少なくし，立派なお子さんを無事に出産できるように皆様が自ら進んで体験し，学んでいただくための学級です．是非ご参加ください.

- 場　所　○○○
- 時　間　午後1：30～3：30
　　　　　（第1, 2, 3, 4木曜日）
- 受講料　1回500円
　　※母子健康手帳を必ずお持ちください.

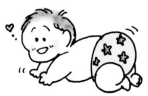

プログラム

第一木曜日	Aコース〈妊娠5～7か月〉	○母親学級受講者のために　教　授 　13：30～14：20 ○妊娠中の過ごし方　　　産科医 ○妊婦体操　そのⅠ　　　助産師 　（ズボンまたはパジャマをご用意ください.） ○自律訓練法　　　　　　助産師
第二木曜日	Bコース〈妊娠5～7か月〉	○妊娠中の栄養　　　　　栄養士 　13：30～14：10 ○赤ちゃんの衣類　　　　助産師 ○歯の衛生と検診　　　　歯科医 　15：00～15：30 　※現在使用中の歯ブラシをお持ちください.
第三木曜日	Cコース〈妊娠8～9か月〉	○赤ちゃんの観察と取扱い方　小児科医 　13：30～14：00 ○乳房の手当　　　　　　助産師 　（できるだけ前開きの洋服を着用ください.） ○お産の準備　　　　　　助産師 　入院中の生活
第四木曜日	Dコース〈妊娠8～9か月〉	○ビデオ「がんばってお母さん」助産師 ○妊産婦体操　そのⅡ 　（お産の経過, リハーサル） 　ズボンまたはパジャマをご用意ください. ○産科分娩棟見学

○○大学附属病院産婦人科

3 乳幼児期

新生児期・乳児期の授乳と離乳

　新生時期から乳児期にかけては，栄養環境（nutritional environment），栄養摂取（nutritional intake）の方法が大きく変化する時期である．母親の子宮内で胎盤を通し，血液を介して発育に必要な栄養素をとり込んでいた胎児期から，出生と同時に口から食物摂取を行い，胃腸での消化吸収を経て自分の体に必要な栄養素の摂取が始まる．しかし，摂食にともなう各機能は未発達なため，この時期の食物は母乳が最も適している．母乳（人乳）は生物学的に同種属性の乳であり，新生児の発育に必要な栄養素を含んでおり，乳児に最も適した食物であるといえる．母乳は新生児の消化，吸収能力に応じ炭水化物，乳糖（ラクトース）が多く，特に初乳には母親の免疫物質が含まれるため，母乳栄養がのぞましい．

表5−8　母乳および調製粉乳・牛乳の成分組成

項　目		母乳	調製粉乳	牛乳
可食量	g	100	13	100
エネルギー	kcal	61	66	61
水　分	g	88	0.3	87.4
たんぱく質	g	1.1	1.6	3.3
脂　質	g	3.5	3.5	3.8
炭水化物	g	7.2	7.3	4.8
無機質 カルシウム	mg	27	48	110
リン	mg	14	29	93
鉄	mg	Tr※	0.8	Tr※※
ナトリウム	mg	15	18	41
カリウム	mg	48	65	150
食塩相当量	g	0	0.05	0.1
ビタミン レチノール当量	μg	46	73	38
β-カロテン当量	μg	12	11	6
B₁	mg	0.01	0.05	0.04
B₂	mg	0.03	0.09	0.15
ナイアシン	mg	0.2	0.7	0.1
C	mg	5	7	1
コレステロール	mg	15	8	12
α-トコフェロール	mg	0.4	0.7	0.1
備　考			標準濃度13%	

※0.04mg，※※0.02mg

調製粉乳は，健康増進法第26条の特別用途品として表示許可基準が定められており，《特別用途食品マーク》が表示されている（マークは第6章-⑨を参照）．
また，乳および乳製品の成分規格などに関する省令により，成分規格が定められている．

　　　　　　（文部科学省科学技術・学術審議会資源調査分科会報告，日本食品標準成分表2020年版（八訂），
　　　　　　　　　　　　　　　　　　　　　　　文部科学省ホームページを参考に作成）

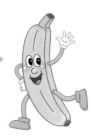

乳児用の調製粉乳は母乳の成分に近いものが作られている．母乳不足でもあまり心配ないけど，母乳栄養に勝るものはないので，あきらめず母乳を与えることが大切！

　しかし，何らかの理由で母乳栄養が行えない場合は人工栄養が行われる．人工栄養は，一般的には市販の乳児用調製粉乳を月齢に応じた濃度で用いるのが安全で便利である．また，災害時や外出時にそのまま使用できる乳児用調整液状乳（乳児用液体ミルク）も2018年に特別用途食品として許可された．母乳不足の場合には，混合栄養として不足分を補うようにする（表5-8）．調製粉乳を調乳する際には，衛生管理に留意し，調乳器具や哺乳びん，乳首などを加熱殺菌して細菌汚染を防ぐこと，乳児用液体ミルクは，飲み残しなどを適切に廃棄処理することなどが必要である．

○母乳栄養の利点
・乳児を発育させるために必要な栄養素を乳児に適した割合と濃度である．
・栄養素の組成は乳児の消化吸収，代謝能力に応じた形態であり，異種たんぱくによるアレルギーの心配がない．
・母体からの免疫（免疫グロブリン，リゾチーム，免疫細胞など）が乳汁に分泌される．
・母乳栄養児の腸内細菌叢は，腸内病原細菌に対して拮抗作用をもつビフィズス菌が多く，腸内感染を起こしにくい．
・授乳により分泌されるオキシトシンなどのホルモンは子宮収縮ホルモンでもあるため，母体の回復を促進する．

　授乳法は，生後3カ月くらいまでは乳児が欲しがるときに与える方法で進める．初期は授乳時間も不規則であるが，成長にともない，3～4時間間隔になる．

　母乳は哺乳量の測定がしにくいため，母乳不足を見落としがちであるが，「体重増加が少ない」「授乳間隔が短い」「授乳時間が長い」など乳児の様子を観察することにより把握できる．また十分に母乳を分泌させるためには，母親は睡眠不足やストレス，疲労などを蓄積しないよう生活管理を行うことも大切である．母乳の分泌や乳児の吸啜は個人差が大きいため，焦らず進めることが必要である．

　乳児期の発育は一生のうちでも最も大きい．この著しい発育に対応するためには，次第に母乳だけでは栄養量が不足してくる．特に鉄などのミネラル類やビタミン類が不足し，貧血や栄養障害を生じる場合がある．そのため発育にともなって，母乳以外の食品から栄養摂取をすることが必要となる．これが離乳である．

　乳幼児期の発育や体格には個人差があるため，哺乳量や離乳の進行は焦らず進めることが必要である．

幼児期の成長と活動

　幼児期には，身体機能と精神機能の著しい発達がみられる．歯牙は生後6カ月ごろから乳歯が生え始め，2歳半ごろには上下20本がほぼ生えそろう．これにともない咀嚼能力や消化吸収能力も向上し，食べられる食品の種類や形態も多様となる．また，手指の機能なども発達し，箸や茶碗など食具の使用によって，自分で食事ができるようになる．味覚の発達とともに食べ物に対して「おいしい，おいしくない」「好き，嫌い」などの意思表示を行うようになる．言語の理解や発語が始まり，知識欲も旺盛となる．3歳，4歳くらいになると食品に関心をもち，食事の準備を手伝えるようになる．食前食後の挨拶，食事のマナーなども守れるようになる．運動機能も向上し，1歳くらいから一人立ち，歩行などが可能になり，2歳では走る，飛び跳ねる，階段を昇降するなど，身体活動は活発になり行動範囲も広くなる．しかし，これらの発育，発達の速度には個人差がある．

乳児期・幼児期の食事摂取基準

1）乳児期
　乳児期は，一生の中でも特に身体の著しい発達時期（第一発育急進期）であり，1年間で身長は1.5倍，体重は約3倍になる（図5－7）．しかし，出生時の体重の影響など発育の状況には個人差が大きい．
　母乳栄養児では母乳中にビタミンKの不足がある場合，新生児メレナや特発性乳児ビタミンK欠乏症を起こすことがある．ビタミンKは，通常成人では腸内細菌により体内合成することが可能であり不足することはほとんどないが，乳児では体内合成ができないため，母乳か

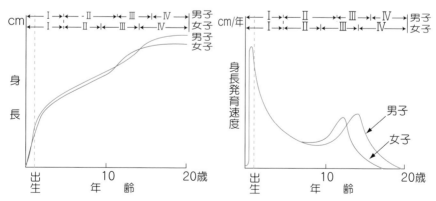

I：第一発育急進期を含む胎児期，乳児期，幼児期前半
II：比較的安定を示す時期で幼児期の後半から学童期の前半
III：思春期急増を示す第二発育急進期
IV：第二発育急進期以降成人に達するまでの時期

図5－7　身長の発育曲線
（藤澤良知編著（2019）栄養・健康データハンドブック，p.382，同文書院より転載，一部改変）

ら供給されずにいると欠乏症が生じる．ビタミンKを多く含む食品を図5-8に示した．

2）幼児期

　幼児期は発育が盛んで活動量も多くなるため，体重当たりのエネルギー量の必要量は多くなる（1日当たりの基礎代謝基準値は，1〜2歳男61.0kcal/kg・女59.7kcal/kg，3〜5歳男54.8kcal/kg・女52.2kcal/kg）（表5-9，第2章の表2-6参照）．鉄やカルシウムも，発育期には不足しないようとることが必要である（巻末の付録参照）．

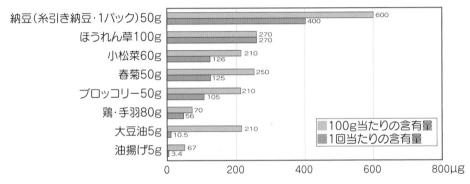

図5-8　ビタミンKの多い食品
（文部科学省科学技術・学術審議会資源調査分科会報告，日本食品標準成分表2020年版（八訂），
文部科学省ホームページを参考に作成）

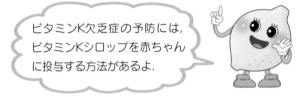

ビタミンK欠乏症の予防には，ビタミンKシロップを赤ちゃんに投与する方法があるよ．

乳児期・幼児期の食生活の特徴

1）乳児期

　乳児期は身体機能の発達にともない，栄養摂取の方法が変化し，食物の形態が変化する．液体（乳汁）から半流動，半固形状（離乳食）となる．離乳食は固形食形態への移行期であり，また著しい発育に対応するための栄養補給として重要である．しかし，消化管の発達は十分でないため，消化吸収能力に応じた食品の選択が必要となる．

> **離乳とは**
> 　離乳とは成長にともない，母乳または育児用ミルクなどの乳汁だけでは不足してくるエネルギーや栄養素を補完するために，乳汁から幼児食に移行する過程をいい，その時に与える食事を離乳食という．（厚生労働省「授乳・離乳の支援ガイド（2019年改訂版）による」）

表5－9　成長にともなう組織増加分のエネルギー（エネルギー蓄積量）

性別	男児				女児			
年齢等	A.参照体重（kg）	B.体重増加量（kg/年）	組織増加分		A.参照体重（kg）	B.体重増加量（kg/年）	組織増加分	
			C.エネルギー密度（kcal/g）	D.エネルギー蓄積量（kcal/日）			C.エネルギー密度（kcal/g）	D.エネルギー蓄積量（kcal/日）
0〜5（月）	6.3	9.4	4.4	115	5.9	8.4	5.0	115
6〜8（月）	8.4	4.2	1.5	15	7.8	3.7	1.8	20
9〜11（月）	9.1	2.5	2.7	20	8.4	2.4	2.3	15
1〜2（歳）	11.5	2.1	3.5	20	11.0	2.2	2.4	15
3〜5（歳）	16.5	2.1	1.5	10	16.1	2.2	2.0	10
6〜7（歳）	22.2	2.6	2.1	15	21.9	2.5	2.8	20
8〜9（歳）	28.0	3.4	2.5	25	27.4	3.6	3.2	30
10〜11（歳）	35.6	4.6	3.0	40	36.3	4.5	2.6	30
12〜14（歳）	49.0	4.5	1.5	20	47.5	3.0	3.0	25
15〜17（歳）	59.7	2.0	1.9	10	51.9	0.6	4.7	10

体重増加量（B）は，比例配分的な考え方により，参照体重（A）から以下のようにして計算した．
　例：9〜11か月の女児における体重増加量（kg/年）
　　　　X＝〔（9〜11カ月（10.5カ月時）の参照体重）－（6〜8カ月（7.5カ月時）の参照体重）〕/
　　　　〔0.875（歳）－0.625（歳）〕＋〔（1〜2歳の参照体重）－（9〜11カ月の参照体重）〕/〔2（歳）－0.875（歳）〕
　　　　体重増加量＝X/2＝〔（8.4－7.8）/0.25＋（11.0－8.4）/1.125〕/2≒2.4
組織増加分のエネルギー密度（C）は，アメリカ・カナダの食事摂取基準より計算．
組織増加分のエネルギー蓄積量（D）は，体重増加量（B）と組織増加分のエネルギー密度（C）の積として求めた．
　例：9〜11カ月の女児における組織増加分のエネルギー（kcal/日）
　　　　＝〔（2.4（kg/年）×1,000/365日）〕×2.3（kcal/g）＝14.8≒15

（厚生労働省，日本人の食事摂取基準2020年版）

離乳の支援の方法

　離乳の開始とは，なめらかにすりつぶした状態の食物を初めて与えた時をいい，与える食品は離乳の進行に応じて，食品の種類および量を増やしていく．離乳の開始は，おかゆ（米）から始め，新しい食品を始めるときには子どもの様子をみながら増やしていく．慣れてきたら，じゃがいもや人参などの野菜，くだもの，さらに慣れたら豆腐や白身魚，固ゆでした卵黄など種類を増やしていく．離乳が進むにつれ，魚は白身魚から赤身魚，青身魚へ，卵は卵黄から全卵へと進める．食べやすく調理した脂肪の少ない肉類，豆類，各種野菜（緑黄色野菜も用いる），海藻と種類を増やしていく（表5－10）．鉄やビタミン類の不足に注意し，離乳食に慣れてきたら，穀類（主食）・野菜（副菜）・くだもの，たんぱく質性食品（主菜）を組み合わせ，食品の種類や調理方法が多様となるような食事内容とする．離乳の開始時期は調味料は必要なく，離乳の進行に応じて，食品のもつ味を生かしながら薄味で調理する．

注1：離乳開始前に果汁やイオン飲料を与えることの栄養学的意義は認められていない．また蜂蜜は，乳児ボツリヌス症を引き起こすリスクがあるため，1歳過ぎまで与えない．
注2：食物アレルギーへの対応は，離乳の開始や特定の食物摂取開始を遅らせても，予防効果があるという科学的根拠はないことから，生後5〜6カ月ごろから離乳を始める．食物アレルギーが疑われる症状がみられた場合，医師の診断に基づいて対応する．

表5-10 離乳食の進め方の目安

	離乳の開始 ⟶ 離乳の完了			
	以下に示す事項は，あくまでも目安であり，子どもの食欲や成長・発達の状況に応じて調整する．			
	離乳初期 生後5〜6カ月頃	**離乳中期** 生後7〜8カ月頃	**離乳後期** 生後9〜11カ月頃	**離乳完了期** 生後12〜18カ月頃
食べ方の目安	○子どもの様子をみながら1日1回1さじずつ始める． ○母乳や育児用ミルクは飲みたいだけ与える．	○1日2回食で食事のリズムをつけていく． ○いろいろな味や舌ざわりを楽しめるように食品の種類を増やしていく．	○食事リズムを大切に，1日3回食に進めていく． ○共食を通じて食の楽しい体験を積み重ねる．	○1日3回の食事リズムを大切に，生活リズムを整える． ○手づかみ食べにより，自分で食べる楽しみを増やす．
調理形態	なめらかにすりつぶした状態	舌でつぶせる固さ	歯ぐきでつぶせる固さ	歯ぐきで噛める固さ
1回当たりの目安量				
Ⅰ 穀類(g)	つぶしがゆから始める．すりつぶした野菜なども試してみる． 慣れてきたら，つぶした豆腐・白身魚・卵黄などを試してみる．	全がゆ 50〜80	全がゆ 90〜軟飯80	軟飯80〜 ご飯80
Ⅱ 野菜・くだもの(g)		20〜30	30〜40	40〜50
Ⅲ 魚(g)		10〜15	15	15〜20
または肉(g)		10〜15	15	15〜20
または豆腐(g)		30〜40	45	50〜55
または卵(個)		卵黄1〜 全卵1/3	全卵1/2	全卵1/2〜2/3
または乳製品(g)		50〜70	80	100
歯の萌出の目安		乳歯が生え始める．	1歳前後で前歯が8本生えそろう． 離乳完了期の後半頃に奥歯(第一乳臼歯)が生え始める．	
摂食機能の目安	口を閉じて取り込みや飲み込みができるようになる．	舌と上あごでつぶしていくことができるようになる．	歯ぐきでつぶすことができるようになる．	歯を使うようになる．

※衛生面に十分に配慮して食べやすく調理したものを与える

（厚生労働省，授乳・離乳の支援ガイド（2019年改訂版）より転載）

2）幼児期

　幼児期には，体の栄養要求量は多いが，多量な食事量に対する消化吸収能力がともなわないため，食事回数を多くするなどの工夫が必要である．間食も内容を検討し，食事摂取基準の10〜20％程度を目安として，日常の食事内容で補いにくいビタミンやミネラルの供給源となる，乳，乳製品，果物，いも類などを加えるとよい．幼児は体重の約70％が水分で，成人よりも多い．日常の食生活の中で水分補給を十分に行うことが必要である．

　味覚形成がなされる時期でもあるため，多様な食品に慣れさせる工夫が必要である．また，濃い味つけ，香辛料などは控えることがのぞましい．この時期はむら食い，遊び食いなどが生じる場合がある．この時期も発育や活動量には個人差が大きいため，食欲や体調など日常の状態を把握しておくことも必要である．

乳児期・幼児期の栄養問題（障害）

　新生児期の健康問題には，体重2500g未満の低出生体重児（WHO，1975年）や遺伝子の異常による先天性代謝異常症などがある．

　低出生体重児は，母乳を主とするが，混合栄養や低出生体重児用調製粉乳を与える．

　先天性代謝異常症は，アミノ酸や糖代謝に関する酵素の欠損や活性の低下による障害を生ずるため，治療用ミルクを与える．代表的な疾患はフェニールケトン尿症，ガラクトース血症，メープルシロップ尿症，ホモシスチン尿症などがあり，放置すると精神発達の障害など重篤になるため，新生児のマススクリーニングが行われている．

　乳・幼児期では食物性アレルギーがみられる場合がある．消化管粘膜から食品中のアレルゲン（抗原）が吸収され，症状として下痢などの消化器症状のほか，蕁麻疹，アトピー性皮膚炎などの皮膚症状がみられる．治療としては，アレルゲンを含む食品の除去による除去食物療法が基本である．アレルゲンとなりやすい食品は卵，牛乳，大豆など食品の頻度が高く，その他，穀類ではそば，小麦，魚介類ではさば，いか，かに，貝類などがあるが，成長期であるため栄養のバランスを崩さないように注意する．代替食品は多様な食品を選択する，食品は加熱して用いるなど工夫することが必要である．

　また，この時期では，う歯の発生と咀嚼や嚥下の学習が問題となる．5〜6歳の90％はう歯があり，う歯を放置すると咀嚼力の低下にもつながる．う歯の防止には，甘い菓子や清涼飲料水など砂糖を多く含む食品を控える，食事時間やおやつの時間を決めてだらだら食べをやめる，食後に歯を磨くなどのしつけも必要である．また近年では幼児の好む柔らかい食品のみが食卓に登場するため，咀嚼や嚥下がうまくいかない子どももいる．咀嚼はあごや歯の発達に必要であるばかりでなく，脳の発達，唾液の分泌を高め消化をよくする，味覚の発達を助けるなど，重要な役割をする．この時期に正しい咀嚼の学習が行われないと，学童期以降の食物選択の幅を狭め，栄養状態を悪くする．

4　学童期

Ⓐ　学童期の成長と活動

　学童期は身体の第二発育急進期で，新生時期に次ぐ発育をし，身体機能はさらに発達する．体重当たりの体表面積は大きいので，基礎代謝基準値は1日当たり6〜7歳男44.3kcal/kg・女41.9kcal/kg，8〜9歳男40.8kcal/kg・女38.3kcal/kg，10〜11歳男37.4kcal/kg・女34.8kcal/kgで成人より大きく，体重増加量も大きい．知識欲が旺盛になるため，食生活や栄養に関する基礎的な知識を身につけるには最適な時期である．近年では子どもたちの活動量は低下しているといわれており，消費エネルギー量の低下による肥満に気をつけることが必要である．

　発育状態の判定には臨床検査，身体的状況のほか，身体計測による身長，体重などに基づく成長曲線やカウプ指数[*]・ローレル指数などの体格指数が栄養状態の判定に用いられる．乳幼児の標準体格のカウプ指数は15〜19である[2]．

[体格指数]

カウプ指数 (Kaup index，乳幼児期対象) $= \dfrac{\text{体重(kg)}}{\text{身長(cm)}^2} \times 10^4$

ローレル指数 (Rohrer index，学童期対象) $= \dfrac{\text{体重(kg)}}{\text{身長(cm)}^3} \times 10^7$

（100以下やせ，160以上肥満と評価）

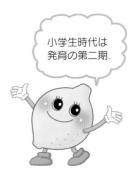

小学生時代は発育の第二期．

Ⓑ　学童期の食事摂取基準

　エネルギー量は，組織合成に要するエネルギーと組織増加分のエネルギーを加算し算出してある（巻末の付録）．たんぱく質は，成長期であることから不足しないように気をつける．カルシウムは蓄積量（図5-9）や尿中，経皮排泄，吸収率などを考慮する．

　食事摂取基準では，鉄は，10歳〜11歳の年代から月経の有無による数値が併記されている．成長期であるため，骨格や筋肉などの増加にともなう栄養の補給が必要である（付録）．

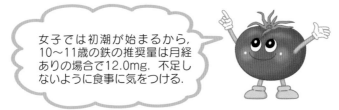

女子では初潮が始まるから，10〜11歳の鉄の推奨量は月経ありの場合で12.0mg．不足しないように食事に気をつける．

---

[*]　カウプ指数：カウプ指数はBMIと同じ数値であるが，乳幼児の場合，体重・身長とも成人等に比べて数値が小さいため，栄養学では，本書に記載のとおり，身長はcm，体重はkgを用いて計算し10の4乗をかけて補正する場合と，身長はcm，体重はgを用いて計算し10をかけて補正する場合がある．なお，乳児および小児のエネルギー摂取量の過不足のアセスメントには，成長曲線（身体発育曲線）を用いる[3]．

蓄積量(mg/日)

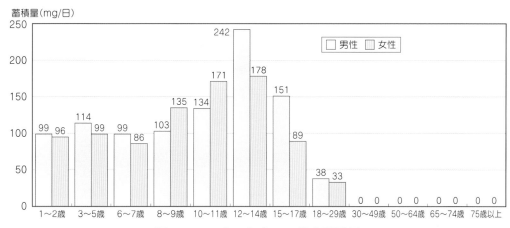

図 5 － 9　カルシウムの体内蓄積量
（厚生労働省，日本人の食事摂取基準2020年版より作図）

 ## 学童期の食生活の特徴

　学童期では学校給食の役割が大きいといえる．学校給食は学校給食法（昭和29年）により，「学校給食が児童および生徒の心身の健全な発達に資し，国民の食生活の改善に寄与すること」を目的としている．また「学校給食を通して日常の食事についての正しい知識とのぞましい習慣や明るい社交性を養うこと，栄養の改善や健康増進をはかり，食糧の生産や消費について正しい知識を導くこと」などが目標として定められている．学童期の食事摂取基準に準じて，給食の給与栄養量が定められている．エネルギー量は推定エネルギー必要量のおよそ３分の１，たんぱく質は，学校給食による摂取エネルギー量全体の13〜20％エネルギー，脂肪エネルギーは，25〜30％エネルギー，カルシウムは食事摂取基準の推奨量の50％程度が摂取できるよう設定されている．

　知識欲の旺盛な時期でもあるため，家庭での食事の内容や食生活に対する基本的な考え方の指導が必要である．将来に向けて好ましい食習慣の定着がのぞまれる．

 ## 学童期の栄養問題

　社会状況として，受験準備の低年齢化による塾通いなど，学童期にあっても夜型生活が増加しており，朝食の欠食，一人食べ（孤食），ファストフードなどの外食の増加，スナック菓子，嗜好飲料のとり過ぎなど問題も生じている．思春期，成人期などの朝食の欠食の習慣は学童期から形成されることが多い．

　これらのことは，脂質や炭水化物などエネルギー量の多い食品（表 5 － 11）に偏り，肥満や貧血をまねく結果となる．学童期の脂肪細胞の増加による肥満は減量しにくいうえ，成人

期の肥満を誘発し，脂質異常症や高血圧，糖尿病などの生活習慣病の発症を早める．規則正しい食生活を身につけることが必要である．

表5－11　ファストフードの栄養価（参考値）

食品名	エネルギー量 (kcal)	たんぱく質量 (g)	脂質量 (g)	炭水化物量 (g)	塩分量 (g)
ハンバーガー（1コ）	251	12.7	8.5	30.9	1.2
ダブルバーガー（1コ）	545	24.8	30.4	42.9	2.0
チリドッグ（1コ）	423	13.7	22.9	37.9	2.5
フライドポテト（レギュラーサイズ，1袋）	420	5.7	22.1	49.4	0.4
ピザ（10インチサイズ，1/4枚）	360	19.6	15.0	36.0	2.2
フライドチキン（1ピース）	237	18.3	14.7	7.9	1.7

（文部科学省科学技術・学術審議会資源調査分科会報告，日本食品標準成分表2020年版（八訂），
文部科学省ホームページを参考に作成）

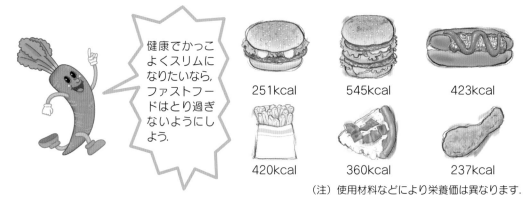

251kcal　　545kcal　　423kcal

420kcal　　360kcal　　237kcal

（注）使用材料などにより栄養価は異なります．

5　思春期

Ⓐ　思春期の成長と活動

　思春期は第二次性徴期を迎え生殖能力も完成する時期であり，男子・女子の身体的特徴は顕著になる．身長の伸びは乳児期に次いで大きくなり，思春期後半には身長の伸びはほぼ停止する．女子の方が早く始まり早く終了するが，個人差が大きい．この時期は疾患罹患率が低く健康に関する認識は薄く，思春期では，身体的な著しい変化に精神の成長が追いつかずアンバランスが生じる場合もある．カルシウムの体内蓄積量や筋肉量の増加など，成人期へ向けての体づくりの時期でもある．

Ⓑ　思春期の食事摂取基準

　食事摂取基準では，17歳までは「成長にともなう組織増加分のエネルギー（エネルギー蓄

積量）」（表5－9参照）が考慮されている．近年では青少年のエネルギー消費量は減少傾向にあるといわれるが個人差が大きい．たんぱく質も17歳までは成長にともなうエネルギー蓄積量が考慮されているが，エネルギー不足の状態では利用効率は低下し，特に運動量が増加する場合は活動量に見合ったエネルギー量の摂取が必要である．

　脂質はとり過ぎに注意し，エネルギー比率は20〜30％を目標とする．令和元年の国民健康・栄養調査結果では，15〜19歳の脂肪エネルギー比は男子が29.8％，女子が31.3％で，女子において30％を上回っている．この年代は運動などによる生活活動の増加にともなって食事量が増し，摂取するエネルギー量やたんぱく質量が増加するが，ビタミン類では同時に，これらの栄養素の代謝に関与するビタミンB群を十分に摂取することも必要である．ビタミンB$_1$は炭水化物やアミノ酸の代謝に関与しており，エネルギーを得るために重要な代謝経路に関与している．欠乏症としての脚気はよく知られている．ビタミンB$_2$はエネルギー代謝，酸化還元反応に作用し正常発育に不可欠なビタミンである．これらのビタミンの食事摂取基準は成人の欠乏実験，飽和量などの成績から算出されている．ビタミンB$_6$はアミノ酸代謝の補酵素として作用するため，たんぱく質の摂取量にともなって増加させることが必要である．ビタミンB$_6$の必要量は以下の算式で求められる．

$$\text{ビタミンB}_6\text{推定平均必要量（mg）}=0.014\text{mg}\times\text{たんぱく質摂取量（g）}\times\frac{1}{0.73}$$

$$\fallingdotseq0.019\text{mg}\times\text{たんぱく質摂取量（g）}$$

　また，推奨量は必要量×1.2で算出されている．

　カルシウムの体内蓄積量は12〜14歳が最も高く，カルシウム吸収率も増加する．したがってカルシウムの食事摂取基準は，推定平均必要量，推奨量とも12〜14歳が最も高い．成人期，老年期以降に生じやすい骨粗しょう症を予防するためにも，この時期に十分蓄積量（骨量）を高めることが必要である（図5－9参照）．

　鉄に関しては，この時期の女子では月経の開始にともない鉄の損失が生じるため，鉄欠乏性貧血に注意する．リンはカルシウムと結合し骨格などを形成しており，カルシウムの代謝と関係が深い．日常の食事からは不足することは少ないが，逆に，加工食品などに食品添加物としてリン酸塩類が用いられることが多く，これらの食品を摂取する機会の多いこの年代では，過剰摂取も懸念されている．

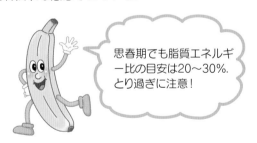

思春期でも脂質エネルギー比の目安は20〜30％．とり過ぎに注意！

Ⓒ　思春期の食生活の特徴

　現代の日本では，食料不足による飢えを経験することはほとんどないであろう．現代の思春期の年代は豊富な食生活の中で成長してきたといえるが，選択する食品の偏りなどから栄

養のアンバランスを生じることがある．生活スタイルが夜型になり夕食時刻も遅く，それにともない朝食の欠食が生じている．朝食の欠食は，男女とも15歳以降に増加がみられ，20歳代になると欠食率が著しく増加している（図5–10）．

　20〜40歳代に好まれるハンバーガーやピザ類は，脂質量が多く高エネルギーである（表5–11参照）．食べる分量や他の食品との組み合わせを考えて食べる工夫も必要である．また，清涼飲料水はショ糖が多く，その他の栄養素をほとんど含まない食品である．これらの食品は気軽に入手できるが，とり過ぎに気をつけることが必要である．

　思春期の女子では体型がふっくらと女性らしくなってくる．しかし，体型の変化を受け入れられずに必要以上にやせようとして欠食をしたり，食事量を減らしたりして，栄養不足に陥る場合がある．特にたんぱく質や鉄が不足し鉄欠乏性の貧血を生じる場合がある．鉄は含まれている食品や同時にとる食品によって吸収率が変化する．加工食品や精製された食品では含有量が少なく，とりにくい栄養素である．肉類，豆類，海藻類，緑黄色野菜などの鉄の含有量の多い食品の摂取や，動物性食品，ビタミンCの多い食品などを組み合わせて吸収率を高める工夫も必要である．一方，過度の減量は骨への負荷を少なくし，骨密度を低下させる場合もある．

　スポーツをする男子や自炊生活者では，空腹感を満たすだけの簡便な食事ではビタミン類やミネラル類が不足する場合がある．特にビタミンB群の不足はエネルギー代謝に支障をきたす（図5–11）．ビタミン類やミネラル類は食品が精製されるにともなって損失するため，加工食品やインスタント食品などの多い食生活では，エネルギー量は充足されていても，これらの微量栄養素に不足をきたす場合がある．

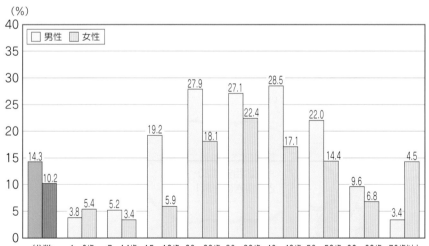

図5–10　朝食の欠食率（性・年齢階級別）
（令和元年国民健康・栄養調査報告書，厚生労働省ホームページをもとに作成）

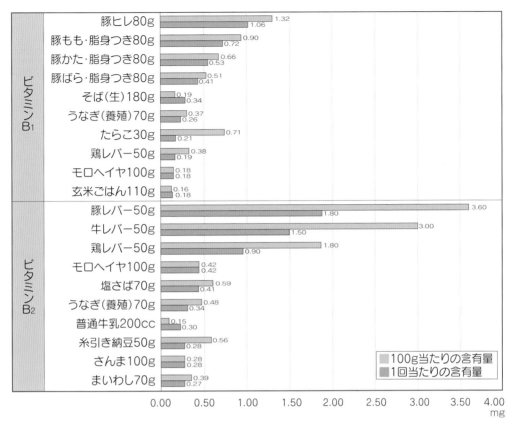

図5-11　ビタミンB₁とビタミンB₂の多い食品
（文部科学省科学技術・学術審議会資源調査分科会報告，日本食品標準成分表2020年版（八訂），
文部科学省ホームページを参考に作成）

スポーツをする諸君！
ビタミンB群（特にB₁，
B₂）の毎日の補給を忘れ
ないで．

6　成人期

成人期の健康と活動

　成人期は，身体的，精神的に成熟し人生の中で最も充実した時期といえる．しかし，加齢とともに身体機能は老化現象が出現し始める．また，現代社会では，機械化，省力化など労働の質が変化し，労働による身体活動量は少なくなっている．さらに，交通，通信網の発達により，日常の生活活動量は低下し，消費エネルギーは減少している．半面，経済的にはゆとりができ始め，アルコール飲料や外食などの増加により，エネルギー，塩分，脂質などが過剰となり，肥満や高血圧症，糖尿病などの慢性疾患を引き起こす場合がある．

　女性では後半から更年期に入り，閉経にともなって，思春期以来のホルモンバランスが崩れ，不定愁訴やさまざまな臨床的症状が生ずる場合がある．特に女性ホルモンと関係の深いカルシウム代謝，脂質代謝などに変化が生じる．男性に比べて体格が小さく骨量も少ない女性では，カルシウム代謝の異常は骨粗しょう症などを引き起こし，骨折しやすくなる．また，脂質異常症や高尿酸血症など，男性と同様な疾患も生じやすくなる．成人期では，来たるべき老年期に備えた健康づくりが必要である．

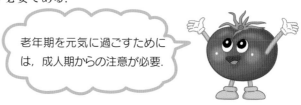

老年期を元気に過ごすためには，成人期からの注意が必要．

Ⓑ 成人期の食事摂取基準

　エネルギーは，基礎代謝（BMR；basal metabolic rate）と身体活動レベル（PAL）で算出される（推定エネルギー必要量＝基準代謝量（kcal/日）×身体活動レベル）．
　身体活動レベルはⅠ～Ⅲまで分類されている．身体活動に見合ったエネルギー量を摂取することが肥満防止のためには必要である．しかし身体活動が低下し食生活が豊かになっている現代では，相対的にエネルギー量は過剰になりがちである．成人期では，活動量が低下しないよう日常生活で工夫することも大切である．
　脂質のエネルギー比率は，低過ぎると脳出血の増加，平均余命への影響などがあるが，高過ぎると心疾患や動脈硬化性の疾患などの増加がみられる．日本人の食事摂取基準2020年版の目標量は，すべての年代において，20～30％の値が示されている．また，脂質は構成される脂肪酸の種類により体内での生理作用が異なることから，量だけではなく質も考慮することが必要である．
　成人のたんぱく質の食事摂取基準では，推奨量は各年齢の体重に0.65×(100/90)×1.25を乗じて求められる．この数値は，成人の良質たんぱく質平均必要量を0.65g/kg/日，消化吸収率を90％，個人差の変動係数を25％として算出してある．たんぱく質のエネルギー比率は20％未満がのぞましい．アミノ酸組成からみると，動物性たんぱく質の方が優れている面は多いが，動物性食品に偏ると，動物性脂質の過剰摂取について考慮する必要がある．獣肉類などの動物性脂質は飽和脂肪酸の割合が多いため，動物性たんぱく質の比率は40～50％とし，飽和脂肪酸の過剰摂取を避けることがのぞましい．
　食物繊維（ダイエタリーファイバー，dietary fiber）は「人の消化酵素で消化されない食品中の難消化性成分の総体」とされており，生体のエネルギー利用にも影響を及ぼす（図5-12）．食物繊維の生理作用は多様であり，生活習慣病の予防因子としての作用が見直されつつある．日本人の食事摂取基準2020年版の目標量として示されている数値は，成人で男性21g以上，女性18g以上である．しかし，近年の日本人の食生活では摂取量が減少傾向にあり，令和元年の国民健康・栄養調査では，20歳以上の平均18.8gで不足気味である．
　カルシウムは骨密度の低下を防ぐために十分な摂取が必要で，食事摂取基準の推奨量を目指して摂取することがのぞましい．成人のカルシウム吸収率は，40歳代までは女性で25～30

%，男性で30%，50歳代以降では男女とも25%程度となっている．骨粗しょう症予防のためには十分な摂取がのぞまれる（図5－6，5－13）．骨形成のためには，カルシウムのほか，ビタミンDやビタミンK，骨への適度な負荷（運動）なども必要である．また，女性では50歳代前後から更年期に入るため，女性ホルモンの分泌低下により骨代謝に影響があらわれ，骨密度が低下しやすくなる．

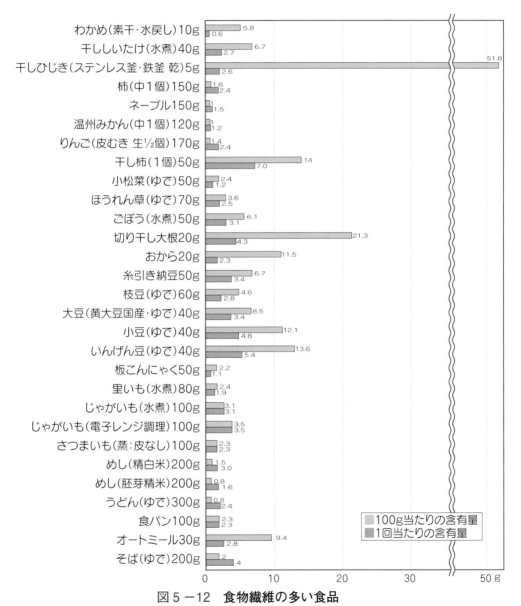

図5－12　食物繊維の多い食品

（文部科学省科学技術・学術審議会資源調査分科会報告，日本食品標準成分表2020年版（八訂），文部科学省ホームページを参考に作成）

カルシウムの食事摂取基準（2020年版推奨量）

	男性(mg/日)	女性(mg/日)
18～29(歳)	800	650
30～49(歳)	750	650
50～64(歳)	750	650

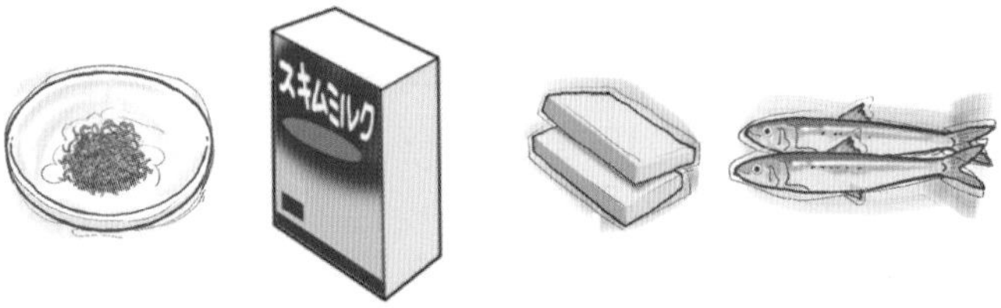

食品例	干しひじき	スキムミルク	チーズ	丸干しいわし
100g当たりカルシウム含有量	1400mg	1100mg	630mg	440mg

図5－13　成人期のカルシウム食事摂取基準推奨量と食品例

Ⓒ 成人期の食生活の特徴

　令和元年国民健康・栄養調査では，40～60歳代の男性ではおよそ2割が生活習慣病のリスクを高める量の飲酒をしていると回答している（図5－14）．適度な飲酒はプラス面もあるが，アルコールは食欲を増進させることから，飲酒にともなう食事は過剰になりがちである．特に飲酒量の多い男性では肥満や肝機能障害を生じる原因となる．「21世紀における国民健康づくり運動（健康日本21）」では「適度な飲酒を1日平均純アルコール量で約20g」としている（純アルコール20gのアルコール飲料の量はアルコール度数により異なる．ビール500mL，日本酒180mL，ウイスキー60mL程度）．

　また，食塩の摂取量は，成人男女の平均で10.1g，成人男性では10.9g，成人女性では9.3gである（令和元年国民健康・栄養調査，第2章 図2－5参照）．これは，日本人の食事摂取基準2020年版で掲げる食塩摂取の目標量の男性7.5g未満，女性6.5g未満を超えている．

　一方，カルシウムは摂取量が食事摂取基準の推奨量に達していない栄養素で，男女とも，20歳代から40歳代で充足率が低い（図5－15）．

　夕食時刻は遅く，平成18年は，男性では20歳代～60歳代において，午後9時以降に食べる者の割合が増加していた．外食は20～50歳代で多くみられるなど，成人期では飲酒，塩分摂取量，外食，不規則な食生活が問題となる．

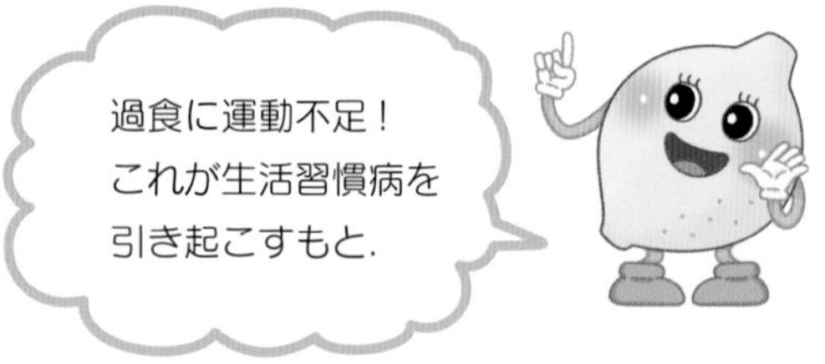

過食に運動不足！
これが生活習慣病を
引き起こすもと．

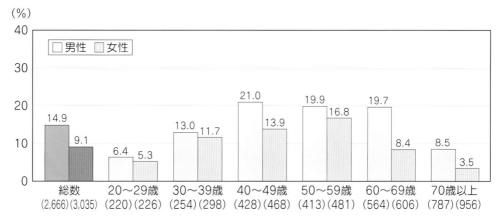

※「生活習慣病のリスクを高める量を飲酒している者」とは，1日当たりの純アルコール摂取
量が男性で40g以上，女性20g以上の者とし，以下の方法で算出．
①男性：「毎日×2合以上」＋「週5〜6日×2合以上」＋「週3〜4日×3合以上」＋「週1
〜2日×5合以上」＋「月1〜3日×5合以上」
②女性：「毎日×1合以上」＋「週5〜6日×1合以上」＋「週3〜4日×1合以上」＋「週1
〜2日×3合以上」＋「月1〜3日×5合以上」

清酒1合（180mL）は，次の量にほぼ相当する．
ビール・発泡酒中瓶1本（約500mL），焼酎20度（135mL），焼酎25度（110mL），焼酎
30度（80mL），チュウハイ7度（350mL），ウィスキーダブル1杯（60mL），ワイン2杯
（240mL）

図5−14　生活習慣病のリスクを高める量を飲酒している者の割合（20歳以上，性・
年齢階級別）

（厚生労働省，令和元年国民健康・栄養調査結果の概要より作成）

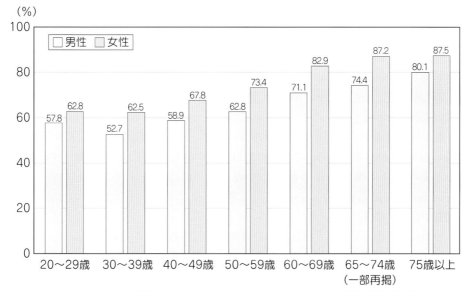

図5−15　カルシウム「摂取量」と調査対象者の食事摂取基準「推奨量」の比較
（20歳以上）（「推奨量」に対する「摂取量」の割合）

（厚生労働省，日本人の食事摂取基準2020年版，令和元年国民健康・栄養調査資料より作成）

　摂取エネルギーの過剰や消費エネルギーの減少により，成人期の男性では肥満が増加する傾向がみられる．特に高血圧，糖尿病，脂質異常症，高尿酸血症などは肥満が起因となる慢性疾患で，食生活を含む生活習慣とのかかわりが深い．成人期に多発するこれらの慢性疾患は，生活習慣病と称されている．

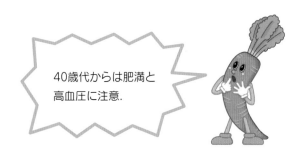

40歳代からは肥満と
高血圧に注意.

 7　**老年期**

老年期の健康と活動

　日本人の平均寿命は伸び続け，日本は世界有数の長寿国である．出生率の低下と相まって老齢人口の増加など，短期間に高齢社会を迎えている．人間の寿命は100〜110年くらいといわれているが，寿命や老化に関するメカニズムは，遺伝や環境要因などとかかわっており複雑である．老化の定義は明確ではないが，分子，細胞，生理学的および心理学的変化を包括した複雑な現象とされる．

　加齢と老化は異なる概念であるが，一般的には加齢にともない老化現象を生じる．しかし，暦年齢（calender age）と生物学的年齢（biological age）の間には個人差が大きく，寝たきり老人が問題になる一方で，100歳以上の高齢者数は年々増加しており，地域で元気に活躍している高齢者もいる．

　老年期の健康上の問題として，サルコペニア（骨格筋萎縮：sarcopenia）やフレイル（虚弱：frailty）がある．加齢による筋肉量の減少や筋力の低下は，歩行障害や転倒による骨折などから，身体機能全体の低下につながり，ロコモティブシンドローム（locomotive syndrome：運動器症候群）を生じる．これらを予防するためには，適切な栄養摂取と適度な運動が必要となる．

　加齢にともなって，摂食機能を含む機能低下（かむ，飲み込む，握る，つかむなど直接摂食にかかわる機能や，料理をつくるために包丁や火を使うなどの機能，買い物に行く，重量のある物を運ぶ能力など）のほか，味覚の機能低下（味細胞の減少，味の閾値の上昇など）や消化吸収能力の機能低下などが生じる（表5-12）．また，生活環境，家族形態，経済状況，栄養や調理に対する知識の程度なども食物摂取への影響は大きく，さらに成人期における食事・運動・喫煙・飲酒などの生活習慣は老年期の健康に影響を及ぼす．

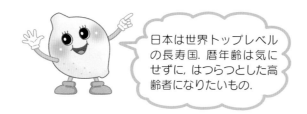

日本は世界トップレベルの長寿国. 暦年齢は気にせずに, はつらつとした高齢者になりたいもの.

表5−12 食事摂取への老化の影響

食欲	・視力の低下は「おいしさ」に影響し, 摂取動作を困難にする. ・嗅覚の低下は「おいしさ」に影響する. ・乳頭や味らいの数の減少と脳の味覚受容機能の低下により, 甘味, 酸味, 塩味, 苦味すべての味覚が低下する. 特に, 塩味の感覚低下が著しく, 塩分をとり過ぎる結果となる.
摂取	・運動機能, 特に上肢の障害, 脳血管障害による片麻痺, 関節リウマチによる関節の変形・拘縮, パーキンソン病による振戦, 神経・筋疾患で握力の低下が起こり, これらが摂取動作を困難にする.
咀嚼	・加齢とともに歯の損耗, 脱落は高度になり, 咀嚼能力は極度に低下する. ・総義歯を入れた者の咀嚼力は, 有歯者に比べ約1/2に低下する.
嚥下	・咀嚼能力の低下により, 固形食物の丸飲み → 無理な嚥下 → 咽頭でのつかえ → 窒息を生じる危険もある. ・唾液の分泌量が減少し, 口腔粘膜のなめらかさを失わせ, 嚥下もスムーズに行えなくなる. ・咽頭・喉頭の味覚鈍麻, 反射機能低下, 咀嚼筋群の筋力低下などにより, 誤嚥(飲み込んだものが気管に流入すること, いわゆる「むせ」)を起こしやすい.
消化・吸収	・胃は萎縮性変化を起こし, 筋緊張が低下し, 消化液の分泌が低下する. ・無酸症も増加し, 消化・吸収に及ぼす影響が大きい. ・老年者の大食は, 胃壁の弾力性収縮力の低下, 鈍麻などにより, 満腹感が得られないと考えられる. ・膵液のたんぱく質分解酵素が減少する. たんぱく質を大量に摂取した場合は消化不良を起こす.
排泄	・腸壁の筋緊張が低下してぜん動運動が弱まり, 便秘になりやすい.

Ⓑ 老年期の食事摂取基準

　一般的には加齢とともに基礎代謝や活動量が低下し, エネルギー所要量も低くなる. しかし, 老年期は成人期よりも暦年齢と生理学的年齢の個人差が大きく, 高齢であっても身体活動レベルが高く健康状態や身体機能が良好な人々も多いため, 生活活動に応じたエネルギー摂取が必要である. 高齢者では骨格筋の減少などにより, 全身たんぱく質代謝回転速度が低下し, たんぱく質の吸収や利用効率も低下する. たんぱく質は体細胞構成成分として重要であり, 不足のないようにとる必要がある. 最近の研究では, たんぱく質摂取量が多いことが, フレイルの発症リスク低下と関連すると結論づけられている. また十分なたんぱく質の摂取と運動の実施がサルコペニアの予防のために重要であると考えられている. 施設入所者や要介護者などでは骨格筋のたんぱく質代謝が低下するため, 健康人とは別にたんぱく質補給量を考慮する.

　脂質はエネルギー比の20～30％程度とするが，高齢になると料理や食品に対する嗜好が淡泊なものになり，油脂の摂取量が減少しがちである．リノール酸などの必須脂肪酸が不足しないよう気をつける．ビタミン類は成人期と同様に考えられて，体格などを考慮し設定されている．しかし，ビタミンDでは日光照射の減少による皮膚からの生産低下，ビタミンAやEなど脂溶性ビタミン類は，脂肪の摂取量の減少とともに吸収量が低下するため配慮が必要である．また，通常は腸管で産生されるために不足することは少ないビタミンKも，腸管での産生量の減少にともない不足しやすくなる．日常の食事から摂取するように気をつける．ミネラル類では，不足しがちなカルシウムと，過剰になりがちなナトリウム（塩分）のとり方に注意する（表5－13）．

表5－13　食品中の塩分量

調味料大さじ1杯

調味料	塩分(g)
塩	18
しょうゆ	3
しょうゆ（減塩）	1.4
甘みそ	1.1
辛みそ（赤・白）	2.3
ウスターソース	1.6
中濃ソース	1.1
トマトケチャップ	0.6
マヨネーズ	0.3

外食やその他常用食品

食品（一人前）	塩分(g)	食品	目安量	塩分(g)
食パン2枚	1.5	シラス干し	大2	2
インスタントラーメン	5	ハム	薄切り2枚	1
寿司	4.0～5.0	スライスチーズ	2枚	1
カレーライス	2.0～3.0	かまぼこ	100g	3
すき焼き	5.0～6.0	はんぺん	小1コ	1
丼物	3.0～5.0	ベーコン	薄切り2枚	1
サンドイッチ	1.0～4.0	塩せんべい	5cm角3枚	0.5
いなり寿司	1.5	きゅうりのぬか漬け	5切れ	0.8
みそ汁	1.5	たくあん	5切れ	2.1
ハンバーガー	2	梅干し	中1コ	2.1
おにぎり（さけ）	1.6	塩辛	3つまみ(20g)	2.3
		イクラ	大1 (25g)	0.6

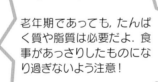

老年期であっても，たんぱく質や脂質は必要だよ．食事があっさりしたものになり過ぎないよう注意！

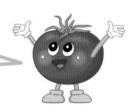

Ⓒ　老年期の食生活の特徴

　老年期の食生活は身体機能や経済状況，生活環境とかかわりが大きい．身体活動の低下は**食欲不振**となり，歯の欠損，消化液の分泌や消化器の機能低下などは食べられる食品の選択幅を狭くする．また，配偶者の死や失職などの出来事は，食欲が低下し，生きる意欲を失う場合もある．食事内容は，歯の欠損や唾液の分泌量の低下を考慮し，食べやすい形態，飲み

込みやすい形状，水分の補給などの工夫が必要である．食べ慣れた食品や料理が好まれるため，献立への配慮が必要である．

　家族構成も食生活への影響が大きく，一人暮らしでは摂取する食品の種類数が減少し，特に一人暮らしの男性世帯では食品数，栄養素摂取量ともに低い傾向がみられ，低栄養状態を生じやすい[4]．また，年齢が高くなると低栄養の割合は増加する（図5−16）．摂取する食品の種類は居住する地域によっても異なる．老年期には嗜好や咀嚼機能の変化により肉類は敬遠されがちであるが，ある程度の動物性食品は必要である．65〜95歳の高齢者218名を対象にしたアンケート調査によると，食事多様性スコアが高い（多様な食品を摂取する）とフレイルの発生度が低くなることがわかった（図5−17）．老年期になるまでに乳・乳製品を食べる習慣のない場合や，歯の欠損により小魚類が食べにくいなどの状況ではカルシウムが不足しやすい．さらに，食べやすくするためにやわらかく加熱した料理が多くなると，熱や水によ

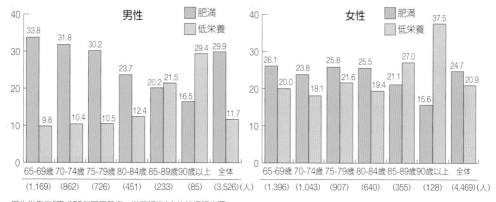

厚生労働省「平成28年国民健康・栄養調査」身体状況調査票
身長・体重より算出したBMIについて，BMI≧25を肥満，BMI≦20を低栄養とした．ただし，身長・体重が不明の場合は集計に含めない．

図5−16　65歳以上，性・年齢階級別BMIの分布
（厚生労働省（2019）高齢者の保健事業のあり方検討ワーキンググループ資料．参考資料5
高齢者の健康状態等の包括的な把握方法に関する資料（特別集計）．
https://www.mhlw.go.jp/content/12401000/000501521.pdf）

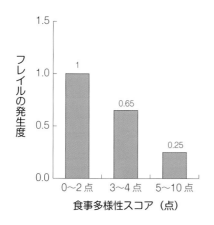

食事多様性スコアは，いも類，豆類，緑黄色野菜，海藻類，魚介類，肉類，卵類，牛乳，果物類および油脂類の10項目について，"ほぼ毎日食べる"が1点，それ以外は0点で合計点を算出する．毎日食べている食品項目が少ないとスコアが低傾向となる．

※分析は，性別，年齢，調査地区，BMI，婚姻，投薬有無，喫煙，誤嚥有無により調整

図5−17　食事多様性スコアとフレイルの関係
（吉崎貴大，横山友里，大上安奈，川口英夫（2019）地域在住高齢者における食品摂取の多様性と食事摂取量および
フレイルとの関連，栄養学雑誌，77（1），p.19-28より作成）

り損失しやすいビタミンB群やビタミンCなどの不足に気をつける必要がある．味覚機能が低下すると味つけは濃くなり，塩分が過剰になりがちである．このため減塩に工夫が必要であるが，高齢者の食習慣ではみそ，しょうゆはなじみの深い食品であり，米を主食とした場合にはこれらの食品を使うことにより，他の食品の摂取もしやすくなる．過度の減塩は食欲の低下をまねくこともあるため，カリウムとのバランスも含めて食事を考えることが必要である．老化に伴うさまざまな口腔状態の衰えは，オーラルフレイルの概念では4つのレベルで表され，レベルが上がるとフレイルへの影響が大きくなる（図5－18）．低栄養や摂食嚥下障害等を予防するために，適切な口腔健康管理を行うとともに，咀嚼や嚥下のしやすい食事への配慮が必要である（表5－14，図5－19）．また，活動量の低下・摂食障害や身体機能の低下・環境の変化などから生じる食欲不振は，低栄養につながり，体力や抵抗力を弱め，感染症にかかりやすく，疾患を長期化させる．身体の運動機能の低下により，食器具の使用が不自由な場合は，適切な介護食器具を用いる工夫も必要である（図5－20）．低体重は活動量を減少させ，さらに食欲不振をまねき悪循環となる．

　老年期では複数の疾患がある場合が多く，しかも長期化する場合が多い．通院者率の高い，高血圧・心疾患・糖尿病などの疾患は成人期から発症のみられる疾患であり，長期にわたる食習慣や生活習慣は健康状態への影響が大きい（表5－15）．老年期においても，過度の肥満は避け，適正体重を維持することが余命の延長につながるといえる．老年期では低栄養に注意し，おいしく楽しく食事をすることも大切である．

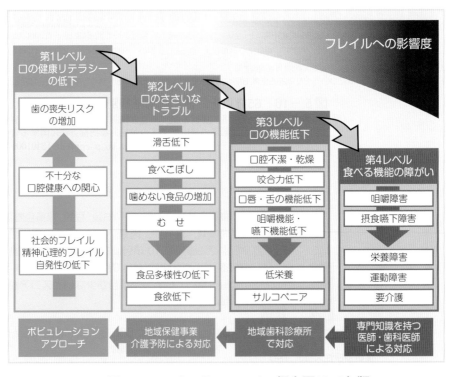

図5－18　オーラルフレイル概念図2019年版
（日本歯科医師会（2019）歯科診療所におけるオーラルフレイル対応マニュアル2019年版，p.12より転載．
https://www.jda.or.jp/dentist/oral_flail/pdf/manual_all.pdf）

表5－14 誤嚥しやすい食品の形態と食物例

形　態	食物例
硬くて食べにくいもの	厚切り肉，りんご，干物，小魚
水分状のもの	水，ジュース，みそ汁
食品内の水分の少ないもの	食パン，凍り豆腐，カステラ，もち
繊維の多いもの	たけのこ，もやし，海藻，こんにゃく，アスパラ，れんこん，セロリ，ごぼう
弾力があってかみ切りにくいもの	かまぼこ，イカ，ちくわ
口腔内に付着しやすいもの	わかめ，のり，青菜類
酸味が強く，むせやすいもの	かんきつ類，オレンジジュース，梅干し
のどに詰まりやすい種実類	ごま，ピーナツ，大豆

表5－15 通院者率（2019年，20歳以上，年齢階級・傷病（複数回答）別）

（人口1,000人当たり）

傷病＼年齢	糖尿病	脂質異常症（高コレステロール血症など）	高血圧症	脳卒中（脳出血・脳梗塞など）	狭心症・心筋梗塞	肩こり症	腰痛症	骨粗しょう症
20～24	1.6	0.4	1.0	0.2	0.3	4.9	6.7	0.2
25～29	3.7	2.5	2.1	0.1	0.2	12.6	12.5	0.2
30～34	4.7	3.5	4.5	0.5	0.4	13.9	17.9	0.2
35～39	9.0	6.7	9.4	0.8	0.9	18.4	23.7	0.3
40～44	14.0	16.5	27.1	1.6	1.8	18.9	25.7	0.5
45～49	24.2	29.3	50.3	3.3	4.1	23.2	31.7	0.5
50～54	39.1	47.7	89.6	5.4	7.9	28.3	39.9	2.2
55～59	58.7	82.9	147.0	9.2	12.9	33.5	47.9	6.2
60～64	82.3	104.8	204.7	12.4	20.2	30.7	53.2	14.4
65～69	106.7	120.8	247.1	18.5	28.4	30.9	63.3	27.1
70～74	125.5	132.8	296.1	25.6	41.3	37.7	88.4	43.3
75歳以上	108.3	94.6	323.3	36.1	63.1	48.0	130.6	78.3

（厚生労働統計協会編（2021）国民衛生の動向2021/2022，p. 422より作成）

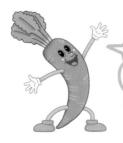

老年期では複数の疾患をもつ人が多い．抵抗力を弱めないためにも，しっかり食べて低栄養にならないことが大切！

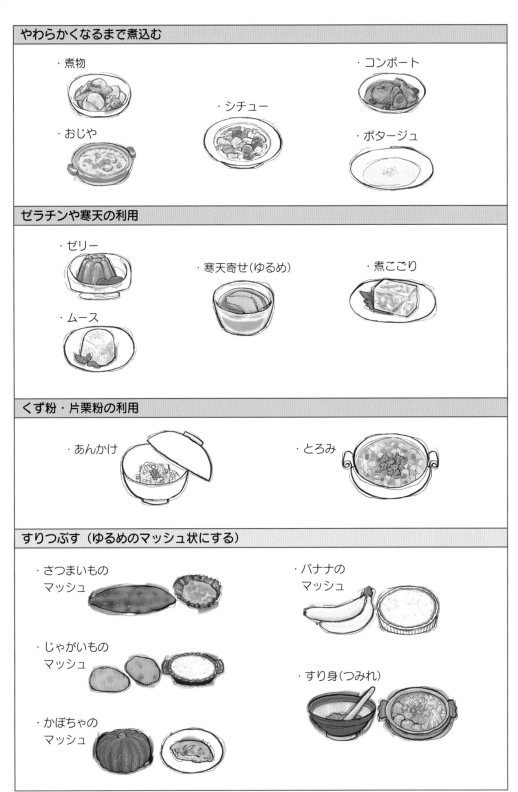

図5-19　軽度の摂食・咀嚼・嚥下困難の場合の食品の形態の工夫

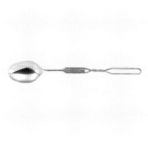

①曲げ曲げハンドル
のスプーン
麻痺などで手首が思
うように曲げられな
い人向けに，自由に
角度が変えられるハ
ンドルのスプーン.

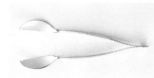

③スプーン箸
箸を使えない人向け
のスプーンで，ピン
セットのように使用
し，すくう，刺す，
つまむ，挟むなどの
動作ができる.
下は「すくう」例.

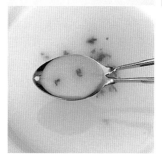

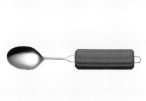

②スポンジ付きハン
ドルのスプーン
握力のない人向けの
スプーンで，ハンド
ルがスポンジ状でや
わらかくなっている.

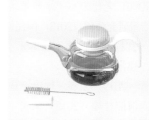

④ストロー付き
カップ
寝たままや顔が自由
に動かせない状態で
も，ストローで飲み
やすい吸い口になっ
ている.

⑤ホルダー付き
吸いのみ
握る動作ができない
人は，ホルダーに手
を差し込んで持つこ
とができる.

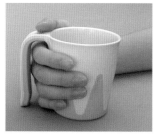

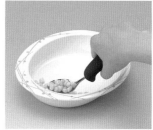

⑥取っ手が開いてい
るマグカップ
取っ手を握れない人
は，手のひらを差し
込んで持つ.

⑦自助食器
食器に傾斜があり，片
側の底が深くなって
いて，底面には滑り
止め加工がしてあり，
片手でもすくえる.

図5－20　介護食器具の一例
(写真提供：①〜③斉藤工業，④⑤浅井商事，⑥⑦三信化工)

引 用 文 献

1 ） Rothman, K. J., Moore, L.L., Singer, M.R., et al.（1995）Teratogenicity of high vitamin
A intake. New England journal of medicine, 333（21），p. 1369 – 1373.
2 ） 厚生労働科学研究費補助金（成育疾患克服等次世代育成基盤研究事業）（2012）乳幼児身
体発育評価マニュアル，p. 50，国立保健医療科学院ホームページ．
3 ） 厚生労働省（2015）日本人の食事摂取基準，p. 33，厚生労働省ホームページ．
4 ） 權珍嬉，鈴木隆雄，金憲経ほか（2005）地域在宅高齢者における低栄養と健康状態およ
び体力との関連，体力科学，54（1），p. 95 – 105.

参 考 文 献

・文部科学省（2021）学校給食実施基準の一部改正について（通知），文部科学省ホームペー
ジ．
・香川靖雄（1996）老化のバイオサイエンス，羊土社．
・健康・栄養情報研究会編（2013）国民健康・栄養の現状，第一出版．
・日本の栄養・食糧学会監修，坂本元子，木村修一，五十嵐脩責任編集（1998）世界の食事
指針の動向，建帛社．
・藤沢良知編著（2019）栄養・健康データハンドブック，同文書院．
・葛谷雅文・雨海照祥編（2013）栄養・運動で予防するサルコペニア，医歯薬出版．
・中村耕三（2012）日本老年医学会雑誌，49（4）．
・日本老年医学会「高齢者の生活習慣病管理ガイドライン」作成ワーキング（2018）高齢者
肥満症診療ガイドライン2018，日本老年医学会雑誌，55（4），p. 464-583.
・厚生労働省（2019）高齢者の特性を踏まえた保健事業ガイドライン 第 2 版，厚生労働省ホ
ームページ．

第6章

疾患別食事指導の実際

[学習目標]

患者が治療食の意味を理解して適切な食生活を送ることは，疾患の回復・維持，健康増進のために大切である．患者自身が実践可能な方法について理解し，食事指導を効果的に行う方法とチーム医療の意義を学ぼう．

糖 尿 病

① 疾患の特徴

　糖尿病とは，インスリン作用不足による慢性の高血糖状態を主徴とする代謝疾患群である[1]．糖尿病と糖代謝異常の成因分類は，表6－1のとおりである．1型は膵β細胞の破壊，通常は絶対的インスリン欠乏に至る．2型はインスリン分泌機能低下を主体とするものと，インスリン抵抗性が主体で，それにインスリンの相対的不足をともなうものなどがある．ほかに，その他の特定の機序，疾患によるもの，妊娠糖尿病に大別される．

表6－1　糖尿病と糖代謝異常*の成因分類

　Ⅰ．1型（膵β細胞の破壊，通常は絶対的インスリン欠乏に至る）
　　　A．自己免疫性
　　　B．特発性
　Ⅱ．2型（インスリン分泌低下を主体とするものと，インスリン抵抗性が主体で，それにインスリンの相対的不足をともなうものなどがある）
　Ⅲ．その他の特定の機序，疾患によるもの
　　　A．遺伝因子として遺伝子異常が同定されたもの
　　　　（1）膵β細胞機能にかかわる遺伝子異常
　　　　（2）インスリン作用の伝達機構にかかわる遺伝子異常
　　　B．他の疾患，条件にともなうもの
　　　　（1）膵外分泌疾患
　　　　（2）内分泌疾患
　　　　（3）肝疾患
　　　　（4）薬剤や化学物質によるもの
　　　　（5）感染症
　　　　（6）免疫機序によるまれな病態
　　　　（7）その他の遺伝的症候群で糖尿病をともなうことの多いもの
　Ⅳ．妊娠糖尿病

注：現時点では上記のいずれにも分類できないものは分類不能とする．
＊　一部には，糖尿病特有の合併症をきたすかどうかが確認されていないものも含まれる．
　　　（日本糖尿病学会（2012）糖尿病の分類と診断基準に関する委員会報告（国際標準化対応版），
　　　　　　　　　　　　　　　　　　　　　　　　　　　糖尿病，55（7），p.490より転載）

　糖尿病における成因（発症機序）と病態（病期）の概念は，図6－1のとおりである．病期は，インスリン作用不足によって起こる高血糖の程度や病態に応じて，正常領域，境界領域，糖尿病領域に分けられる．糖尿病領域は，「インスリン不要」「高血糖是正にインスリン必要」「生存のためにインスリン必要」に区分する．「インスリン不要」と「高血糖是正にイ

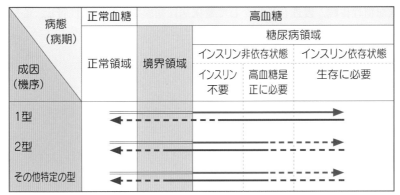

右向きの矢印は糖代謝異常の悪化（糖尿病の発症を含む）をあらわす．矢印の線のうち，━━━の部分は，「糖尿病」と呼ぶ状態を示す．左向きの矢印は糖代謝異常の改善を示す．矢印の線のうち，破線部分は頻度の少ない事象を示す．例えば2型糖尿病でも，感染時にケトアシドーシスに至り，救命のために一時的にインスリン治療を必要とする場合もある．また，糖尿病がいったん発病した場合は，糖代謝が改善しても糖尿病とみなして取り扱うという観点から，左向きの矢印は青線であらわした．その場合，糖代謝が完全に正常化するに至ることは多くないので，破線であらわした．

図6－1　糖尿病の成因（発症機序）と病態（病期）の概念
（日本糖尿病学会（2012）糖尿病の分類と診断基準に関する委員会報告（国際標準化対応版），糖尿病，55（7），p. 489より転載）

ンスリン必要」はインスリン非依存状態，「生存のためにインスリン必要」はインスリン依存状態と呼ばれている．

　糖尿病の多くを占める2型では自覚症状がないまま発症することが多く，診断・治療が遅れると，網膜症，腎症，神経障害などの合併症を起こし，失明や人工透析治療が必要になることもあり，日常生活の質（QOL）の低下をまねく（図6－2）．さらに，脳卒中，虚血性心疾患などの心血管障害の発症・進展を促進することもある．

　2型糖尿病は初期では血糖値が高くても無症状であるが，進行するにつれて多尿，口渇，疲労感，体重減少などの症状がみられ，急性合併症としては，極度の代謝異常による糖尿病高血糖昏睡（ケトーシス，非ケトン性高浸透圧昏睡），血糖降下剤やインスリン注射による医

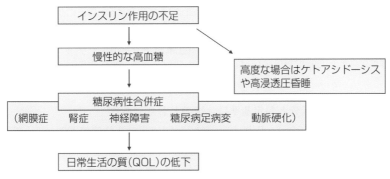

図6－2　糖尿病とは
（北村聖総編集，春日雅人（2013）糖尿病，臨床病態学2巻 第2版，p. 368，ヌーヴェルヒロカワより転載）

原性低血糖性昏睡，慢性合併症として糖尿病性網膜症，糖尿病性腎症，心筋梗塞，脳梗塞，神経障害，感染症などがある．

❷ 診断と治療

　糖尿病の診断は，高血糖が慢性的に持続していることを証明することによって行う．

　血糖値が糖尿病型を示し，かつ，口渇，多飲，多尿，体重減少などの糖尿病の典型的な症状，あるいは，確実な糖尿病網膜症が認められる場合は糖尿病と診断できる．糖尿病の臨床診断のフローチャートを図6-3に示す．

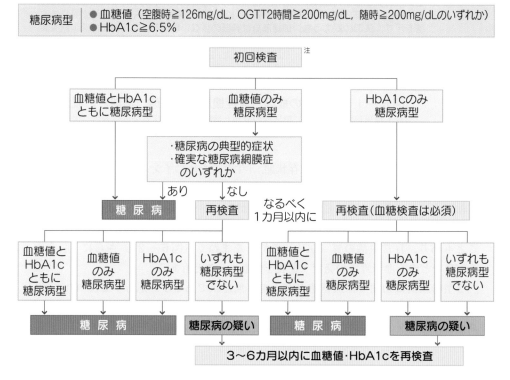

注）糖尿病が疑われる場合は，血糖値と同時にHbA1cを測定する．同日に血糖値とHbA1cが糖尿病型を示した場合は，初回検査だけで糖尿病と診断する．

図6-3　糖尿病の臨床診断のフローチャート

（日本糖尿病学会（2012）糖尿病の分類と診断基準に関する委員会報告（国際標準化対応版），糖尿病，55（7），p. 494より一部改変）

　糖代謝異常の判定区分と判定基準は，次のとおりである[1]．

①早朝空腹時血糖値 126mg/dL以上　　②75gOGTTで2時間値200mg/dL以上
③随時血糖値200mg/dL以上　　　　　　④HbA1cが6.5%以上

　①～④のいずれかが確認された場合は「糖尿病型」と判定する．

⑤早朝空腹時血糖値110mg/dL未満　　⑥75gOGTTで2時間値140mg/dL未満

　⑤および⑥の血糖値が確認された場合には「正常型」と判定する．

「糖尿病型」，「正常型」のいずれにも属さない場合は「境界型」と判定する.

治療の目標は，健康な人と変わらない日常生活の質（QOL）の維持と寿命の確保，合併症発症，進展の阻止である（図6－4）. そのために，HbA1c7.0％未満を目指すように血糖コントロールを行う（図6－5）. 1型糖尿病は，初診時に1型糖尿病が疑われる場合には，直ちにインスリン治療を開始する. 2型糖尿病は，食事療法と運動療法を指導し，それを2～3カ月続けても，目標の血糖コントロールを達成できない場合は薬物療法を行う. 境界型（糖尿病に準ずる状態）では，生活習慣の改善（肥満の解消，食習慣の改善，運動の奨励，飲酒習慣の是正，禁煙など）を指導し，高血圧，脂質代謝異常があればその改善をはかり，糖尿病型への進展を阻止する.

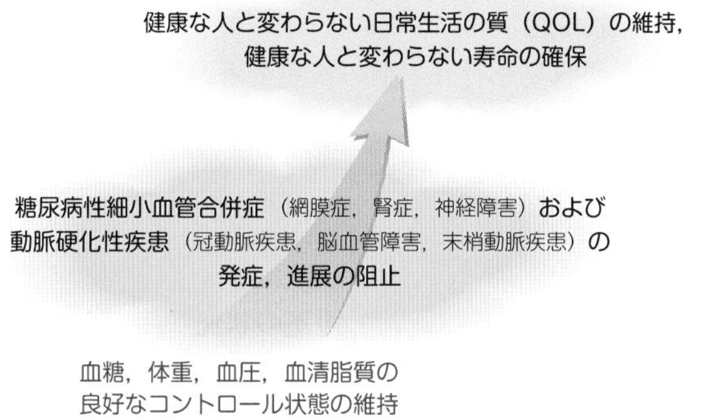

健康な人と変わらない日常生活の質（QOL）の維持，
健康な人と変わらない寿命の確保

糖尿病性細小血管合併症（網膜症，腎症，神経障害）および
動脈硬化性疾患（冠動脈疾患，脳血管障害，末梢動脈疾患）の
発症，進展の阻止

血糖，体重，血圧，血清脂質の
良好なコントロール状態の維持

図6－4　糖尿病治療の目標
（日本糖尿病学会編・著（2018）糖尿病治療ガイド 2018-2019，p. 28，文光堂より転載）

目　標	コントロール目標値 [注4]		
	血糖正常化を [注1] 目指す際の目標	合併症予防 [注2] のための目標	治療強化が [注3] 困難な際の目標
HbA1c(%)	6.0未満	7.0未満	8.0未満

治療目標は年齢，罹病期間，臓器障害，低血糖の危険性，サポート体制などを考慮して個別に設定する.
注1）適切な食事療法や運動療法だけで達成可能な場合，または薬物療法中でも低血糖などの副作用なく達成可能な場合の目標とする.
注2）合併症予防の観点からHbA1cの目標値を7％未満とする. 対応する血糖値としては，空腹時血糖値130mg/dL未満，食後2時間血糖値180mg/dL未満をおおよその目安とする.
注3）低血糖などの副作用，その他の理由で治療の強化が難しい場合の目標とする.
注4）いずれも成人に対しての目標値であり，また妊娠例は除くものとする.

図6－5　血糖コントロール目標（65歳以上の高齢者については「糖尿病治療ガイド2018-2019」の「高齢者糖尿病の血糖コントロール目標」を参照）
（日本糖尿病学会編・著（2018）糖尿病治療ガイド 2018-2019，p. 29，文光堂より転載）

引用文献

1）日本糖尿病学会編・著（2018）糖尿病治療ガイド 2018-2019，p.10，文光堂.

Ⓑ 食事指導の実際

① 目的・目標

　糖尿病の食事指導の目的は，適正な栄養バランスにより，体内のインスリンの需要を節約し，血糖値（HbA1c），体重，血圧，血清脂質等をコントロールすることである．

② 食事指導

1）情報収集（各疾患共通[*1]）

　食事指導のための情報収集を行う．他の疾患でも，下記のように患者と家族の状況を理解したうえで食事指導を行う．

①医師による指示エネルギー量と各栄養素別の指示量，病態，指導日までの体重・検査値の推移．

②患者の栄養摂取量・食習慣，生活習慣，生活活動状況．

③薬物療法を行っている場合，使用薬剤と服薬の状況．

④体重測定・血圧測定・服薬などの自己管理の状況，患者および家族の病気の受容など．糖尿病では，体重は，使用薬剤によって多少の影響を受けるが，摂取エネルギーや血糖コントロールを反映している．食後の血糖は，食べた栄養成分（炭水化物の影響が大きい）に依存している．そのため，どのようなタイミングで，どのくらいのエネルギーを，どのような栄養成分から摂取しているのかを把握することが大切となる．

2）食事指導のポイント

　医師による指示エネルギー量および患者の摂取エネルギー量と食習慣に応じ，医師と相談しながら，短期目標を決めることが重要である．

エネルギー：治療開始時のエネルギー量は体重とエネルギー係数から計算する．使用する体重は目標体重とし，現体重と目標体重に乖離のある場合には主治医と相談して柔軟に対応する．治療開始後は体重をモニタリングし，適正な体重維持をはかる．

軽い労作（大部分が座位の静的活動）	25〜30kcal/kg 目標体重
普通の労作（座位中心だが通勤・家事・軽い運動を含む）	30〜35kcal/kg目標体重
重い労作（力仕事、活発な運動習慣がある）	35〜 kcal/kg目標体重

たんぱく質：総エネルギーの20％までとする．栄養状態，腎機能障害の程度に応じて調整する．

脂質：脂質は，エネルギー比率＝100−（たんぱく質エネルギー比＋炭水化物エネルギー比）とし，エネルギー25％を超える場合には，脂質異常症や動脈硬化性疾患の発症予防の観点から飽和脂肪酸を減じるなど，脂肪酸組成の配慮やコレステロールの制限にも気をつける．

炭水化物：初期設定は総エネルギーの40〜60％とし，単糖類（ブドウ糖，果糖），二糖類（マルトース，スクロース，ラクトース）は食後の血糖の急激な上昇をまねきやすい．特に果糖は，循環器疾患の発症・進展をまねくので過剰摂取に注意する．このためには，指示単位を

[*1]　各疾患共通：次項以降説明を省略するが同様に行う．

超えるくだものやソフトドリンク類・菓子類を控える．食物繊維を１日20g以上摂取するようにつとめる．

食塩：高血圧発症予防のために減塩を心がける．男性は１日7.5g未満，女性は6.5g未満とし，高血圧があれば１日６g未満とする．

アルコール：適量（１日25g程度まで）にとどめ，肝疾患や合併症の問題があれば禁酒とする．

　食後の血糖値の上昇を抑える目的で，グリセミックインデックス（GI），グリセミックロード（GL）（コーヒーブレイク①参照）の低い食事が勧められている．食物繊維を多く含む食品はGIが低く，食物繊維はコレステロールの吸収をゆるやかにする作用もある．１日に20g以上を摂取する．未精製の穀類，海藻は食物繊維を多く含んでいる．

　血糖コントロールのため，毎日の食事時間，食事量のばらつきを少なくする．

　薬剤を使用している場合は，体重は使用薬剤によって多少の影響を受ける．また，血糖値の動きの判断も異なってくる．薬剤の種類によっては低血糖，シックデイの対応の指導も必要となる．

┌╌╌ コーヒーブレイク① ╌╌╌╌╌╌╌╌╌╌╌╌╌╌╌╌╌╌╌╌╌╌╌

グリセミックインデックス（GI）

　炭水化物50gを含む食品を摂取した後の血糖上昇カーブを，基準となる食品（ブドウ糖50g）を摂取したときの食後の血糖カーブを比較してパーセントで表した数値．日本では，基準となる食品として50gの炭水化物を含む白飯を基準食として用いる（日本グリセミックインデックス研究会）．食物繊維を多く含む食品はGI値が低い．

グリセミックロード（GL）

　料理のGI値の評価に使用される．料理は2種類以上の食品が混在することが多く，炭水化物の量も一定ではない．そこで，GI値を測定する料理に含まれている炭水化物を50g当たりに補正した数値．

╌╌╌┘

３）活用するツール

　以下のツールは，糖尿病以外の食事指導にも応用し，食事指導・献立の作成に活用する．

①食品交換表

　日本糖尿病学会が編纂した「糖尿病食事療法のための食品交換表」（以後，**食品交換表**）は，1965年に初版が発行され，現在は，第７版（2013）が広く用いられている．

　食品交換表は，日本人が日常食べている多くの食品を，栄養成分の近似した６つのグループ（表１から表６と呼ぶ）に分類し（図６−６），各食品の１単位＝80kcalに相当する重量（g）と見た目の目安（写真）を掲載している．

　食品交換表では，食品のエネルギー計算を簡便化するため，80kcalを１単位とする方法を用いている．各食品グループから決められた単位をとることにより，バランスのとれた献立を考えることができる．また，同じ表の中の食品は１単位を基準に交換ができる．例えば，もめん豆腐１単位100gを納豆１単位40gに，鶏肉ささみ１単位80gを豚ひれ肉１単位60gにするというように，献立の展開に活用することができる．

　１日の単位は，医師の指示エネルギー量を80で除した値が適正な単位となる（1600kcalであれば20単位）．また，医師からエネルギー比率や各食事への配分の指示があれば，その指示に合うように配分する．特に指示がない場合には，食品交換表に掲載されている単位配分例

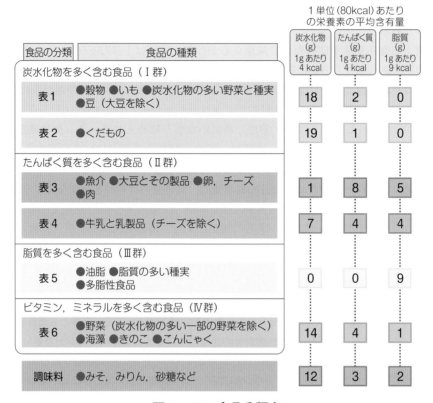

図6－6　食品分類表
（日本糖尿病学会編・著（2013）糖尿病食事療法のための食品交換表 第7版, p. 13, 日本糖尿病協会・文光堂より転載）

を参考に，患者の食習慣・嗜好や合併症（高血圧，脂質異常症等）の有無に合わせて決めていく．朝・昼・夕食・間食ごとの配分については，薬物療法，生活時間帯とその活動内容を十分に考慮する．

②カーボカウント

　カーボカウントは，食事ごとの炭水化物を計算する食事療法である．1型糖尿病の患者を対象に血糖コントロールを目的に行われる．食後の血糖値は炭水化物の摂取でほぼ決まってくるため，目標の血糖値に合わせ，炭水化物の摂取量，インスリン量を決める食事療法で，炭水化物制限食とは異なる．食品交換表では第7版より，炭水化物の比率別に単位配分例を示したり，巻末に炭水化物量を示し，カーボカウントにも対応できるように配慮してある．

③「何をどれだけ食べればよいか」のリーフレット（各疾患共通，「**2** 高血圧」の項を参照）

④食事バランスガイド（各疾患共通，第2章参照）

⑤栄養成分表示（各疾患共通）

　市販の包装された加工食品には栄養成分表示が義務づけられている（図6－7）．このほか，スーパーやコンビニの弁当，惣菜，外食のメニューでも栄養成分表示が見受けられる．食塩量が，Na（ナトリウム）量を用いて表示している場合には食塩（NaCl）量への換算方法についても指導する．

$$Na（mg）× 2.54 ÷ 1,000 = NaCl（g）$$

⑥**特定保健用食品**（各疾患共通）

「血糖値高めの方」，「糖尿病によい」などと表示されたさまざまな健康食品やサプリメントがあるが，いずれも糖尿病を治すものではない．これらの食品の中には安全性が担保されていないものもあるので，消費者庁が認可している**特定保健用食品の表示**（図6−8）を確認するなど，安全性にも気をつけるように指導する．また，特定保健用食品であっても病気を治すものではないことも伝える必要がある．サプリメントの中には服用している薬との相互作用のあるものもあるので，医師や薬剤師と相談するよう指導する．

栄養成分表示 本品1杯分（7g）あたり	
エネルギー	28kcal
たんぱく質	0.5g
脂　　　質	1.5g
糖　　　質	2.1g
食 物 繊 維	2.5g
食塩相当量	0g
シ ョ 糖	0g

栄養成分表（当社分析値）22g（1個）あたり	
エネルギー	25.74kcal
たんぱく質	0.02g
脂　　　質	0.02g
糖　　　質	5.46g
食 物 繊 維	1.61g
食塩相当量	0g
コレステロール	0mg

主要栄養成分表示 1本（100g）あたり	
エネルギー	52.6kcal
たんぱく質	2.1g
脂　　　質	1.8g
炭 水 化 物	6.5g
食塩相当量	0.1g
カルシウム	70.5mg

1g（みそ汁1杯分）の 標準栄養成分	
エネルギー	2.3kcal
たんぱく質	0.35g
脂　　　質	0 g
炭 水 化 物	0.31g
食塩相当量	0.42g

栄養成分表示（200mlあたり）	
熱　　　量	140 kcal
たんぱく質	10.5g
脂　　　質	6.1g
炭 水 化 物	10.5g
食塩相当量	0.3g
カルシウム	84　mg
ビタミンE	12　mg

栄養成分表 1個（24g）あたり	
エネルギー	8kcal
たんぱく質	0g
脂　　　質	0g
糖　　　質	3.2g
食 物 繊 維	0.4g
食塩相当量	0g
リ　　　ン	31g
カ リ ウ ム	71g

加工食品には栄養成分が表示されている．食事療法をしている人には，役立つ情報が掲載されている．下記の点に注意して活用する．

1．表示の単位：表示は「100gあたり」「1包装あたり（○g）」「大さじ1杯○あたり」など，さまざまである．必ず単位を確認する．
2．表示項目：熱量，たんぱく質，脂質，炭水化物（炭水化物に代えて，糖質および食物繊維をもって表示されている場合もある），食塩相当量の5項目は基本項目で，この順序で必ず表示することになっている．含有量が「0」であっても表示されている．
3．熱量（エネルギー）：エネルギーが100gあたり5kcal未満であれば「0」として表示することが認められている．ダイエット飲料などをたくさん飲むと，総エネルギーとして無視できない量になるので注意する．
4．食塩相当量（g）：ナトリウム塩を添加していない食品のみナトリウム量を表示することができる．この場合は，食塩相当量を併記する．その場合の単位はmg（1000mg以上の場合はg表示可）とする．
　　Na量（mg）×2.54÷1,000＝NaCl（g）
5．成分値の誤差：各成分とも，決められた範囲の誤差は認められている．厳しい食事療法を行う場合には，誤差にも気をつけるようにする．
※栄養成分表示の詳細は，消費者庁のホームページに掲載されている．

図6−7　栄養成分表示の例と見方

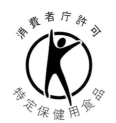

図6−8　特定保健用食品マーク

❸ 献　立

1）献立の立て方（各疾患共通）

　医師の指示エネルギー量により決定した単位配分に合うように患者と一緒に献立を立てる．今までの食事に問題があれば，それを一部変更する．変える場合には，患者の嗜好や，家庭でできるかどうかの確認をとりながら，決めていく．

　食事指導において食品レベルで「何をどれだけ食べられる」あるいは「何をどれだけ食べてよいのか」だけではなく，患者が何を食べたらよいかを献立として知ること，どのような調理がよいかが重要である．食べられる食品の目安量に加えて調理方法も加えて献立を示し，その献立を家庭で応用できることも重要である．

　患者が日常つくったり，食べたりしている料理を例にあげると実践につながりやすい．市販の書籍やインターネットのレシピを利用するなどして，1日の献立例を示すことも患者の理解を深められる．

2）糖尿病患者のための献立例とそのポイント

　糖尿病患者のための献立例を図6－9に示す．

　調理法では「魚は60gくらいで，切り身ならば一切れくらい．焼き物はよいが，フライやムニエルにすると油を使うので，同じ日にサラダや天ぷらなどで油を使う料理が重ならないようにする」などと指導する．

　食品交換表，カーボカウントの指導は「計算」「計量」をともなうため，高齢者や自分で料理をしない患者，多忙な患者には受け入れにくい場合がある．また，初めて糖尿病の食事療法に取り組むときの指導では「面倒」「できそうもない」という印象を与えやすい．患者のそれまでの食生活を考慮し，パンフレットなどを作成して，患者が実践できる工夫をして支援する．

❹ 評　価（各疾患共通）

　客観的評価項目として，体重，血圧，血液などの検査値，栄養摂取量（食事記録は聞き取りなどによるため，精度の課題がある）などにより，目標に達しているか，合併症のコントロールができているかなどを評価する．

　食事指導後は，食習慣や食への思いの変化，活動状況，治療などの自己管理について評価する．

引 用 ・ 参 考 文 献

・日本糖尿病学会編・著（2020）糖尿病治療ガイド 2020-2021，文光堂．
・日本糖尿病学会編・著（2013）糖尿病食事療法のための食品交換表 第7版，文光堂．

朝食
食パン
桜えびのサラダ
スクランブルエッグ(きのこ)
ホットミルク

材料・1人分

食パン
　食パン　8枚切2枚 ························90g
　低カロリーいちごジャム ·················15g
桜えびのサラダ
　レタス ·········25g　きゅうり ········15g
　ムラサキ玉ねぎ…10g　素干し桜えび ······3g
　ピーマン ········5g　乾燥わかめ ······0.3g
　ノンオイルフレンチドレッシング ·········10g
スクランブルエッグ(きのこ)
　鶏卵1/2コ ·······30g　ぶなしめじ ·······20g
　だしわりしょうゆ ·························3g
ホットミルク
　牛乳 ·····························200mL

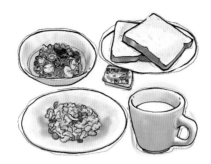

昼食
ごはん
鶏肉のしょうが焼き
付け合わせ
海藻サラダ
しらたき野菜ソテー
くだもの

ごはん
　ごはん ·····························200g
鶏肉のしょうが焼き
　若鶏もも皮なし肉…80g　しょうが ··········2g
　減塩しょうゆ ·····3g　サラダ油 ··········3g
付け合わせ
　ブロッコリー ····30g　食塩 ············0.1g
海藻サラダ
　レタス ··········40g　きゅうり ·········25g
　トマト ··········30g　乾燥わかめ ······1.5g
　ノンオイルフレンチドレッシング ·········10g
しらたき野菜ソテー
　しらたき ·······40g　もやし ···········30g
　人参 ············10g　サラダ油 ··········5g
　減塩しょうゆ ·····5g　食塩 ············0.3g
くだもの
　オレンジ　1/2コ ·····················90g

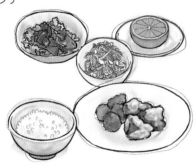

夕食
ごはん
魚ときのこの包み焼き
切り干し大根油揚げ煮
おひたし

ごはん
　ごはん ·····························200g
魚ときのこの包み焼き
　赤魚　1切れ…100g　食塩 ············0.3g
　清酒 ············2g　こしょう ·········少々
　ぶなしめじ ·····20g　えのきたけ ·······10g
　赤パプリカ ······5g　レモン ··········10g
　バター ··········4g　減塩しょうゆ ······5g
切り干し大根油揚げ煮
　切り干し大根 ···10g　人参 ·············8g
　油揚げ ··········5g　砂糖 ·············3g
　減塩しょうゆ ·····8g　サラダ油 ··········3g
　清酒 ·····························1g
おひたし
　チンゲンサイ…70g　かつお節 ·········0.3g
　だしわりしょうゆ ························4g

（献立作成：小林貴子）

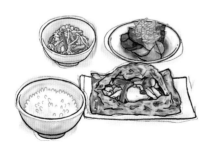

エネルギー　約1600kcal　　たんぱく質　約70g　　脂質　約40g　　炭水化物　約240g
塩分　約6g

図6-9　糖尿病患者のための献立例

高 血 圧

① 疾患の特徴

　わが国の高血圧患者は約4300万人（2017年）と推定され，そのうち3100万人が管理不良（140/90mmHg以上）といわれている[1]．高血圧とは，わが国を含めた世界のほとんどのガイドラインにおいて，診察室血圧140/90mmHg以上としている．高血圧の診断基準（成人における診察室血圧と家庭血圧の分類）は，表6－2の通りである．その他，異なる測定法における高血圧の基準値は，24時間血圧が130/80mmHg以上，昼間血圧が135/85mmHg以上，夜間血圧が120/70mmHg以上である（表6－3）．高血圧は，脳卒中，心疾患や生活習慣病との関連が強く，死亡原因として脳卒中，心疾患，腎不全の危険因子になる可能性が高い．

表6－2　成人における血圧値の分類

分類	診察室血圧（mmHg）			家庭血圧（mmHg）		
	収縮期血圧		拡張期血圧	収縮期血圧		拡張期血圧
正常血圧	<120	かつ	<80	<115	かつ	<75
正常高値血圧	120-129	かつ	<80	115-124	かつ	<75
高値血圧	130-139	かつ/または	80-89	125-134	かつ/または	75-84
Ⅰ度高血圧	140-159	かつ/または	90-99	135-144	かつ/または	85-89
Ⅱ度高血圧	160-179	かつ/または	100-109	145-159	かつ/または	90-99
Ⅲ度高血圧	≧180	かつ/または	≧110	≧160	かつ/または	≧100
（孤立性）収縮期高血圧	≧140	かつ	<90	≧135	かつ	<85

（日本高血圧学会高血圧治療ガイドライン作成委員会編（2019）高血圧治療ガイドライン2019，p. 18，日本高血圧学会より転載）

表6－3　異なる測定法における高血圧基準

	収縮期血圧（mmHg）		拡張期血圧（mmHg）
診察室血圧	≧140	かつ/または	≧90
家庭血圧	≧135	かつ/または	≧85
自由行動下血圧			
24時間	≧130	かつ/または	≧80
昼間	≧135	かつ/または	≧85
夜間	≧120	かつ/または	≧70

（日本高血圧学会高血圧治療ガイドライン作成委員会編（2019）高血圧治療ガイドライン2019，p. 19，日本高血圧学会より転載）

　高血圧で，原因となる疾患が明らかなものを**二次性高血圧**，原因が明らかでないものを**本態性高血圧**といい，多くの高血圧はこの本態性高血圧である．本態性高血圧は，遺伝因子や環境因子の影響を受けて，血圧調節機構の異常をきたす．高血圧症患者は，糖代謝異常，脂質代謝異常，肥満など多くの危険因子をあわせもつことが多い．

② 診断と治療

　高血圧は，健康診断時，自己測定時，受診時に気づくことが多い．診察室血圧と家庭血圧の診断が異なる場合は，家庭血圧の診断を優先する．初診時の血圧レベル別の高血圧管理計画（図6-10）は，その後の経過を左右する．管理計画のポイントは，1）血圧高値が継続的であることの確認とそのレベルの評価，2）二次性高血圧の除外，3）危険因子，臓器合併症，心血管病などの予後影響因子の評価，4）生活習慣の修正の指導，5）薬物療法の必要性の評価，6）降圧目標値の設定などであり，順次行われている．

　主な治療は，生活習慣の修正と薬物療法である．降圧目標は75歳未満成人と75歳以上成人に大別され，併存疾患によって異なる（表6-4）．現在使用されている主な降圧薬は，カルシウム拮抗薬，レニン-アンジオテンシン（RA）系阻害薬（アンジオテンシンⅡ受容体拮抗薬［ARB］，ACE阻害薬），利尿薬（サイアザイド系，ループ利尿薬，ミネラルコルチコイド受容体［MR］拮抗薬，β遮断薬などである．生活習慣の修正は，食塩摂取6g/日未満，野菜・くだものの摂取，適正体重の維持（BMIは25未満），運動療法，節酒，禁煙などである（表6-5）

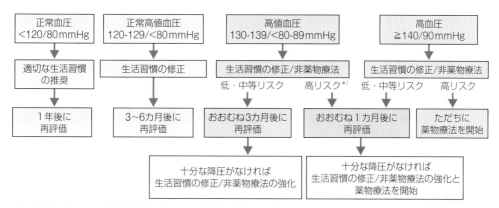

*¹ 高値血圧レベルでは，後期高齢者(75歳以上)，両側頸動脈狭窄や脳主幹動脈閉塞がある，または未評価の脳血管障害，蛋白尿のないCKD，非弁膜症性心房細動の場合は，高リスクであっても中等リスクと同様に対応する．その後の経過で症例ごとに薬物療法の必要性を検討する．

図6-10　初診時の血圧レベル別の高血圧管理計画
（日本高血圧学会高血圧治療ガイドライン作成委員会編（2019）高血圧治療ガイドライン2019, p.51, 日本高血圧学会より転載）

表6－4　降圧目標

	診察室血圧 （mmHg）	家庭血圧 （mmHg）
75歳未満の成人*1 脳血管障害患者 　（両側頸動脈狭窄や脳主幹動脈閉塞なし） 冠動脈疾患患者 CKD患者（蛋白尿陽性）*2 糖尿病患者 抗血栓薬服用中	＜130/80	＜125/75
75歳以上の高齢者*3 脳血管障害患者 　（両側頸動脈狭窄や脳主幹動脈閉塞あり，または未評価） CKD患者（蛋白尿陰性）*2	＜140/90	＜135/85

*1　未治療で診察室血圧130-139/80-89mmHgの場合は，低・中等リスク患者では生活習慣の修正を開始または強化し，高リスク患者ではおおむね1ヵ月以上の生活習慣修正にて降圧しなければ，降圧薬治療の開始を含めて，最終的に130/80mmHg未満を目指す．すでに降圧薬治療中で130-139/80-89mmHgの場合は，低・中等リスク患者では生活習慣の修正を強化し，高リスク患者では降圧薬治療の強化を含めて，最終的に130/80mmHg未満を目指す．
*2　随時尿で0.15g/gCr以上を蛋白尿陽性とする．
*3　併存疾患などによって一般に降圧目標が130/80mmHg未満とされる場合，75歳以上でも忍容性があれば個別に判断して130/80mmHg未満を目指す．
降圧目標を達成する過程ならびに達成後も過降圧の危険性に注意する．過降圧は，到達血圧のレベルだけでなく，降圧幅や降圧速度，個人の病態によっても異なるので個別に判断する．

（日本高血圧学会高血圧治療ガイドライン作成委員会編（2019）高血圧治療ガイドライン2019，p.53，
日本高血圧学会より転載）

表6－5　生活習慣の修正項目

1．食塩制限6 g/日未満
2．野菜・果物の積極的摂取*
　　飽和脂肪酸，コレステロールの摂取を控える
　　多価不飽和脂肪酸，低脂肪乳製品の積極的摂取
3．適正体重の維持：BMI（体重[kg]÷身長[m]^2）25未満
4．運動療法：軽強度の有酸素運動（動的および静的筋肉負荷運動）を毎日30分，または180分/週以上行う
5．節酒：エタノールとして男性20-30mL/日以下，女性10-20mL/日以下に制限する
6．禁煙

生活習慣の複合的な修正はより効果的である
＊カリウム制限が必要な腎障害患者では，野菜・果物の積極的摂取は推奨しない
　肥満や糖尿病患者などエネルギー制限が必要な患者における果物の摂取は80kcal/日程度にとどめる
（日本高血圧学会高血圧治療ガイドライン作成委員会編（2019）高血圧治療ガイドライン2019，p.64，
日本高血圧学会より転載）

引用文献

1）日本高血圧学会高血圧治療ガイドライン作成委員会編（2019）高血圧治療ガイドライン2019，p.4，日本高血圧学会．

B 食事指導の実際

1 目的・目標

正常血圧を目指し，減塩，適正な栄養素の摂取，肥満者に対する減量が基本となる．

2 食事指導

エネルギー：BMIが25を超えている場合には，減量を行う．具体的なエネルギー量は糖尿病の項を参照する．

たんぱく質：日本人の食事摂取基準2020年版を参考にし，栄養状態に合わせて調整する．

脂質：魚油由来のn-3系脂肪酸（EPA，DHAなど）は積極的摂取が推奨されている．

炭水化物：くだものは糖分が多く，肥満がある高血圧患者には80kcal程度とする．食物繊維には降圧作用があるとの報告がある．

食塩：1日6g未満に制限することが勧められている．この数値は，天然の食品に含まれる食塩も含んだ数値のため，調味料（加工食品中の調味料の食塩も含む）として使用できる食塩は4g/日程度となる．食塩が多くなる原因は，性・年齢によって異なる．働き盛りの中高年では，酒のつまみ，スナック菓子やせんべいなどの間食，小腹がすいたときに食べるおにぎりやジャンクフードなどから食塩をとっていることがあるので，注意するよう指導する．

その他のミネラルでは，カリウム（K）には，降圧作用が認められている．

3 献　立

1）献立の立て方

「何をどれだけ食べればよいか」のリーフレット（図6-11）や「食事バランスガイド」（第2章参照）などを用いて，医師から指示されたエネルギー（図6-12）をとるための食品の目安量を説明する．リーフレットには基本の食品あるいは料理を載せ，患者と話をしながら，患者が日常的に食べている食品や料理を追加する．リーフレットは，つねに持ち歩ける大きさにするとよい．計量・計算をした方が受容できる患者の場合には，「食品交換表」（「1 糖尿病」の項を参照）を用いるようにする．

2）献立とそのポイント

食塩6g未満を実践させるための指導では，調味量として使える食塩4gがどのくらいになるのかを，計量スプーンで食塩やしょうゆをはかり，実際の量を見せて視覚的にわかるようにすると理解させやすい．このときに，4gは，調味料だけでなく，加工食品，外食などでとる食塩（図6-13）も含む量であることも伝えることが大切である．食品中の食塩量（図6-14），外食の食塩量（コーヒーブレイク②），食塩を減らす調理の工夫（コーヒーブレイク③）などについて説明する．

また，食塩6gを実践する場合は，あらかじめ1食の目標値を決めておくとよい．例えば，

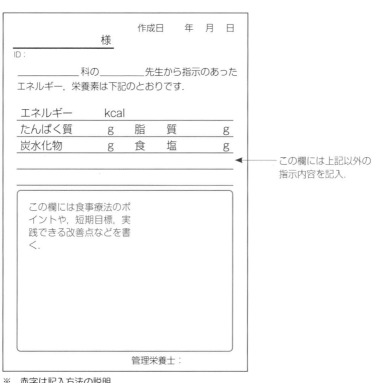

※　赤字は記入方法の説明.

図6-11　「何をどれだけ食べればよいか」

※　赤字は記入方法の説明.

図6-12　指示栄養量

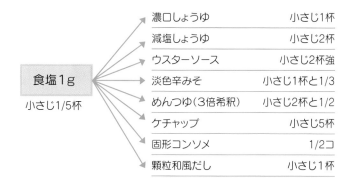

食塩1g 小さじ1/5杯		
	濃口しょうゆ	小さじ1杯
	減塩しょうゆ	小さじ2杯
	ウスターソース	小さじ2杯強
	淡色辛みそ	小さじ1杯と1/3
	めんつゆ（3倍希釈）	小さじ2杯と1/2
	ケチャップ	小さじ5杯
	固形コンソメ	1/2コ
	顆粒和風だし	小さじ1杯

図6-13　食塩1gと調味料の相当量
（文部科学省科学技術・学術審議会資源調査分科会報告，日本食品標準成分表
2020年版（八訂），文部科学省ホームページを参考に作成）

朝食で1g，昼食で2g，夕食で3g（食品に由来するNaも含む）．朝食を和食にした場合に，みそ汁は半杯くらいで1gになるため，ほかのおかずは味をつけないようにする．塩引きの魚やかまぼこも塩分が多いので避ける．みそ汁をやめれば，納豆や生卵にしょうゆが使える．このように例をあげて，患者が日常使ったり食べたりしている調味料や料理の説明をすると，実践につながりやすい．

参 考 文 献

・日本高血圧学会高血圧治療ガイドライン作成委員会編（2019）高血圧治療ガイドライン
2019，日本高血圧学会．

加工食品の食塩量を確認しよう.

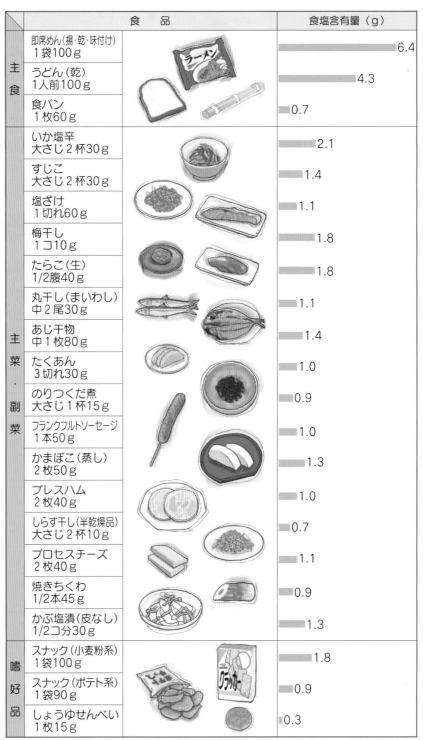

食　　品		食塩含有量（g）
主食	即席めん(揚・乾・味付け) 1袋100g	6.4
	うどん(乾) 1人前100g	4.3
	食パン 1枚60g	0.7
主菜・副菜	いか塩辛 大さじ2杯30g	2.1
	すじこ 大さじ2杯30g	1.4
	塩ざけ 1切れ60g	1.1
	梅干し 1コ10g	1.8
	たらこ(生) 1/2腹40g	1.8
	丸干し(まいわし) 中2尾30g	1.1
	あじ干物 中1枚80g	1.4
	たくあん 3切れ30g	1.0
	のりつくだ煮 大さじ1杯15g	0.9
	フランクフルトソーセージ 1本50g	1.0
	かまぼこ(蒸し) 2枚50g	1.3
	プレスハム 2枚40g	1.0
	しらす干し(半乾燥品) 大さじ2杯10g	0.7
	プロセスチーズ 2枚40g	1.1
	焼きちくわ 1/2本45g	0.9
	かぶ塩漬(皮なし) 1/2コ分30g	1.3
嗜好品	スナック(小麦粉系) 1袋100g	1.8
	スナック(ポテト系) 1袋90g	0.9
	しょうゆせんべい 1枚15g	0.3

図6-14　食塩を多く含む食品

（中村美知子，塩澤和子ほか監修（2004）ケアのこころシリーズ⑤ 食事指導をスムーズに 第4版，p. 25，
インターメディカをもとに，筆者が日本食品標準成分表2020年版（八訂）により計算）

―コーヒーブレイク②―
外食のエネルギー量・食塩量

ざるそば

284 kcal　食塩 2.7 g

天ぷらそば

564 kcal　食塩 4.9 g

鍋焼きうどん
497 kcal　食塩 5.8 g

ラーメン

444 kcal　食塩 6.9 g

チャーハン

754 kcal　食塩 2.6 g

にぎり寿司

518 kcal　食塩 2.6 g

サンドイッチ

565 kcal　食塩 2.7 g

スパゲティーミートソース

583 kcal　食塩 2.8 g

親子丼

731 kcal　食塩 3.8 g

―コーヒーブレイク③―
料理に使う食塩を少なくする工夫

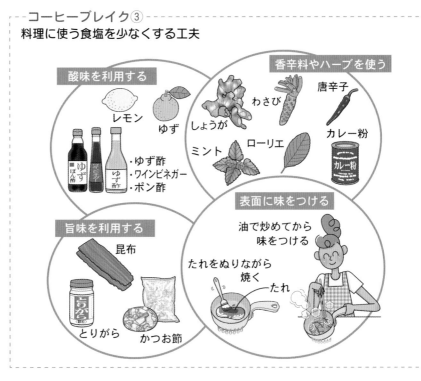

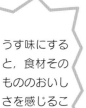

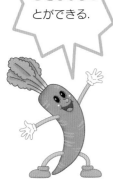
うす味にすると，食材そのもののおいしさを感じることができる.

脂 質 異 常 症 ・ 肥 満 症 ・ 痛 風

Ⓐ 疾患の基礎知識

① 疾患の特徴

1）脂質異常症

　脂質異常症は，他の基礎疾患に基づかない原発性脂質異常症（原発性高脂血症，原発性低脂血症）と，他の基礎疾患に基づく続発性脂質異常症（続発性高脂血症，続発性低脂血症）に大別できる．原発性脂質異常症は病態や遺伝子異常に基づくが，続発性脂質異常症の基礎疾患は，糖尿病・甲状腺機能低下症・クッシング症候群などの内分泌疾患，腎疾患，肝疾患などである．低脂血症の定義は明確ではないが，LDL-C70mg/dL未満，HDL-C40mg/dL未満が重要で，TC120mg/dL未満，TG30mg/dL未満のいずれかの場合である．脂質異常症の診断基準（表6－6）は，動脈硬化などの発症リスクのスクリーニング時に用いる．

表6－6　脂質異常症診断基準（空腹時採血）*

LDLコレステロール	140mg/dL以上	高LDLコレステロール血症
	120〜139mg/dL	境界域高LDLコレステロール血症**
HDLコレステロール	40mg/dL未満	低HDLコレステロール血症
トリグリセライド	150mg/dL以上	高トリグリセライド血症
Non-HDLコレステロール	170mg/dL以上	高non-HDLコレステロール血症
	150〜169mg/dL	境界域高non-HDLコレステロール血症**

*10時間以上の絶食を「空腹時」とする．ただし水やお茶などカロリーのない水分の摂取は可とする．
**スクリーニングで境界域高LDL-C血症，境界域高non-HDL-C血症を示した場合は，高リスク病態がないか検討し治療の必要性を考慮する．
・LDL-CはFriedewald式（TC－HDL-C－TG/5）または直接法で求める．
・TGが400mg/dL以上や食後採血の場合はnon-HDL-C（TG－HDL-C）かLDL-C直接法を使用する．ただし，スクリーニング時に高TG血症を伴わない場合はLDL-Cとの差が＋30mg/dLより小さくなる可能性を念頭においてリスクを評価する．

（日本動脈硬化学会編（2017）動脈硬化性疾患予防ガイドライン2017年版，p. 14，日本動脈硬化学会より転載）

　高LDL-C血症や高TG血症，低HDL-C血症は，キロミクロン，VLDL，LVLDL，LDL，HDLなどのリポたんぱくの代謝障害であり，遺伝素因，食習慣，運動不足，内臓肥満などが原因となり起こる．

　脂質異常症の危険因子評価と管理目標値の設定を図6－15に示す．冠動脈疾患の既往がある場合や糖尿病，慢性腎疾患，非心原性脳梗塞などがある場合は，高リスクと判定される．いずれの疾患もない場合は，簡易版のリスク評価（5つの危険因子）または吹田スコアによる冠動脈疾患発症予測モデル（年齢，性別，喫煙，血圧，HDL-C，LDL-Cなど）を用いて評価を行う．どちらかの評価を行い，低リスク，中リスク，高リスクに区分され，管理目標値は設定される．

2）肥満症とメタボリックシンドローム

　肥満とは，BMI（body mass index）が25以上と定められ，肥満症とは，肥満に起因または関連する健康障害を合併するか，その合併が予測される場合で，医学的に減量を必要とする病態をさす．

　メタボリックシンドローム（metabolic syndrome）は，内臓脂肪蓄積に加え，所定の診断基準のうち2項目以上が該当すると定義されている（日本動脈硬化学会，日本糖尿病学会，日本肥満学会，日本高血圧学会，日本循環器学会，日本腎臓学会，日本血栓止血学会，日本内科学会の8学会合同委員会策定，2005年4月）（表6-7）．

　肥満症とメタボリックシンドロームの関係を表6-8に示す．メタボリックシンドロームは内臓脂肪蓄積を必須項目とし，高血糖，高血圧，脂質異常などから引き起こされる心血管疾患の予防・改善のための診断である．肥満症はBMI≧25が必須であり，肥満に起因または関連する病態が1つ以上ある状態をさし，共通点も多い．

表6-7　メタボリックシンドロームの診断基準

内臓脂肪（腹腔内脂肪）蓄積	
ウエスト周囲長	男性≧85cm 女性≧90cm
（内臓脂肪面積　男女とも≧100cm²に相当）	
上記に加え以下のうち2項目以上	
高トリグリセライド血症 　　　かつ／または	≧150mg/dL
低HDLコレステロール血症	<40mg/dL 男女とも
収縮期血圧 　　　かつ／または	≧130mmHg
拡張期血圧	≧85mmHg
空腹時高血糖	≧110mg/dL

＊CTスキャンなどで内臓脂肪量測定を行うことが望ましい.
＊ウエスト径は立位，軽呼気時，臍レベルで測定する.脂肪蓄積が著明で臍が下方に偏位している場合は，肋骨下縁と前上腸骨棘の中点の高さで測定する.
＊メタボリックシンドロームと診断された場合，糖負荷試験が勧められるが診断には必須ではない.
＊高TG血症，低HDL-C血症，高血圧，糖尿病に対する薬剤治療を受けている場合は，それぞれの項目に含める.
＊糖尿病，高コレステロール血症の存在はメタボリックシンドロームの診断から除外されない.

（メタボリックシンドローム診断基準検討委員会（2005）メタボリックシンドロームの定義と診断基準，日本内科学会雑誌，94（4），p.797より転載）

表6-8　肥満症とメタボリックシンドロームの関係

内臓脂肪蓄積		健康障害あるいは心血管リスク	非肥満 BMI<25	肥満 25≦BMI<35	高度肥満 BMI≧35	
あり	あり	心血管リスク二つ以上	非肥満内臓脂肪蓄積	肥満症	高度肥満症	メタボリックシンドローム
		健康障害一つ以上	非肥満内臓脂肪蓄積	肥満症	高度肥満症	
	なし	健康障害なし	非肥満内臓脂肪蓄積	肥満症	高度肥満症	肥満症
なし	あり	健康障害一つ以上	非肥満	肥満症	高度肥満症	
	なし	健康障害なし	非肥満	肥満症でない肥満	肥満症でない高度肥満	

メタボリックシンドローム（赤枠）：内臓脂肪の過剰蓄積があり，かつ心血管リスク（空腹時高血糖，高トリグリセライド血症かつ/または低HDL-C血症，血圧高値）2つ以上

（日本肥満学会編（2016）肥満症診療ガイドライン2016，p.xvi，ライフサイエンス出版より転載）

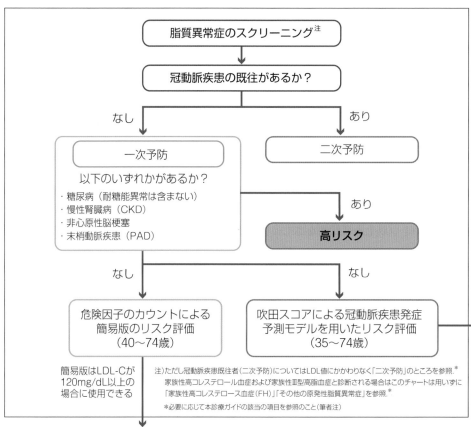

図6－15－❶ 冠動脈疾患予防からみたLDLコレステロール管理目標設定フローチャート

下記の5つの危険因子をカウントする

- ●喫煙
- ●高血圧
- ●低HDLコレステロール血症
- ●耐糖能異常
- ●早発性冠動脈疾患家族歴
  （第1度近親者かつ発症時の年齢が男性55歳未満，女性65歳未満）
  注：家族歴など不明の場合は0個としてカウントする．

性別	年齢	危険因子の個数	分類
男性	40～59歳	0個	低リスク
		1個	中リスク
		2個以上	高リスク
	60～74歳	0個	中リスク
		1個	高リスク
		2個以上	高リスク
女性	40～59歳	0個	低リスク
		1個	低リスク
		2個以上	中リスク
	60～74歳	0個	中リスク
		1個	中リスク
		2個以上	高リスク

図6－15－❷ 危険因子のカウントによる簡易版のリスク評価

図6－15　脂質異常症のスクリーニング評価と管理目標

（日本動脈硬化学会編（2018）動脈硬化性疾患予防のための脂質異常症診療ガイド2018年版，p.36-37，
日本動脈硬化学会より転載）

		範囲	点数	得点
①年齢		35-44	30	
		45-54	38	
		55-64	45	
		65-69	51	
		70-	53	
②性別		男性	0	
		女性	-7	
③喫煙*		あり	5	
④血圧**		至適血圧 SBP<120かつDBP<80	-7	
		正常血圧 SBP120-129 かつ/または DBP80-84	0	
		正常高値血圧 SBP130-139 かつ/または DBP85-89	0	
		I度高血圧 SBP140-159 かつ/または DBP90-99	4	
		II度高血圧 SBP≧160 かつ/または DBP≧100	6	

		範囲	点数	得点
⑤HDL-C		<40	0	
		40-59	-5	
		≧60	-6	
⑥LDL-C		<100	0	
		100-139	5	
		140-159	7	
		160-179	10	
		≧180	11	
⑦耐糖能 異常***		あり	5	
⑧家族歴***		早発性冠動脈疾患 家族歴あり	5	

*** 不明の場合は0点として計算する

①-⑧ 合計
点

★禁煙後は非喫煙として扱う　★★治療中の場合現在の血圧値で考える

図6-15-❸a 吹田スコアによる各危険因子の得点

吹田スコア①-⑧合計40以下	低リスク（2%未満）
吹田スコア①-⑧合計41-55	中リスク（2-9%）
吹田スコア①-⑧合計56以上	高リスク（9%以上）

図6-15-❸b 吹田スコアによる冠動脈疾患発症予測モデルを用いたリスク評価

治療方針の原則	管理区分	脂質管理目標値			
		LDL-C	Non-HDL-C	TG	HDL-C
一次予防 まず生活習慣の改善を行った後，薬物療法の適応を考慮する	低リスク	<160	<190	<150	≧40
	中リスク	<140	<170		
	高リスク	<120	<150		
二次予防 生活習慣の是正とともに薬物治療を考慮する	冠動脈疾患の既往	<100 (<70)*	<130 (<100)*		

★家族性高コレステロール血症，急性冠症候群の時に考慮する. 糖尿病でも他の高リスク病態（非心原性脳梗塞，末梢動脈疾患（PAD），慢性腎臓病（CKD），メタボリックシンドローム，主要危険因子の重複，喫煙）を合併する時はこれに準ずる.
・一次予防における管理目標達成の手段は非薬物療法が基本であるが，低リスクにおいてもLDL-C値が180mg/dL以上の場合は薬物治療を考慮するとともに，家族性高コレステロール血症の可能性を念頭においておくこと.
・まずLDL-Cの管理目標値の達成を目指し，その後Non-HDL-Cの管理目標値の達成を目指す.
・これらの値はあくまで到達努力目標値であり，一次予防においてはLDL-C低下率20～30%，二次予防においてはLDL-C低下率50%以上も目標値となりうる.

図6-15-❹ リスク管理区分別の脂質管理目標値

3）痛　風

　痛風発症は，高尿酸血症が必須条件である．高尿酸血症の原因は，核酸代謝関連酵素の遺伝子変異など単一遺伝子異常と多遺伝子異常や，生活習慣（食事，運動，飲酒など）を含む環境要因が関係している．高尿酸血症の定義は，血清尿酸値が7.0mg/dL以上である．高尿酸血症が続くと体内の尿酸プールが増加し，関節や腎尿路系に尿酸塩が結晶として蓄積し，関節の結晶を白血球が貪食しサイトカインが分泌されると関節炎が起こり，これが痛風関節炎となる．痛風発作が未発症であっても，痛風結節があれば，痛風としている．

　近年，わが国の痛風患者数は増加しており，その要因は遺伝子要因よりも環境要因の影響が大きい．環境要因は，プリン体の摂取，肉類や動物内臓類の摂取，飲酒，激しい筋肉運動，果糖の摂取，ストレス，肥満などであり，尿酸産生過剰や尿酸排泄低下と関係している．

❷　主な治療

1）脂質異常症・肥満症

　脂質異常症の危険因子評価と脂質管理目標値は，図6－15で示した通りである．いずれのリスクレベル区分（低リスク～高リスク）においても，治療方針の原則は生活習慣の修正・改善と薬物療法の考慮である．脂質異常症治療のための管理チャートを図6－16に示す．

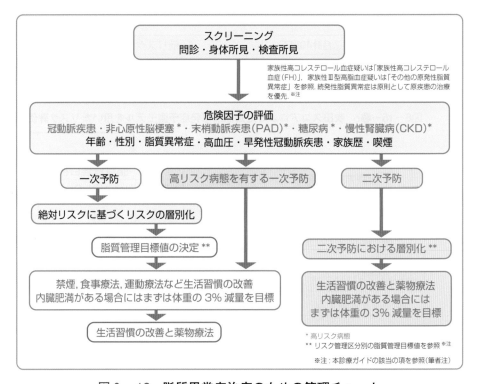

図6－16　脂質異常症治療のための管理チャート

（日本動脈硬化学会編（2018）動脈硬化性疾患予防のための脂質異常症診療ガイド2018年版，p.41，
日本動脈硬化学会より転載）

　一次予防は，危険因子となる疾患（冠動脈疾患，脳梗塞，糖尿病，慢性腎臓病など）や年齢，性別，喫煙などのリスクの評価を行い，管理目標値を決定して，禁煙，食事療法，運動療法などの生活習慣の改善をする．内臓脂肪がある場合は，体重の3％減量を目標とする．冠動脈疾患の既往のある場合の二次予防は，層別化を行い，生活習慣の改善と薬物療法を行う．内臓脂肪がある場合は，体重の3％減量を目標とする．65歳以上75歳未満の高齢者には高LDL-C血症が冠動脈疾患の危険因子であり，スタチン治療は冠動脈疾患などの一次予防に用いられる．

　肥満症の治療指針を図6–17に示す．現体重の減量目標値を，肥満症（25≦BMI<35）の場合は3％以上，高度肥満症（BMI≧35）の場合は5〜10％と設定する．肥満症治療の基本は，食事，運動，行動療法などの生活習慣を改善することである．薬物療法，外科療法実施時も生活習慣改善療法は必要となる．体重を減らすためには摂取エネルギーを減らし，運動により消費エネルギーを増加し，食事・運動療法を維持・強化のために行動療法を併用する．

2）痛　風
　痛風関節炎は，中年男性に多い，1日以内の急性炎症，下肢母趾に出現しやすい，高尿酸血症である，徐々に慢性化して痛風結節になるなどの特徴がある．結節があれば痛風と診断される．症状は関節痛，腫脹であり，発作中の血清尿酸値は低値になることもある．検査法は，関節液検査や関節エコー，CTが用いられることもある．

　治療は薬物療法と生活指導である．薬物治療に用いられるのはNSAID，コルヒチン，グルココルチコイドなどである．いずれもできるだけ早く開始し，症状が消えたら中止する．生活指導は，食事療法（適正なエネルギー摂取，プリン体・果糖の摂取制限，適切な飲水など），

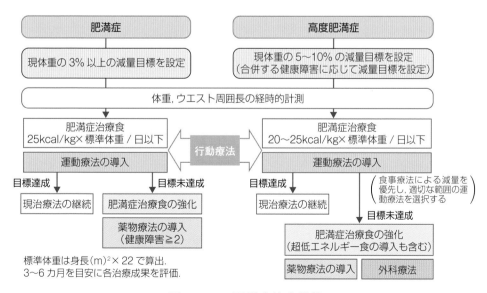

図6－17　肥満症治療指針
（日本肥満学会編（2016）肥満症診療ガイドライン2016，p.xvii，ライフサイエンス出版より転載）

飲酒制限，運動（有酸素運動）について行う．高尿酸血症・痛風の治療指針は図6－18の通りである．

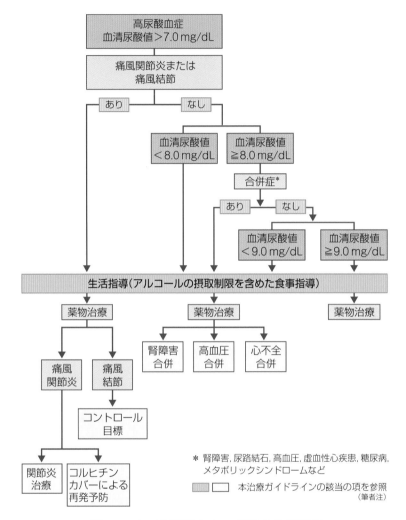

図6－18　高尿酸血症・痛風の治療指針
（日本痛風・核酸代謝学会ガイドライン改訂委員会編（2018）高尿酸血症・痛風の治療ガイドライン第3版，
p.4，診療と治療社より転載）

参 考 文 献

・日本動脈硬化学会編（2018）動脈硬化性疾患予防のための脂質異常症診療ガイド2018年版，日本動脈硬化学会．

・日本痛風・尿酸核酸学会ガイドライン改訂委員会編（2019）高尿酸血症・痛風の治療ガイドライン第3版，2019ダイジェスト・ポケット版，診断と治療社．

Ⓑ　　　　　　　　　　　　　　　　　　　　　　　　　　　　**食事指導の実際**

1 脂質異常症

1）目的・目標
　血中コレステロールや中性脂肪が適正値になるように，肉類，乳製品などの動物性の脂肪摂取量を減らし，魚や野菜などを積極的にとる．肥満者では減量が基本となる．

2）食事指導
エネルギー：標準体重を維持するエネルギー量とする．具体的なエネルギー量は糖尿病の項を参照する．栄養素のエネルギーバランスは，たんぱく質15〜20%，脂質20〜25%，炭水化物50〜60%とする．肥満症（BMI≧25）をともなう場合のエネルギー制限は，肥満症の食事療法（後出の表6−11参照）に準ずる．
脂質：飽和脂肪酸・トランス脂肪酸を減らし，n-3系多価不飽和脂肪酸を増やすことが勧められている．脂質の種類（一価不飽和脂肪酸，飽和脂肪酸，n-3系不飽和脂肪酸，n-6 系不飽和脂肪酸）（図6−19）や脂質の多い食品（表6−10）について，リーフレットなどを用いて説明する．不飽和脂肪酸の多い食品をとるときは，ビタミンC，Eなどの抗酸化作用のある

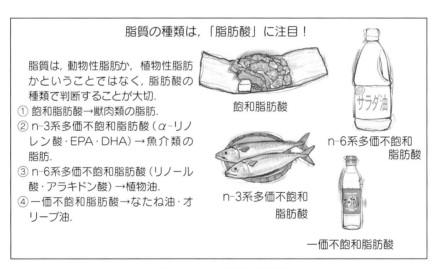

図6−19　**脂質の種類**

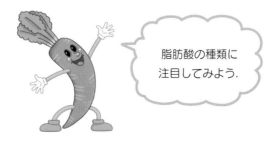

表6-9　食品中のコレステロール量

食 品 名		100g中の含有量mg	目 安 量
卵　類	鶏卵　卵黄　生	1200	Lサイズ 卵黄1コ　20g　240mg
肉　類	鶏肉　肝臓　生	370	焼き鳥1本分　30g　111mg
	豚肉　肝臓　生	250	1切れ　30g　75mg
魚介類	たらこ　生	350	1腹　70g　245mg
	生うに	290	すしうに1コ　10g　29mg
	するめいか　生	250	刺身1人前　80g　200mg
	しらす干し（微乾燥品）	250	大さじ1杯　5g　13mg
	ほたるいか　生	240	10杯　50g　120mg
	ししゃも　生干し	230	ししゃも1尾　50g（正味45g）115mg
	わかさぎ　生	210	1尾　10g（小）　21mg
	さざえ　生	140	小1コ　15g　21mg
	かき（養殖）　生	38	中1コ　20g　8mg

（文部科学省 科学技術・学術審議会資源調査分科会報告，日本食品標準成分表2020年版（八訂），
文部科学省ホームページを参考に作成）

栄養素を含む食品と一緒にとるように勧める．市販・外食のフライはラードが使われていることがある．また，焼き肉のたれ，市販のルウ，ポタージュなど，目に見えないが，油脂が多い市販食品，料理があるので注意するよう指導する．

コレステロール：1日200mg以下が目標となる．鶏卵は，菓子（プリン，ケーキ，アイスクリームなど）にも使われているので，注意を要することを説明する（表6-9）．

炭水化物：単純糖質を控え，食物繊維（未精製の穀類，海藻など）を多く摂取する．食物繊維はコレステロールの吸収を緩やかにする作用があり，摂取を増やすことが勧められている．

食塩：高血圧の発症予防・治療のために減塩が重要であり，1日6g未満とする．

アルコール：1日あたりエタノールで25g以下に抑える．

3）献　立

　減量，適正体重の維持，脂肪および脂肪酸摂取の適正化をはかるための調理手法や食品の選び方，食塩制限を中心とする．

　飽和脂肪酸を減らすために，肉類の脂身，乳製品を控える．魚類を積極的に摂取する．

　具体的に，「油を少なくする調理法」（コーヒーブレイク④）やエネルギーの少ない料理を紹介する．

　脂質異常症のための献立例を図6-20に示す．

表6－10　食品の脂質含有量

	食品名	常用量				100g中脂質含有量(g)
		目安量	重量(g)	エネルギー(kcal)	脂質含有量(g) 10 20 30 40 50 60 70	
主　食	即席中華めん（揚）	1袋	100	424	16.7	16.7
	クロワッサン（リッチタイプ）	1コ	50	219	13.4	26.8
主　菜	生揚げ	1/2丁	75	107	8.5	11.3
	さんま	中1尾	130	373	33.2	25.6
	みなみまぐろ（脂身）	大1切れ	100	322	28.3	28.3
	うなぎ（かば焼）	1串	100	285	21.0	21.0
	ぶ　り	大1切れ	100	222	17.6	17.6
	ぎんだら	大1切れ	100	210	18.6	18.6
	まぐろ（缶詰・油漬）	1人前	30	80	6.5	21.7
	豚かた（脂身）	1人前	100	644	72.4	72.4
	鶏皮（もも）	1人前	100	474	51.6	51.6
	豚ばら	1人前	100	366	35.4	35.4
	牛リブロース（脂身つき）	1人前	100	380	37.1	37.1
	フォアグラ（ゆで）	1人前	60	282	29.9	49.9
	牛かたロース（皮下脂肪なし）	1人前	100	285	25.2	25.2
	牛サーロイン（皮下脂肪なし）	1人前	100	253	20.2	20.2
	豚ベーコン	1枚	20	80	7.8	39.1
	豚ソーセージ（ドライ）	1/10本	15	70	6.3	42.0
副　菜	クリーム（乳脂肪）	大さじ1杯	15	61	6.8	43.0
	プロセスチーズ	1枚	20	63	5.2	26.0
	アボカド	1/2コ	200	356	35.0	17.5
調味料	ピーナッツバター	1人前	20	120	10.1	50.4
	ごま（乾）	大さじ1杯	10	60	5.4	53.8
	マーガリン（家庭用有塩）	大さじ1杯	13	93	11.0	83.1
	有塩バター	大さじ1杯	13	91	10.5	81.0
	マヨネーズ（全卵）	大さじ1杯	14	94	10.6	76.0
	フレンチドレッシング（乳化液状）	大さじ1杯	15	56	5.8	38.8
	カレールウ	1人前	18	85	6.1	34.1
	ハヤシルウ	1人前	18	90	6.0	33.2
嗜好品	くるみ	1人前	20	143	13.8	68.8
	アーモンド（乾）	1人前	20	122	10.4	51.8
	アイスクリーム（高脂肪）	1コ	150	308	18.0	12.0
	ポテトチップス	1袋	90	487	31.7	35.2
	ミートパイ	1コ	80	305	23.9	29.9
	ホワイトチョコレート	1枚	50	294	19.8	39.5

（文部科学省 科学技術・学術審議会資源調査分科会報告，日本食品標準成分表2020年版（八訂），
文部科学省ホームページを参考に作成）

┌───┐
コーヒーブレイク④

油を少なくする調理法

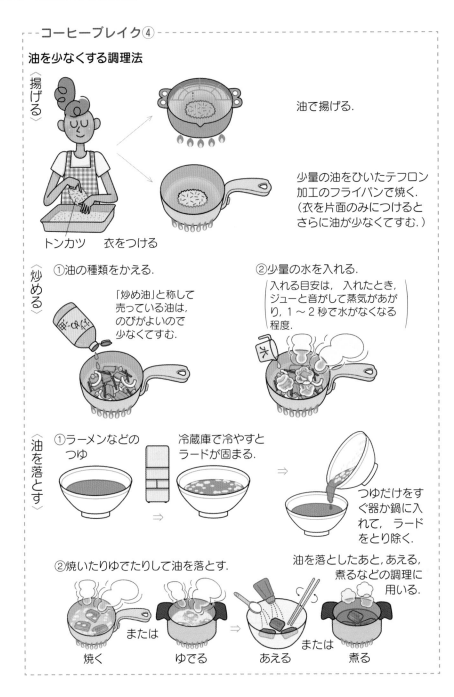

〈揚げる〉

油で揚げる.

少量の油をひいたテフロン加工のフライパンで焼く.（衣を片面のみにつけるとさらに油が少なくてすむ.）

トンカツ　衣をつける

〈炒める〉

①油の種類をかえる.

「炒め油」と称して売っている油は,のびがよいので少なくてすむ.

②少量の水を入れる.

入れる目安は,入れたとき,ジューと音がして蒸気があがり,1〜2秒で水がなくなる程度.

〈油を落とす〉

①ラーメンなどのつゆ

冷蔵庫で冷やすとラードが固まる.

つゆだけをすぐ器か鍋に入れて,ラードをとり除く.

②焼いたりゆでたりして油を落とす.

油を落としたあと,あえる,煮るなどの調理に用いる.

焼く　または　ゆでる　⇒　あえる　または　煮る
└───┘

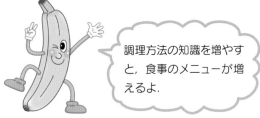

調理方法の知識を増やすと,食事のメニューが増えるよ.

		材料・1人分	

朝食
- ごはん
- みそ汁
- ほうれん草炒め
- しらすおろしあえ
- くだもの
- ホットミルク

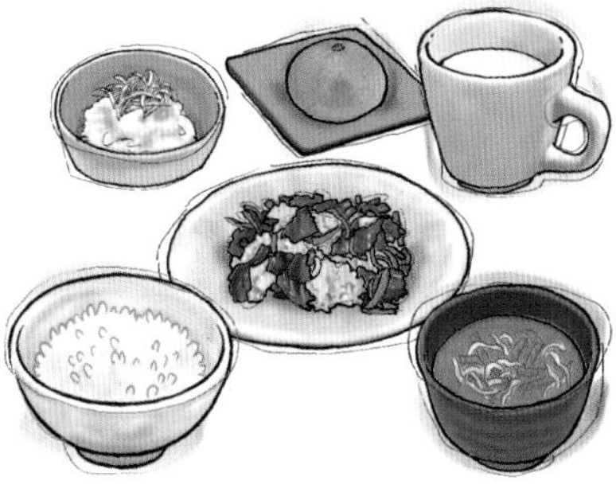

ごはん
ごはん	150g

みそ汁
玉ねぎ	10g	人参	10g
かつおだし	0.6g	白みそ	5g
赤みそ	3g	水	110mL

ほうれん草炒め
ほうれん草			60g
人参	20g	もやし	20g
鶏卵	25g	サラダ油	5g
こしょう	少々	減塩しょうゆ	5g

しらすおろしあえ
大根	60g	しらす干し	5g
酢			5g

くだもの
みかん 1コ	70g

ホットミルク
牛乳	200mL

昼食
- ごはん
- さばのみそ煮
- あさりと小松菜の辛子あえ
- 大根の炒め煮

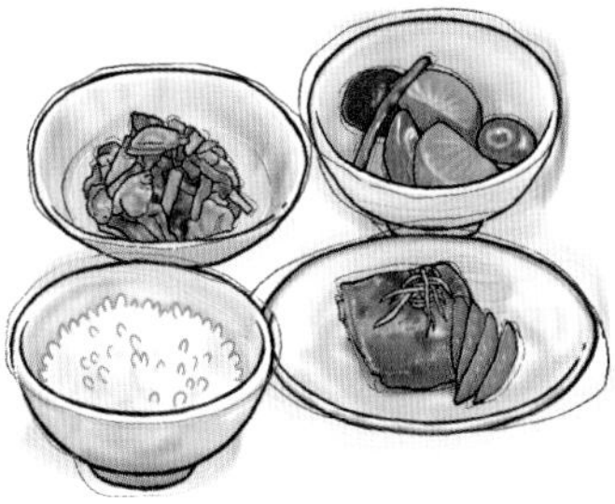

ごはん
ごはん	150g

さばのみそ煮
さば 小1切れ	50g	しょうが	2g
白みそ	6g	砂糖	3g
減塩しょうゆ	2g	みりん	2g
さやえんどう			4g

あさりと小松菜の辛子あえ
あさり	20g	小松菜	60g
減塩しょうゆ	4g	辛子	少々
清酒			1g

大根の炒め煮
大根	70g	人参	20g
干ししいたけ	2g	さやいんげん	10g
減塩しょうゆ	6g	砂糖	2g
みりん	2g	サラダ油	3g

夕食
- ごはん
- 蒸し鶏の薬味しょうゆかけ
- 添え物
- チンゲンサイの炒め物
- 人参としめじのナムル
- くだもの

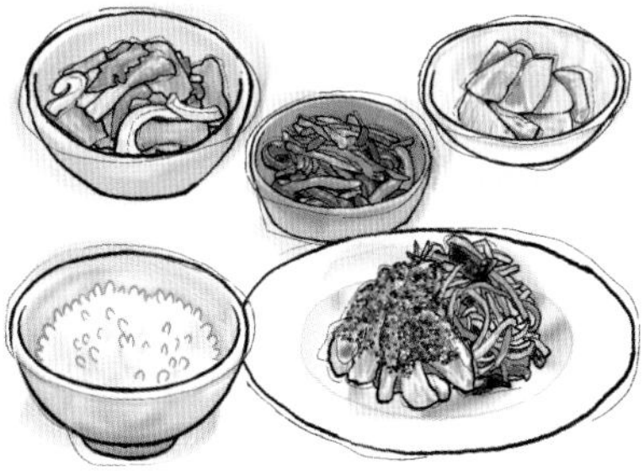

ごはん
ごはん	150g

蒸し鶏の薬味しょうゆかけ
若鶏むね皮なし	60g	あさつき	5g
ねぎ	8g	青しそ	1g
減塩しょうゆ	5g	酢	8g
砂糖	3g	いりごま	1g
ごま油			1g

添え物
もやし	60g	乾燥きくらげ	1g
人参	10g	酢	3g
いりごま			1g

チンゲンサイの炒め物
チンゲンサイ	70g	干ししいたけ	3g
黄パプリカ	15g	人参	10g
サラダ油	5g	減塩しょうゆ	5g
清酒	1g	片栗粉	2g

人参としめじのナムル
人参	60g	ぶなしめじ	30g
ピーマン	10g	清酒	1.5g
にんにく	1g	減塩しょうゆ	5g
砂糖	2g	酢	5g
ごま油	1g	いりごま	1g

くだもの
パイナップル 1/8切れ	100g

（献立作成：小林貴子）

エネルギー 約1700kcal	たんぱく質 約65g	脂質 約40g	炭水化物 約260g
塩分 約6g			

図6－20 脂質異常症の献立例

❷ 肥満症

1）目的・目標

　BMI25kg/m²以上，35kg/m²未満の肥満症では，現在の体重から3〜6カ月で3％以上の減少を目指す．BMI35kg/m²以上の高度肥満症では，現在の体重から3〜6カ月で5〜10％の減少を目指す．リバウンドをともなわない継続した減量が重要となる[1]．

2）食事指導

　「肥満症診療ガイドライン2016」[1]では，減量のためには摂取エネルギーを制限することが最も有効で確立された方法であるとし，食事療法について指針を示している．その概略を表6−11にまとめた．運動療法は減量および肥満症予防，減量後の体重の維持に有効であり，食事療法との併用で肥満症にともなう健康障害の改善に有効である．

表6−11　肥満症・高度肥満症の食事療法

エネルギー：25kg/m²≦BMI<35kg/m²の肥満症では25kcal/kg×標準体重/日以下を目安とする．BMI≧35kg/m²高度肥満症では20〜25kcal/kg×標準体重/日以下を目安とする．目標が達成されない場合には再設定する．

エネルギーバランス：指示エネルギーの50〜60％を糖質，15〜20％をたんぱく質，15〜20％を脂質とする．

たんぱく質：体たんぱくの異化亢進が懸念されるため，必須アミノ酸を含むたんぱく質不足に注意する．1g×標準体重/日の摂取が必要である．必須アミノ酸の多い動物性たんぱく質を中心とする．

脂質：飽和脂肪酸は総エネルギーの7％を超えない．20g/日以上は摂取する．

炭水化物：単純糖質は控える．食物繊維は積極的な摂取が勧められ，20g/日以上がのぞましい．

ビタミン，ミネラル：少量の赤身の肉や青身の魚，緑黄色野菜，きのこ・海藻類，大豆たんぱくなど，さまざまな食品から栄養を摂取し，不足を回避する．

アルコール：原則禁止がのぞましいが，許可する場合はエタノールで25g/日以下とする．

（日本肥満学会編（2016）肥満症診療ガイドライン2016，p.38-39, 48-51, 58-60, ライフサイエンス出版により筆者作成）

　肥満症の患者には程度の差はあるが，表6−12に示すような食行動が多くみられ，指導は食行動や日常生活活動の増加などの変容が重要となる．これには行動療法が有用とされている[1]．

　患者の気持ちを理解し，患者とともに改善目標の設定や実践方法を考える姿勢が重要となる．

表6−12　食行動の異常

1. 食欲の認知性調節異常：間食・ストレス誘発性食行動
2. 食欲の代謝性調節異常：過食・夜間大食
3. 偏食・早食い・朝食の欠食

（日本肥満学会編（2016）肥満症診療ガイドライン2016，p.40, ライフサイエンス出版より転載）

3）献　立

　脂質異常症の項を参照．

🔳 高尿酸血症・痛風

1）目的・目標

プリン体・果糖の過剰摂取制限，十分な飲水，飲酒制限により，高尿酸血症・痛風の予防と症状の緩和．

2）食事指導

適切な体重の維持（糖尿病，脂質異常症，肥満症の項を参照）．

1日のプリン体摂取が400mgを超えないようにする（表6-13）．果糖・ショ糖を多く含むソフトドリンクを控えるようにする．

表6-13　食品のプリン体含有量（100gあたり）

極めて多い（300mg～）	鶏レバー，干物（まいわし），白子（いさき，ふぐ，たら），あんこう（肝酒蒸し），太刀魚，健康食品（DNA/RNA，ビール酵母，クロレラ，スピルリナ，ローヤルゼリー）など
多い（200～300mg）	豚レバー，牛レバー，かつお，まいわし，大正エビ，オキアミ，干物（まあじ，さんま）など
中程度（100～200mg）	肉（豚・牛・鶏）類の多くの部位や魚類など ほうれん草（芽），ブロッコリースプラウト
少ない（50～100mg）	肉類の一部（豚・牛・羊），魚類の一部，加工肉類など ほうれん草（葉），カリフラワー
極めて少ない（～50mg）	野菜類全般，米などの穀類，卵（鶏・うずら），乳製品，豆類，きのこ類，豆腐，加工食品など

（日本痛風・核酸代謝学会ガイドライン改訂委員会編（2018）高尿酸血症・痛風の治療ガイドライン第3版，p.142，診断と治療社より転載）

尿酸の尿中飽和度を減少させるために，尿量が1日に2,000mL以上になるように飲水量を確保する．飲水は，水や，砂糖やミルクの入らない嗜好飲料が好ましく，アルコール飲料やソフトドリンクなどの，エネルギーや栄養成分を有する飲料は好ましくない．

アルコール飲料は，プリン体の有無にかかわらず，それ自体の代謝が血清尿酸値を上昇させる．エタノールで25g/日以下にする（例：日本酒1合，ビール500mL）．

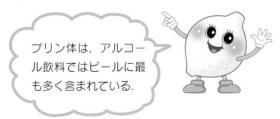

プリン体は，アルコール飲料ではビールに最も多く含まれている．

3）献　立

脂質異常症の項を参照．

引 用 文 献

1 ）日本肥満学会編（2016）肥満症診療ガイドライン2016，ライフサイエンス出版．

参 考 文 献

・日本痛風・核酸代謝学会ガイドライン改訂委員会（2018）高尿酸血症・痛風の治療ガイドライン第 3 版，診断と治療社．

4 虚 血 性 心 疾 患

1 疾患の特徴

　虚血性心疾患とは，冠動脈と心筋の需要と供給の不均衡に基づく急性・慢性の心筋障害の総称である．主として冠動脈の器質的または機能的な病的状態をさし，狭心症・心筋梗塞・虚血性心不全などがある．

　狭心症は，冠動脈の狭窄により血流量が減少した状態をいう．狭心症の症状として，胸部，特に胸骨中央部の裏側に突然始まる疼痛，または締めつける感じがある．胸痛のほかに，動悸，息切れ，顔面蒼白，冷汗が出現しやすい．

　心筋梗塞は，冠動脈が閉塞したことにより，その血管に支配されていた心筋が酸素不足・栄養不足に陥り，壊死になった状態をいう．心筋梗塞の症状は，狭心症よりさらに症状は強く持続し，心不全，心原性ショック，心破裂などに至る場合もある．

　虚血性心疾患の危険因子として，脂質異常症，高血圧，糖尿病，肥満，メタボリックシンドローム，慢性腎臓病（CKD），喫煙，精神的・肉体的ストレスなどがある．その他，コホート研究による危険因子として，年齢，飲酒，心電図異常などとの関係が示されている（表6 –14）．

2 診断と治療

　診断には，以下の検査結果と詳細な問診が重要となる．

①狭心症

　心電図，運動負荷心電図，24時間ホルター心電図など．

②心筋梗塞

　心電図，心エコー図，心筋シンチグラム，血液生化学検査，心臓カテーテル検査など．

　主な治療は，次のとおりである．

①狭心症

　冠状動脈拡張薬を中心とした薬物治療，心臓カテーテルによる冠動脈インターベンション（PCI：percutaneous coronary intervention），外科手術である冠動脈バイパス術などがある．PCIは，バルーンカテーテルを冠動脈の狭窄部で拡張させる方法で，ステントを留置する方法なども総称してPCIと呼ぶ．再発作の予防のためには，冠状動脈拡張薬などの薬物療法とともに，精神の安定，過労や食後の労作を避けること，食事療法，禁煙，運動療法などの生活指導も大切である．

②心筋梗塞

　心筋の壊死を減らし，心機能を保持するため，閉塞した冠動脈を再び開通させるための再灌流療法として，PCIまたは血栓溶解療法を迅速に実施する．

表6-14　コホート研究における虚血性心疾患の危険因子

	福岡(久山)		広島/長崎		新潟(新発田)	NIPPON DATA	共同研究1	共同研究2		JACC		Honolulu(日系人)	Framingham		ARIC study	
	男	女	男	女	男女	男女	男	男	女	男	女	男	男	女	男	女
年　齢	+	+	+	+		+	−					+	+	+		
血　圧	+	+	+	+	+	+	+					+	+	+	+	+
喫　煙	+	+	+	+	+	+	+			+	+	+	+	+	+	+
血性コレステロール	+	−	+	+	−	+	+					+	+	+	+	+
HDLコレステロール						−	+*					+*	+*	+*	+*	+*
中性脂肪								+	+			+	−	+	−	+
耐糖能異常	+	−	−	−	−	+	+					+	+	+	+	+
肥　満	−	+		−	−		−			+	+	+	+	+		
心電図異常	−	+	−	−	−								+	+		
飲　酒	−	−	−	−			+*					+*	+*	+*		
フィブリノーゲン							+†					+	+	+	+	+

＋正の有意な危険因子，＋*負の有意な危険因子，−有意でない危険因子，＋†男女込みでの解析
共同研究1：大阪現業を中心とした研究
共同研究2：井川町（秋田県），協和町（茨城県），野市町（高知県），八尾市（大阪府）の住民による共同研究
NIPPON DATA：National Integrated Project for Prospective Observation of Noncommunicable Disease and Its Trends in the Aged
JACC：Japan collaborative cohort study for evaluation of cancer risk sponsored by monbusho
ARIC：The Atherosclerosis Risk in Communities

（日本循環器学会．虚血性心疾患の一次予防ガイドライン（2012年改訂版）．
http://www.j-circ.or.jp/guideline/pdf/JCS2012_shimamoto_h.pdf（2019年12月閲覧））

　　虚血性心疾患の予防・改善には，次のような多様かつ多彩な因子が関与する．
（1）年齢（男性は45歳以上，女性は55歳以上）
（2）冠動脈疾患の家族歴
（3）喫煙
（4）脂質異常症：日本動脈硬化学会の診断基準（表6-6）を参照．
（5）高血圧：日本高血圧学会の血圧値の分類（表6-2）を参照．
（6）糖代謝異常：日本糖尿病学会の診断基準（**1** 糖尿病Ⓐ-②「診断と治療」）を参照．
（7）肥満：日本肥満学会定義のBMI25以上．
（8）メタボリックシンドローム：メタボリックシンドローム診断基準検討委員会の診断基準
　　（表6-7）を参照．
（9）アルブミン尿とGFR値：日本腎臓学会のCKDの診断基準（表6-23）を参照．
（10）精神的，肉体的ストレス
　　このような因子を改善するための食事，運動管理などを適正化していくことが必要である[1]．

引 用 文 献

1）日本循環器学会．虚血性心疾患の一次予防ガイドライン（2012年改訂版），p. 28−29
http://www.j-circ.or.jp/guideline/pdf/JCS2012_shimamoto_h.pdf（2019年12月閲覧）

参 考 文 献

・北村聖総編集，後藤英司，藤代健太郎編（2013）循環器疾患，臨床病態学 1 巻　第 2 版，
ヌーヴェルヒロカワ．
・心臓病の知識「疾患別解説 虚血性心疾患とは」，日本心臓財団ホームページ
https://www.jhf.or.jp/check/opinion/category/c4/

Ⓑ ## 食事指導の実際

❶ 目的・目標

　血清脂質の正常化，高血圧の予防と治療により，虚血性心疾患の予防．虚血性心疾患患者
の症状緩和と悪化の予防．

❷ 食事指導

エネルギー：標準体重を維持するエネルギー量とする．具体的なエネルギー量は糖尿病の項
を参照する．
たんぱく質：低栄養，腎症などの合併がなければ，日本人の食事摂取基準2020年版を参考に
し，栄養状態に合わせて調整する．
脂質：脂質異常症の項を参照．
抗酸化物質：抗酸化物質の摂取が虚血性心疾患の予防に効果があると報告されている．抗酸
化物質としてビタミンA，ビタミンC，カロテノイド，ポリフェノールなどがある．これらは，
野菜，くだもの，茶，穀類などに含まれている．
炭水化物：糖質エネルギー比率は少なくとも50％以上とし，果糖・ショ糖は控え，穀類から
とるようにする．食物繊維，特に水溶性食物繊維を積極的にとるようにする．日本人の食事
摂取基準2020年版を参考にする．
食塩：高血圧予防のために 6 g/日未満が推奨される．日本人の食事摂取基準2020年版では，
特別な食事療法を必要としない成人の目標量を，男性7.5g/日未満，女性6.5g/日未満としてい
る．
ビタミン，ミネラル：日本人の食事摂取基準2020年版を参考にする．

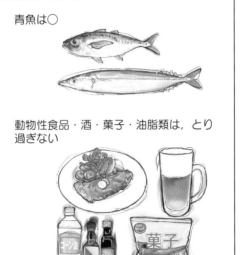

図6-21　動脈硬化予防のポイント

③ 献　立

1）献立の立て方

　脂質のとり方については，**③** の脂質異常症の，栄養バランス，食品の選択と同様の指導をする（図6-21）.

　医師からワーファリン®が処方されている場合には，納豆などビタミンKの多い食品の制限を指示されているので，服用している薬を確認し，必要に応じて指導をする（図6-22）. なるべく，具体的な指導がのぞましい.

2）献立とそのポイント

　虚血性心疾患のための1日の献立例を図6-23に示す. 患者の食生活をたずね，1つの献立からの応用方法を指導すると効果的となる.

参 考 文 献

・日本動脈硬化学会編（2017）動脈硬化性疾患予防ガイドライン2017年版，p.61-71，日本動脈硬化学会.

ワーファリン®を服用されている方へ
食品中のビタミンKについて

1. 納豆は，ビタミンKそのものの量も多いのですが，納豆菌が腸内でビタミンKを産生しますので，実際に身体に入る量が多くなることがあります．

2. 抹茶やクロレラは，ビタミンKが多い食品です．
   抹茶は種々のお菓子や飲み物に，クロレラは健康食品に含まれていることがあります．製品によってビタミンKの量が違いますので，召し上がるときには，メーカーに確認することをお勧めします．

3. 1回に食べる量が少ない食品は，ビタミンKの量が多くても実際に身体に入る量は少なくなります．反対にビタミンKの量は比較的少なくても食べる量の多い食品は，とる量が多くなります．

4. 入院患者さんでワーファリン®を使われている方には，病院では納豆はお出ししていませんが，野菜は1日300〜350g，このうちビタミンKの多い緑黄色野菜の葉菜は，70〜80gをお出ししています．

5. セントジョーンズワート（西洋オトギリ草）というハーブはワーファリン®の薬効を下げてしまいます．このハーブを含む健康食品は控えて下さい．

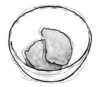
抹茶アイス（小カップ133g）
　抹茶 0.6g
　ビタミンK 17.4μg/100g

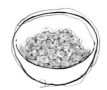
納豆（小パック30〜50g）
　ビタミンK　870μg/100g

図6−22　ワーファリン®服用者への指導例
（自治医科大学栄養部資料より改変）

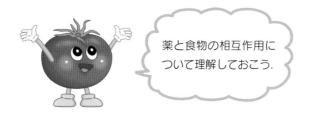
薬と食物の相互作用について理解しておこう．

朝食	食パン 野菜炒め スクランブルエッグ（トマト） くだもの ヨーグルト

材料・1人分
食パン
食パン　8枚切2枚 ……………………… 90g
ブルーベリージャム ……………………… 14g
野菜炒め
キャベツ ………40g　人参 ……………… 20g
もやし ……………20g　さやえんどう ……10g
こしょう ………少々　減塩しょうゆ ……5g
サラダ油 ………………………………………5g
スクランブルエッグ（トマト）
鶏卵 …………50g　牛乳 ……………… 10g
トマト ………15g　こしょう ……………少々
くだもの
りんご　1/3コ…………………………… 75g
ヨーグルト
ヨーグルト ………………………………… 100g

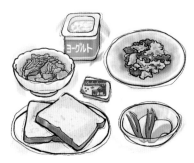

昼食	ごはん 魚の黄身衣焼き 添え物 高野豆腐としいたけの含め煮 酢の物 くだもの

ごはん
　ごはん ………………………………… 200g
魚の黄身衣焼き
　さけ　1切れ…70g　清酒 ……………5g
　薄口しょうゆ …3g　みりん ……………5g
　鶏卵卵黄 ………4g
添え物
　ぶなしめじ ……40g　だしわりしょうゆ …1g
　さつまいも ……50g　オレンジジュース …5g
高野豆腐としいたけの含め煮
　高野豆腐（乾）…10g　干ししいたけ ……8g
　人参 …………20g　砂糖 ……………8g
　減塩しょうゆ …6g　清酒 ……………2g
　さやえんどう ………………………………7g
酢の物
　きゅうり ………30g　かぶ ……………30g
　しらす干し ……5g　乾燥きくらげ ……1g
　砂糖 …………5g　酢 ………………5g
くだもの
　キウイ　1コ …………………………… 75g

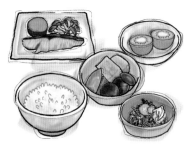

夕食	ごはん 豚肉の和風ソテー 付け合わせ セロリの和風サラダ きのこスープ

ごはん
　ごはん ………………………………… 200g
豚肉の和風ソテー
　豚肉ひれ ………80g　減塩しょうゆ ……8g
　みりん …………2g　こしょう ………少々
　サラダ油 ………………………………………3g
付け合わせ
　ほうれん草 ……30g　もやし …………20g
　人参 …………10g　だしわりしょうゆ …2g
セロリの和風サラダ
　セロリ …………40g　きゅうり ………20g
　ムラサキ玉ねぎ…15g　黄パプリカ ……5g
　かつお節 ………………………………………1g
　ノンオイルゆずドレッシング………………… 10g
きのこスープ
　干ししいたけ…2g　えのきだけ ……10g
　乾燥きくらげ…1g　玉ねぎ …………10g
　絹ごし豆腐 ……20g　コンソメ …………2g
　こしょう ……………………………………少々

（献立作成：小林貴子）

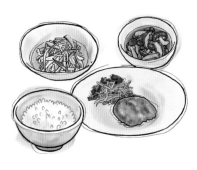

エネルギー　約1800kcal　　たんぱく質　約80g　　脂質　約30g　　炭水化物　約300g
塩分　約6g

図6－23　虚血性心疾患患者のための献立例

5 脳 卒 中

① 疾患の特徴

　脳卒中とは，脳血管障害により急激に意識障害，神経症状が出現する病態であり，主な疾患には，脳梗塞（脳血栓症，脳塞栓症，一過性脳虚血発作），脳内出血，くも膜下出血がある．

①脳梗塞

　アテローム血栓性脳梗塞，ラクナ梗塞，心原性脳塞栓，その他の梗塞の4つに分類される．アテローム血栓性脳梗塞，ラクナ梗塞は，脳血栓症で，脳血管のアテローム硬化によるプラークが血栓となることが多い．細い血管の動脈硬化によるものをラクナ梗塞，太い血管の動脈硬化によるものをアテローム梗塞という．心臓内にできた血栓などが血流に乗って脳血管に達し，脳塞栓症を引き起こしたものを心原性脳塞栓症という．心原性脳塞栓症は，脳血栓症に比べ太い血管が閉塞し，急激に発症し，重症であることが多い．脳梗塞時に出現しやすい症状には，めまい，ふらつき，歩行障害，頭痛，意識障害，運動麻痺，感覚障害，痙攣，不随意運動，構音障害，失語などがある[1]．脳塞栓症は日中の活動時に突然発症し，運動麻痺，感覚障害，意識障害などの症状が急激に起こり重症となることが多い．

②脳内出血

　脳実質（大脳，小脳，脳幹）内の動脈が破れ，その出血で神経細胞が障害される．高血圧が主な原因となり，脳実質内の細小動脈の硬化・脆弱性が進み，破綻して出血に至る．脳出血の症状には，神経症状（感覚障害，運動麻痺など）と，出血による頭蓋内圧亢進症状（意識障害，嘔吐など）がある．

③くも膜下出血

　脳の表面を走行する主幹脳動脈の動脈瘤破裂により，脳の表面を覆うくも膜内側（くも膜下腔）に出血したものをいう．くも膜下出血の主な症状は，頭痛，意識障害，項部硬直などがある．

　脳卒中後の障害の程度や変化を判定するために，脳卒中重症度スケール（表6-15）などを用いることが多い．

② 診断と治療

　脳梗塞の診断には，CTスキャン，MRIが用いられる．閉塞血管は，脳血管造影検査，三次元CTスキャンによる血管造影法などにより検出する．

　脳卒中一般の管理としては，①脳卒中超急性期の呼吸・循環・代謝管理（呼吸，血圧，栄養，体位），②合併症対策（合併症一般（特に感染症），消化管出血，発熱），③対症療法（痙攣，嚥下障害，頭痛，脳卒中後のうつ）があげられる[2]．

　脳梗塞急性期の治療を表6-16に，高血圧性脳出血の非手術的治療を表6-17に示す．

表6−15 脳卒中重症度スケール（Japan Stroke Scale：JSS 第5版）

患者名：　　　　　　　　年齢：　　　歳　男・女　　　発症日時：　／　／　　　時頃　　検査日：　／　／
診断名：　　　　　　　　麻痺側（右，左，両）　　　利き手（右，左，両）　　　　　　　　　　検者：

1. Level of Consciousness（意識）
a) Glasgow Coma Scale

開眼（Eyes Open）	言語（Best Verbal Response）	運動（Best Motor Response）
4 自発的に開眼する	5 見当識良好	6 命令に従う
3 呼びかけにより開眼する	4 混乱した会話	5 疼痛に適切に反応
2 痛み刺激により開眼する	3 不適切な言葉	4 屈曲逃避
1 全く開眼しない	2 理解不能の応答	3 異常屈曲反応
	1 反応なし	2 伸展反応（除脳姿勢）
		1 反応なし

E＋V＋M＝Total
（ ）＋（ ）＋（ ）＝□
A：15　　B：14～7　　C：6～3

□A＝ 7.74
□B＝15.47
□C＝23.21

b) Japan Coma Scale：

Ⅰ 刺激しなくても覚醒している状態
9 全く正常
8 大体意識清明だが，今一つはっきりしない（I-1）
7 時・人・場所がわからない（見当識障害）（I-2）
6 自分の名前，生年月日が言えない（I-3）

Ⅱ 刺激すると覚醒する状態
5 普通の呼びかけで容易に開眼する（Ⅱ-10）
4 大きな声または体を揺さぶることにより開眼する（Ⅱ-20）
3 痛み・刺激を加えつつ呼びかけを繰り返すとかろうじて開眼する（Ⅱ-30）

Ⅲ 刺激しても覚醒しない状態
2 痛み刺激に対しはらいのけるような動作をする（Ⅲ-100）
1 痛み刺激で少し手足を動かしたり顔をしかめる（Ⅲ-200）
0 痛み刺激に全く反応しない（Ⅲ-300）
A：9　　B：8～3　　C：2～0

2. Language（言語）
1. 口頭命令で拳をつくる（両側麻痺の場合は口頭命令で開眼する）
2. 時計を見せて"時計"と言える
3. "サクラ"を繰り返して言える
4. 住所，家族の名前が上手に言える
A：All　B：3/4 or 2/4　C：1/4 or 0/4（None）

□A＝ 1.47
□B＝ 2.95
□C＝ 4.42

3. Neglect（無視）:（可能な限り裏面の線分を使用のこと）
A. 線分二等分試験正常
B. 線分二等分試験で半側空間無視
C. 麻痺に気がつかない．あるいは一側の空間を無視した行動をする

□A＝ 0.42
□B＝ 0.85
□C＝ 1.27

＊注：実際のカードには裏面に長さ 25cm の太線が印刷してあるが，紙面の都合上省略.

4. Visual Loss or Hemianopia（視野欠損または半盲）
A. 同名性の視野欠損または半盲なし
B. 同名性の視野欠損または半盲あり

□A＝ 0.45
□B＝ 0.91

5. Gaze Palsy（眼球運動障害）
A. なし
B. 側方視が自由にできない（不十分）
C. 眼球は偏位したままで反対側へ側方視できない（完全共同偏視または正中固定）

□A＝ 0.84
□B＝ 1.68
□C＝ 2.53

6. Pupillary Abnormality（瞳孔異常）
A. 瞳孔異常（対光反射 and/or 瞳孔の大きさの異常）なし
B. 片側の瞳孔異常あり
C. 両側の瞳孔異常あり

□A＝ 1.03
□B＝ 2.06
□C＝ 3.09

7. Facial Palsy（顔面麻痺）
A. なし
B. 片側の鼻唇溝が浅い
C. 安静時に口角が下垂している

□A＝ 0.31
□B＝ 0.62
□C＝ 0.93

8. Plantar Reflex（足底反射）
A. 正常
B. いずれとも言えない
C. 病的反射（Babinski または Chaddock）陽性（1回でも認めたら陽性）

□A＝ 0.08
□B＝ 0.15
□C＝ 0.23

9. Sensory System（感覚系）
A. 正常（感覚障害がない）
B. 何らかの軽い感覚障害がある
C. はっきりした感覚障害がある

□A＝−0.15
□B＝−0.29
□C＝−0.44

10. Motor System（運動系）（臥位で検査する）
Hand（手）　　　A：1　B：2 or 3　C：4 or 5
1. 正常
2. 親指と小指で輪を作る
3. そばに置いたコップが持てる
4. 指は動くが物はつかめない
5. 全く動かない

□A＝ 0.33
□B＝ 0.66
□C＝ 0.99

Arm（腕）　　　A：1　B：2 or 3　C：4 or 5
1. 正常
2. 肘を伸ばしたまま腕を挙上できる
3. 肘を屈曲すれば挙上できる
4. 腕はある程度動くが持ち上げられない
5. 全く動かない

□A＝ 0.66
□B＝ 1.31
□C＝ 1.97

Leg（下肢）　　　A：1　B：2 or 3　C：4 or 5
1. 正常
2. 膝を伸ばしたまま下肢を挙上できる
3. 自力で膝立てが可能
4. 下肢は動くが膝立てはできない
5. 全く動かない

□A＝ 1.15
□B＝ 2.31
□C＝ 3.46

Total=	
CONSTANT	−14.71
SCORE=	

（日本脳卒中学会・脳卒中重症度スケール（急性期）Japan Stroke Scale（JSS）日本脳卒中学会Stroke Scale委員会（1997）脳卒中，19，p. 1 − 5）

　脳動脈瘤破裂によるくも膜下出血と診断された場合の治療は，早急に破裂した脳動脈瘤を見つけだし，外科的に脳動脈瘤をクリッピングして止血することを行う.

　また，ガイドラインでは，脳卒中一般の発症予防として，①高血圧症，②糖尿病，③脂質異常症，④心房細動，⑤喫煙，⑥飲酒を危険因子としてあげ，その管理をすることを推奨している.

表6－16　脳梗塞急性期の治療

1．脳浮腫管理	9．脳動脈：外科的治療（バイパス,その他）
2．抗凝固療法	10．脳保護療法
3．血栓溶解療法	11．血液希釈療法
4．急性期抗血小板療法	12．フィブリノゲン低下療法
5．開頭外減圧療法	13．ステロイド療法
6．頸動脈内膜剥離術	14．低体温療法
7．頸部頸動脈血行再建術（血管形成術/ステント留置術）	15．高圧酸素療法
8．脳動脈：血管内再開通療法（機械的血栓回収療法，局所線溶療法，その他）	16．深部静脈血栓症および肺塞栓症への対策

（日本脳卒中学会脳卒中ガイドライン委員会編（2019）脳卒中治療ガイドライン2015［追補2019対応］，p.57-83，協和企画より治療項目名を抜粋して転載）

表6－17　高血圧性脳出血の非手術的治療

1．高血圧性脳出血の急性期治療	2-1　上部消化管出血の管理
1-1　止血薬の投与	2-2　深部静脈血栓症および肺塞栓症の予防
1-2　血圧の管理	3．高血圧性脳出血の慢性期治療
1-3　呼吸の管理	3-1　再発予防
1-4　脳浮腫・頭蓋内圧亢進の管理	3-2　痙攣対策
2．高血圧性脳出血の合併症治療	

（日本脳卒中学会脳卒中ガイドライン委員会編（2019）脳卒中治療ガイドライン2015［追補2019対応］，p.148-160，協和企画より治療項目名を抜粋して転載）

引 用 文 献

1）北村聖総編集，寺山晴夫（2013）脳血栓症，臨床病態学　1巻第2版，p.31－40，ヌーヴェルヒロカワ.

2）日本脳卒中学会脳卒中ガイドライン委員会編（2019）脳卒中治療ガイドライン2015［追補2019対応］，p.4－21，協和企画.

Ⓑ 食事指導の実際

❶ 目的・目標

適正な体重維持，脂質，炭水化物の適切な質と量の摂取，食塩の制限，および，低栄養の改善，誤嚥性肺炎を予防するための食品・調理法の選択が重要となる．

❷ 食事指導のポイント

急性期で意識障害・嚥下障害などがあり，経口摂取が不可能な場合には，経静脈栄養を行う．回復期になり，経口摂取が可能になった場合であっても，必要な量の栄養摂取が行えない場合には，経腸栄養を用いて十分なエネルギー，たんぱく質を補給した方が，予後がよい傾向にあるとされている．

嚥下障害がなく経口摂取で必要な栄養が確保できる場合，糖尿病，高血圧，脂質異常症，虚血性心疾患などの基礎疾患がある場合には，その疾患の食事療法に従う．疾患に特化した食事療法を必要としない場合には，危険因子となる疾患の発症予防となる食事療法を基本とし，病態をモニタリングしながら適正な栄養管理を行う．

嚥下障害の食事指導のポイントは，後述の「⓬ 摂食・嚥下障害」を参照．

脳卒中は，突然発症することが多い．患者が病気の受容ができていない状態や，療養生活の受容が行われていない時期に栄養指導を行うと，効果が上がらないだけでなく，食事療法の拒否につながることもある．日常生活に支障をきたすような後遺症がある場合には，指導の時期や誰に指導するかが重要となる．

高血圧症がある場合は，食塩制限が必要となる（「❷ 高血圧」参照）．脂質異常症がある場合は，脂質のとり方の指導が必要となる（❸ の脂質異常症を参照）．また，ワーファリン®を服用している場合には，ビタミンKの多い食品は避けるように指導する（図6–22を参照）．

❸ 献　立

脳卒中で嚥下障害のある場合の献立例を図6–24に示す．

参 考 文 献

・日本動脈硬化学会編（2017）動脈硬化性疾患予防ガイドライン2017年版，日本動脈硬化学会．
・日本循環器学会．虚血性心疾患の一次予防ガイドライン（2012年改訂版）．
http://www.j-circ.or.jp/guideline/pdf/JCS2012_shimamoto_h.pdf（2019年12月閲覧）
・脳卒中合同ガイドライン委員会編（2019），脳卒中治療ガイドライン2015（追補2019），協和企画．

朝食
おかゆ
みそ汁
炒り卵
白菜のお浸し（葉先のみ）
つくだ煮のり
牛乳

材料・1人分

おかゆ
　かゆ ……………………………………… 300g
みそ汁
　焼き麩 …………2g　みそ …………… 10g
　だしの素 ……………………………… 適量
炒り卵
　鶏卵 …………50g　だし汁 …………20g
　バター …………2g　減塩しょうゆ ……3g
白菜のお浸し（葉先のみ）
　白菜 …………70g　かつお節 ……… 0.5g
　減塩しょうゆ …………………………… 3g
つくだ煮のり
　つくだ煮のり ………………………… 10g
牛乳
　牛乳 ………………………………200mL

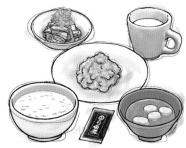

昼食
おかゆ
白身魚の煮魚
キャベツの煮びたし（葉先のみ）
ポテトサラダ

おかゆ
　かゆ ……………………………………… 300g
白身魚の煮魚
　むきがれい ……70g　減塩しょうゆ ……7g
　砂糖 …………5g　清酒 ………………1g
キャベツの煮びたし（葉先のみ）
　キャベツ …………70　減塩しょうゆ ……5g
　砂糖 …………………………………… 3g
ポテトサラダ
　じゃがいも ……60g　人参 …………10g
　マヨネーズ ……………………………… 10g

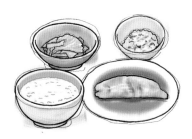

夕食
おかゆ
チキンハンバーグ
かぼちゃの煮物（皮除き）
あんかけ豆腐

おかゆ
　かゆ ……………………………………… 300g
チキンハンバーグ
　鶏ももひき肉…60g　長いも …………20g
　鶏卵 …………15g　玉ねぎ …………15g
　人参 …………5g　パン粉 …………5g
　油 …………3g　ウスターソース ……5g
　ケチャップ …………………………… 10g
かぼちゃの煮物（皮除き）
　かぼちゃ ………70g　減塩しょうゆ ……5g
　砂糖 …………………………………… 3g
あんかけ豆腐
　絹ごし豆腐 ……100g　減塩しょうゆ ……5g
　砂糖 …………3g　片栗粉 …………2g

（献立作成：荒川元喜）

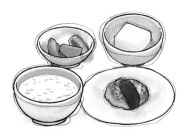

エネルギー 1550kcal　たんぱく質 約70g　脂質 約40g　炭水化物 約220g 塩分 約6g

図6-24　脳卒中患者（嚥下障害あり）のための献立例

6 COPD（慢性閉塞性肺疾患）

1 疾患の特徴

　COPD（Chronic Obstructive Pulmonary Disease）は，タバコ煙を主とする有害物質を長期に吸入暴露することにより生ずる肺疾患であり，呼吸機能検査で気流閉塞を示す[1]．COPDは，中枢気道，末梢気道，肺胞領域，肺血管に病変がみられ，これらの病変はタバコ煙などの有害物質吸入による炎症が原因である．炎症は長期間持続する．気流閉塞は末梢気道病変と気腫性病変が複合的に関係している．出現しやすい症状は，労作時の呼吸困難や慢性の咳・痰である．

　COPDは長期の喫煙歴がある中・高年者に発症するため，喫煙や加齢に伴う全身症状が多くみられ，栄養障害，骨格筋機能障害，心・血管疾患，骨粗しょう症，糖尿病・メタボリックシンドローム，不安・抑うつなどである（図6-25）．合併症は，喘息，肺線維症，肺がん，肺高血圧，肺炎や気胸などがある．

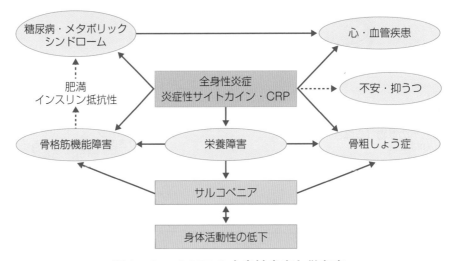

図6-25　COPDの全身性炎症と併存症
（日本呼吸器学会COPDガイドライン第5版作成委員会編（2018）COPD（慢性閉塞性肺疾患）診断と治療のためのガイドライン2018 第5版，p.35，メディカルレビュー社より転載）

2 診断と治療

　COPDの診断基準は，気管支拡張薬投与後のスパイロメトリーにより測定された1秒率（FEV_1/FVC）が70％未満（他の気道性疾患が除外される）をさす．病期分類には，予測1秒量に対する比率（対標準1秒量：$\%FEV_1$）を用いている（表6-18）．病型分類にはCTなど

の画像検査が用いられ，気腫型や非気腫型などの識別がされる．

表6−18　COPDの病期分類

病　期		定　義
Ⅰ期	軽度の気流閉塞	%FEV$_1$≧80%
Ⅱ期	中等度の気流閉塞	50%≦%FEV$_1$<80%
Ⅲ期	高度の気流閉塞	30%≦%FEV$_1$<50%
Ⅳ期	きわめて高度の気流閉塞	%FEV$_1$<30%

気管支拡張薬吸入後のFEV$_1$/FVC70%未満が必須条件．
（日本呼吸器学会COPDガイドライン第5版作成委員会編（2018）COPD（慢性閉塞性肺疾患）
診断と治療のためのガイドライン2018 第5版，p.50，メディカルレビュー社より転載）

　治療は，症状およびQOLの改善，身体活動性の向上・維持，増悪の予防などを目的として，禁煙指導，重症度に応じた薬物治療，呼吸リハビリテーション，栄養管理，酸素療法などが行われる．安定期COPDの管理を図6−26に示す．増悪をくり返す症例には，長時間作用性気管支拡張薬に加えて，吸入ステロイド薬や喀痰調整薬が追加される．
　禁煙はCOPDの発症リスクを減少させ，進行を抑制する最も効果的で経済的な方法である．禁煙指導には，カウンセリング，行動療法，ニコチン代替療法（ニコチンパッチやニコチンガム）などがある．

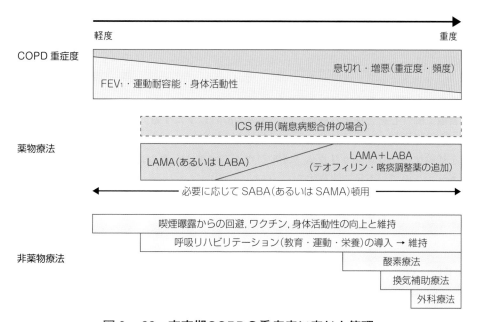

図6−26　安定期COPDの重症度に応じた管理

（日本呼吸器学会COPDガイドライン第5版作成委員会編（2018）COPD（慢性閉塞性肺疾患）診断と治療のためのガイドライン2018 第5版，p.4，メディカルレビュー社より転載）

引 用 文 献

1）日本呼吸器学会COPDガイドライン第5版作成委員会編（2018）COPD（慢性閉塞性肺疾患）診断と治療のためのガイドライン2018 第5版，p.1，メディカルレビュー社.

Ⓑ 食事指導の実際

① 目的・目標

COPD患者は，やせ，栄養障害の頻度が高く，食事療法の目的は栄養障害の改善，適切な栄養状態の維持である．

② 食事指導

エネルギー：気流閉塞，炎症性のサイトカイン，呼吸困難などのさまざまな理由で，消費エネルギーが増加しているにもかかわらず，消化器機能の低下，食欲不振による摂取エネルギー低下で体重減少が起こる．COPDガイドライン[1]では，体重増加のためには，実測した基礎代謝の1.5倍以上のエネルギーが必要であるとしている．

たんぱく質：高たんぱく食が基本で，たんぱく源としては分枝鎖アミノ酸を多く含む食品が勧められる．ガイドラインでは，具体的な数値は示されていない．

脂質：高脂肪食は，血中の二酸化炭素の発生を抑制する可能性があることが指摘されているが，総エネルギーが過量でなければ，栄養素間の比率は二酸化炭素の産生量には影響しないという報告もあり，著しい換気不全がなければ，十分なエネルギー摂取を行えばよい．全身の炎症を抑えるために，n-3系脂肪酸の摂取が勧められる．

食塩：肺性心を合併する場合には，7〜8 g/日以下にする．

利尿薬を使用している場合には，低カリウム血症をモニタリングし，必要に応じカリウムを補給する．リン，カリウム，カルシウム，マグネシウムは，呼吸筋の機能維持に必要なミネラルなので，不足に注意する．

その他：腹部膨満感がある場合には，食事をゆっくり食べ，ガスの発生しやすい食品（さつまいもなど）を避ける．

③ 献 立

消化管機能の低下，呼吸困難などで食欲・摂食量の低下がみられた場合，1回量を減らして食事回数を増やす献立を提案する（図6−27）．経口栄養で，必要な栄養が摂取できない場合には，少量でエネルギー，たんぱく質をとることができる経腸栄養剤を紹介する．

食欲がないときに喜ばれる料理は個人差があり難しいが，患者がふだん食べ慣れている料理が喜ばれる．それにプラスして，少量の魚肉料理や，油脂を使用した料理を紹介し，負担感のある場合は，無理に勧めない．呼吸リハビリチームと連携をとり，患者の状態を的確に

朝食
- 食パン
- キャベツサラダ
- ホイル焼き
- くだもの

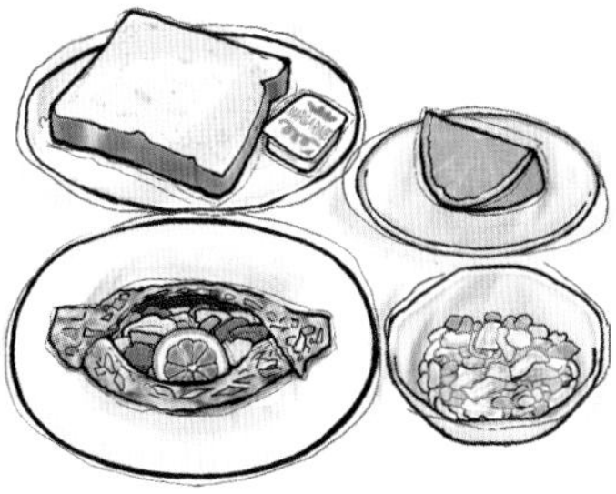

10時補食
- 蒸しケーキ
- 野菜ジュース

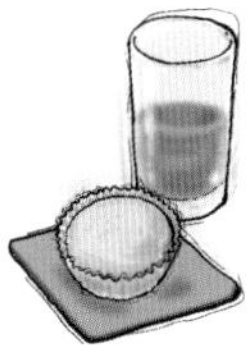

昼食
- チャーハン
- さけステーキ
- 添え物
- トマトサラダ
- 野菜スープ

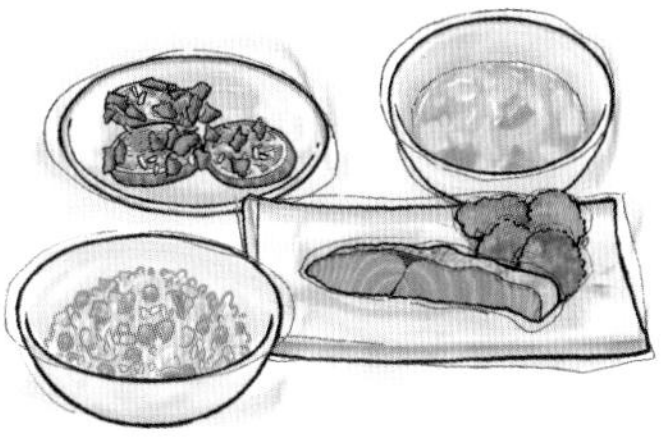

15時補食
- ヨーグルトあえ

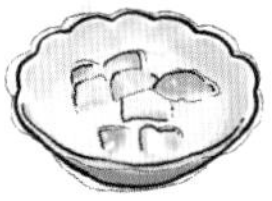

夕食
- ごはん
- オムレツ
- 焼きトマト添え
- ゆでアスパラガス
- 炒め煮
- ツナと青菜のあえ物

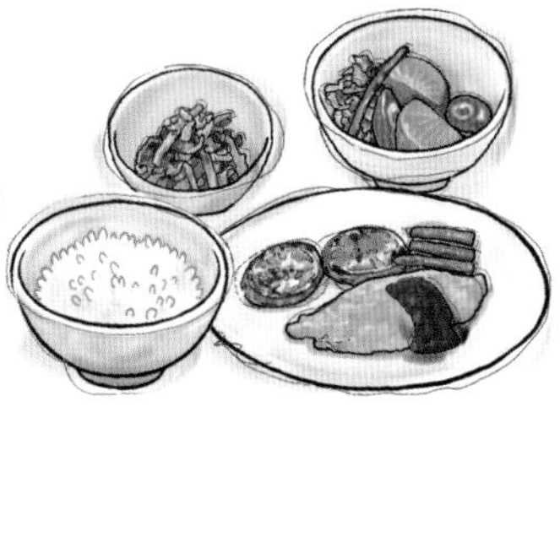

材料・1人分

食パン
- 食パン　6枚切1枚 ……………………60g
- マーガリン ……………………………10g

キャベツサラダ
- キャベツ ……… 60g　きゅうり ……… 10g
- プレスハム …… 20g　コーン缶 ……… 10g
- マヨネーズ …… 10g

ホイル焼き
- 若鶏ささみ …… 40g　玉ねぎ ………… 20g
- ピーマン ……… 10g　人参 …………… 10g
- レモン　輪切り・10g　こしょう ……… 少々
- サラダ油 ……… 5g　だしわりしょうゆ‥5g

くだもの
- オレンジ　1/4コ ……………………45g

蒸しケーキ
- 蒸しケーキ　1コ …………………………20g

野菜ジュース
- 野菜ジュース……………………………100mL

チャーハン
- ごはん ……… 150g　若鶏ささみひき肉… 40g
- ミックスベジタブル… 30g　こしょう ……… 少々
- ウスターソース… 10g　サラダ油 ……… 10g

さけステーキ
- さけ ………… 100g　こしょう ……… 少々
- だしわりしょうゆ‥5g　バター ………… 4g

添え物
- ブロッコリー… 30g　塩 ……………… 0.1g

トマトサラダ
- トマト ………… 90g　玉ねぎ ………… 20g
- 青しそ ………… 1g　酢 ……………… 5g
- だしわりしょうゆ‥5g　ごま油 ………… 1g
- サラダ油 ……… 5g

野菜スープ
- キャベツ ……… 40g　玉ねぎ ………… 20g
- 人参 …………… 10g　塩 ……………… 0.5g
- こしょう ……… 少々　コンソメ ……… 2g

ヨーグルトあえ
- みかん缶 ……… 20g　白桃缶 ………… 30g
- ヨーグルト …… 50g　マヨネーズ …… 5g

ごはん
- ごはん …………………………………150g

オムレツ
- 鶏卵 ………… 100g　生クリーム …… 10g
- 塩 …………… 0.5g　こしょう ……… 少々
- バター ………… 4g　トマトケチャップ… 10g

焼きトマト添え
- トマト ………… 50g　こしょう ……… 少々
- パルメザンチーズ… 1g　サラダ油 ……… 2g

ゆでアスパラガス
- アスパラガス……………………………20g

炒め煮
- 大根 …………… 60g　人参 …………… 20g
- いんげん ……… 10g　豚もも肉 ……… 20g
- だしわりしょうゆ‥7g　砂糖 …………… 3g
- サラダ油 ………………………………5g

ツナと青菜のあえ物
- シーチキン …… 20g　ほうれん草 …… 50g
- だしわりしょうゆ……………………………3g

（献立作成：小林貴子）

エネルギー　約2100kcal	たんぱく質　約95g	脂質　約85g	炭水化物　約220g
塩分　約8g			

図6-27　COPD患者のための献立例

把握し，食事時間などの工夫もはかる．

引 用 文 献

1 ）日本呼吸器学会COPDガイドライン第 5 版作成委員会編（2018）COPD（慢性閉塞性肺疾患）診断と治療のためのガイドライン2018 第 5 版，p. 101，メディカルレビュー社．

7　肝炎・肝硬変

疾患の基礎知識

1　疾患の特徴

　肝臓の主な機能は，脂質代謝，糖質代謝，たんぱく質代謝，ビタミン代謝，ビリルビン代謝，薬物代謝，ホルモンなどの代謝などである．肝臓は，栄養素の消化・代謝・貯蔵などの中心的な役割を担っているため，機能に障害が生じると栄養状態にさまざまな影響を与える．

　肝臓の主な疾患には，肝炎，肝硬変，肝不全，脂肪肝，肝がんなどがあるが，本項では，ウイルス性肝炎と肝硬変について述べる．

1）ウイルス性肝炎

　肝炎は，肝臓の細胞が壊れて炎症を起こしている状態のことをいう．原因には，ウイルス，アルコール，自己免疫などがあるが，日本では，B型肝炎ウイルス（HBV），C型肝炎ウイルス（HCV）によるウイルス性肝炎が多い．

　日本のHBVキャリアは約130～150万人と推定されている．HBVキャリアの主な感染経路は，母児感染と幼少時の水平感染である．出産時ないし乳幼児期においてHBVに感染すると，ほとんどが持続感染に移行する．そのうち多くは，若年期にHBe抗原陽性からHBe抗体陽性へとHBe抗原セロコンバージョンを起こして非活動性キャリアとなり，病態は安定化する．しかし，残りの約1割では，ウイルスの活動性が持続して慢性肝炎の状態が続き，肝硬変へ移行し，肝細胞がん，肝不全に進展する（図6 - 28）．

　HBVは，感染者の血液・体液によって感染する．一過性感染の急性肝炎と持続感染の慢性肝炎とに大別される．

　B型急性肝炎の主な原因は，性行為，針刺し事故，血液や体液の取り扱いなどである．感染すると，通常は免疫機構が働くことによって，ウイルスが体内から排除され治癒するが，まれに劇症化することもある．B型慢性肝炎は，出産時の母子感染や乳幼児期の医療行為などで，血液や体液によって感染する．免疫機構が未熟なため，HBVが肝臓で増殖しキャリアとなり，成長とともに免疫機能が発達すると，肝炎を発症する．

　HCVは，感染者の血液によって感染する．感染経路には，輸血，血液製剤，刺青やピアスの穴開けなどがある．感染後，急性肝炎を起こすことは少なく，多くは不顕性感染で，60～80％の症例が慢性化するといわれている[1]．

　B型慢性肝炎，C型肝炎は，肝硬変や肝がんへ進行する場合がある．肝炎の自覚症状は，倦怠感，食欲不振，嘔気，黄疸などの症状が出ることがあるが，まったく症状が出ないこともある．

2）肝硬変

　肝硬変は，肝細胞の壊死，肝繊維化が持続した結果，肝臓組織が変化し，肝機能不全と門

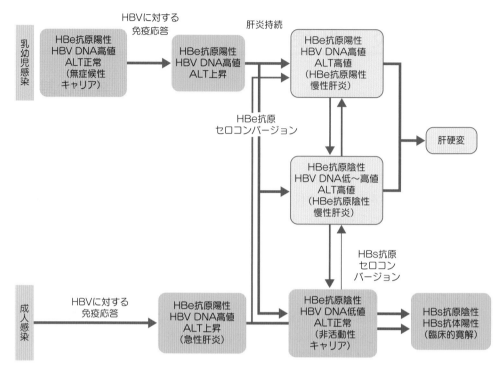

図6-28　HBV持続感染者の自然経過
(日本肝臓学会 肝炎診療ガイドライン作成委員会 編「B型肝炎治療ガイドライン（第3.1版）」2019年3月，p2
https://www.jsh.or.jp/medical/guidelines/jsh_guidlines/hepatitis_b（2019年11月参照））

脈亢進症を起こし，肝臓の外観が変形や硬化した状態をいう．原因には，①B型肝炎やC型肝炎などのウイルス性肝炎，②薬剤性，または中毒性肝障害，③アルコール性肝炎，脂肪肝，④その他（低栄養，慢性胆汁うっ滞，日本住血吸虫性肝硬変など）がある．臨床的分類では，代償性肝硬変と非代償性肝硬変に分類される．

　肝硬変の自覚症状には，全身倦怠感，易疲労感，腹部膨満感，食欲不振などがある．代償期では肝細胞が破壊されても，残された肝細胞が機能しているため，自覚症状がないか，気づかないことが多い．肝機能障害が進行し，代償期の症状に加えて，黄疸，腹水，出血傾向，意識障害（肝性脳症）などの肝不全症状が出現すれば，代償期から非代償期に進展したとされる．肝性脳症は，肝機能低下によって，腸管内のアンモニアなどの代謝産物が肝臓で解毒処理されなくなり，血中アンモニア濃度が高くなり，アンモニアが血液脳関門を通過して脳に直接作用することによって発症する．

❷ 診断と治療

　肝炎は，血液検査による肝機能検査（AST（GOT），ALT（GPT），血清ビリルビン値など）と肝炎ウイルスマーカーの測定，および，超音波画像診断，肝生検などを行い，総合的に判断する．肝硬変では，血液検査，画像診断（超音波検査，CT，MRI，血管造影），腹腔鏡検査，肝生検などを行う．主な治療は，次のとおりである．

1）ウイルス性肝炎

　抗ウイルス療法の基本方針を図6－29に示す．B型肝炎の治療法には，抗ウイルス療法，肝庇護療法，免疫療法などがある．B型急性肝炎の場合は，急性期の安静，肝庇護療法，食事療法によって治癒することが多い．B型慢性肝炎では，抗ウイルス療法として，インターフェロン（Peg-INF）や核酸アナログ製剤（ETV，TDF，TAF）による治療を行う．C型肝炎の主な治療法は，抗ウイルス療法と肝庇護療法である．抗ウイルス療法は，体内からのHCVの完全排除を目指して，初回治療・再治療とも，DAA併用によるIFN-free治療が推奨されている．

　肝庇護療法の治療薬は，一般的に内服薬のウルソデオキシコール酸（肝細胞保護機能）などが使用される．

2）肝硬変

　肝硬変は，定期的な検査によって肝機能や合併症の経過観察をし，症状に応じた治療を行う．肝硬変の進行抑制を目的とした薬物治療を表6－19に示す．

　原因疾患がウイルス性肝炎の場合は，ウイルスの型に応じた抗ウイルス療法を行う．消化管出血の場合は，出血源の内視鏡による止血，内視鏡による食道静脈瘤結紮，食道静脈瘤硬化療法などを行う．腹水・浮腫に対しては，減塩食，利尿薬内服，アルブミンの点滴投与などを行う．肝性脳症の治療は，アミノ酸代謝異常を調整する肝不全用特殊組成アミノ酸輸液

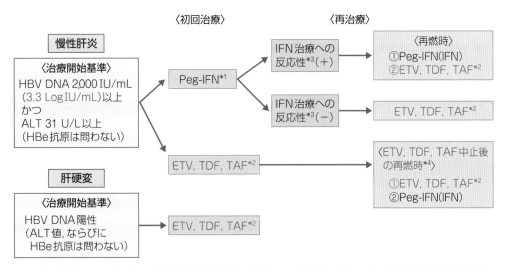

＊1　HBe抗原セロコンバージョン率やHBV DNA陰性化率が必ずしも高くはないこと，個々の症例における治療前の効果予測が困難であること，予想される副作用などを十分に説明すること．
＊2　挙児希望がないことを確認した上で，長期継続投与が必要なこと，耐性変異のリスクがあることを十分に説明すること．核酸アナログ製剤の選択においては，それぞれの薬剤の特性を参考にする．
＊3　ALT正常化，HBV DNA量低下（HBs抗原量低下），さらにHBe抗原陽性例ではHBe抗原陰性化を参考とし，治療終了後24～48週時点で判定する．
＊4　ETV中止後再燃時の再治療基準：HBV DNA 100,000IU/mL（5.0 LogIU/mL）以上，またはALT 80U/L以上．

図6－29　抗ウイルス療法の基本方針
（日本肝臓学会 肝炎診療ガイドライン作成委員会 編「B型肝炎治療ガイドライン（第3.1版）」2019年3月，p59
https://www.jsh.or.jp/medical/guidelines/jsh_guidlines/hepatitis_b （2019年11月参照））

表 6 － 19　肝硬変の進行抑制を目的とした薬物治療

治療の目的		薬剤	投与法
原因の除去	C型肝炎	IFN-free治療	
	B型肝炎	核酸アナログ製剤	
	自己免疫性肝炎	副腎皮質ステロイド（プレドニン®錠）	初期投与量は0.6mg/kg/日以上
抗炎症療法		強力ネオミノファーゲンシー® ウルソデオキシコール酸（ウルソ®錠）	1日1回20〜100mL週2〜5日 1日600〜900mg分3
栄養療法 （肝不全用経口栄養製剤）		アミノレバン®EN配合散 リーバクト®配合顆粒	1日（2〜）3包 1日3包　分3

（日本肝臓学会 編：慢性肝炎・肝硬変の診療ガイド2019. 文光堂，2019. p70より転載）

を行う．便秘の解消が重要なため，ラクツロースなど非吸収性合成二糖類の製剤を投与し，便通を整え，血中アンモニア濃度を低下させる．

　肝硬変が重症化し，従来の治療方法では治癒が期待できない場合，基準を満たせば肝移植の適応となる．

引 用 文 献

1）国立研究開発法人国立国際医療研究センター肝炎情報センターホームページ
　　http://www.kanen.ncgm.go.jp/index.html

Ⓑ **食事指導の実際**

❶ 目的・目標

　慢性肝炎，肝硬変の食事療法は，病期によって異なるが，①適正な体重維持，②栄養状態，たんぱく質の不耐症の有無による適正なたんぱく質摂取と肝不全用経腸栄養剤の使用，③浮腫・腹水有無による適正な食塩管理，④便秘の予防，⑤血清フェリチンが高い場合の鉄の制限，⑥糖新生の低下による空腹時の低血糖の対応，⑦食道静脈瘤がある場合の食事の注意などである．これらにより，適切な栄養状態の保持と肝機能低下の予防をはかる．

❷ 食事指導

　日本肝臓学会編集の「慢性肝炎・肝硬変の診療ガイド　2019」[1] および日本消化器病学会編集の「肝硬変診療ガイドライン」[2] の栄養・食事の記載に従って解説する．

1）代償期

　特別の生活制限は必要とせず，規則正しい生活を心がけ，便秘・過労を避ける．食欲不振が強く，低栄養がみられる場合には，経腸栄養剤などを用いて，栄養状態の改善をはかる．

エネルギー：標準体重（BMI=22）を用いて，体重1 kg当たり25～30kcalを目安とする．耐糖能異常は肝硬変の病態に影響を与えるので，肥満にならないように調整する．

たんぱく質：標準体重を用いて，体重1 kg当たり1.2～1.3gを目安とする．

脂質：総エネルギーの20%を目安とする．

食塩：5～7 g/日の，ゆるやかな制限とする．

鉄：血清フェリチンが基準値以上の場合には，7 mg/日以下にする．

　その他のビタミン・ミネラルについては，日本人の食事摂取基準2020年版を参考にして決める．

アルコール：禁酒が原則となる．

その他：食後30分程度の安静を必要とするが，適度な運動は重要である．ビブリオ・バルニフィカス感染症予防のため，夏季には海産魚介類の生食を避ける．

2）非代償期

　腹水・浮腫などがみられる場合には，安静にする．

エネルギー：低栄養によるやせ，肥満ともに肝硬変の病態に影響を与えるので，標準体重を維持するように，標準体重当たり25～30kcal/kg/日を目安とする．体重の推移，栄養状態に合わせて調整する．体重は浮腫の影響があるので，浮腫の有無を確認する．なお，肝不全用経腸栄養剤を併用する場合には，ここから得られるエネルギー相当分は食事から差し引くことが原則となる．

たんぱく質：たんぱく質不耐がない場合は，標準体重当たり1.2～1.3g/kgを目安とする．たんぱく質不耐がある場合は，標準体重当たり0.5～0.7g/kgとし，肝不全経腸栄養剤を併用する（表6－20）．肝不全用経腸栄養剤は，処方されている量によっても異なるが，就寝前の夜食（LES：late evening snack）に2包以上の場合には，夜間に加えて食間に飲用されることが多い．

表6－20　肝不全用経腸栄養剤の栄養量

商品名	容量	エネルギー (kcal)	たんぱく質 (g)	糖質 (g)	BCAA （分岐鎖アミノ酸） (g)	AAA （芳香族アミノ酸） (g)
リーバクト®配合顆粒	4g/包	16	4	0	4	0
アミノレバン®EN配合散	50g/包	210	13.5	31.1	6.1	0.21
ヘパンED®	80g/包	310	11.2	61.7	5.5	0.11

（注）リーバクト®配合顆粒，アミノレバン®EN配合散は，サルコペニアの有無，体重，経口からの栄養摂取状況などで使い分ける

脂質：脂質の厳しい制限はないが，脂質の多い食品を重ねてとらないようにする．多価不飽和脂肪酸が勧められる場合もある．

炭水化物：糖の利用障害（グリコーゲン貯蔵量の減少）があると，早朝に糖の不足状態になる場合がある．就寝前に200kcal/日程度の夜食（LES）をとることで，早朝の低血糖の予防に有効である．この200kcalは，一般的には夕食のエネルギーを減らすことで対応する．夜食に肝不全用経腸栄養剤の服用が行われることもある．

食塩：腹水・浮腫があれば，5〜7g/日程度のゆるやかな制限とする．

鉄：肝機能が低下すると肝臓に過剰な鉄が蓄積するため，血清フェリチンが基準値以上の場合には，7mg/日以下にする．鉄の多い食品はあまり多くなく，肉類のレバー，あさり，緑黄色野菜の過剰な摂取などの注意をすればよいが，健康志向から牛乳やヨーグルトなどに鉄を強化した食品があるので，食品の栄養成分表示に注意をするよう指導する（鉄の多い食品は第5章を参照）．

アルコール：禁酒が原則となる．調理に用いる酒は，多くの場合，加熱してアルコールを飛ばしているので問題はないが，調理中の飲用にならないよう注意する．ストレスなどで禁酒が困難な場合は，患者の思いをきき，医師，看護師などチームでのアプローチを検討する．

合併症対策

高アンモニア血症がある場合には，便秘の回避が重要である．便通を調えるためにラクツロースが処方される．便通は軟便が1日2〜3回あるように，食物繊維の多い食品を摂取するようにする．食道静脈瘤がある場合には，静脈瘤を傷つけないように柔らかい食品を選び，よくかんで食べるようにする．ビブリオ・バルニフィカス感染症予防のため，特に夏季には海産魚介類の生食を避ける．

肝機能障害がある場合には，サプリメントなどの服用・飲用は勧められない場合が多いので，服用・飲用にあたっては，主治医・薬剤師に相談するよう指導する．

肝庇護のため，食後30分程度安静にするよう指導する．

③ 肝不全用経腸栄養剤

肝不全用経腸栄養剤の飲用の意義，使用法や飲用のタイミングなどを説明する．肝不全用経腸栄養剤からとるエネルギー分を，食事のエネルギーから減らすことを説明する．主に主食・調味料で減らすので，その量について指導する．経腸栄養剤の味がなじめない場合には，専用のフレーバーもあるので紹介する．また，溶解した後は冷蔵庫に保管し，10時間以内に飲用することを注意する．

④ 献　立

パンフレットなどを用いて，たんぱく源となる魚介類，肉類，卵，乳類などの摂取量について説明する．食欲がある場合には，食事満足度が低下しないように，少ない魚や肉でも遜色を感じない料理を紹介したり，低たんぱくごはんや，低たんぱくのパンを利用することで，魚介類，肉類をあまり減らさなくても低たんぱく食が実践できる献立を紹介する（低たんぱく食品については「**9** CKD（慢性腎臓病）」の項を参照）．

食欲不振がある場合には口当たりのよい，あっさりとした料理が好まれる（図6−30）．薄味が食欲低下になる場合もあるので，医師に相談して，一時的に食塩制限をゆるめ，食事量

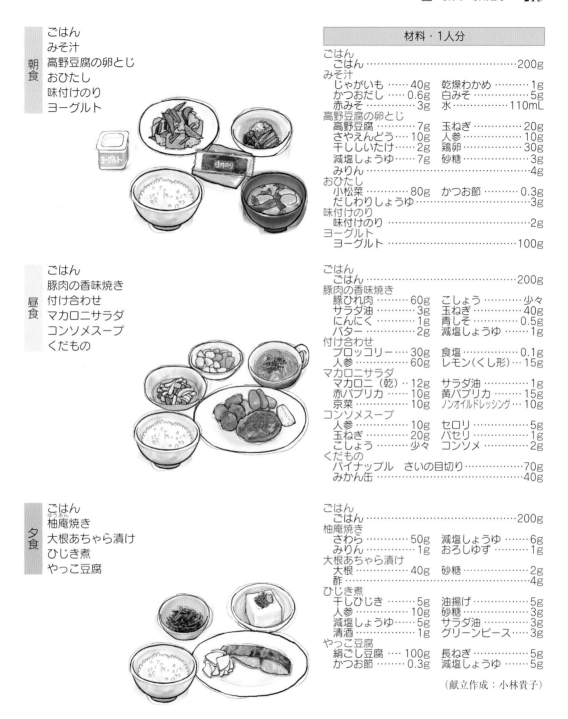

朝食
- ごはん
- みそ汁
- 高野豆腐の卵とじ
- おひたし
- 味付けのり
- ヨーグルト

昼食
- ごはん
- 豚肉の香味焼き
- 付け合わせ
- マカロニサラダ
- コンソメスープ
- くだもの

夕食
- ごはん
- 柚庵焼き（ゆうあん）
- 大根あちゃら漬け
- ひじき煮
- やっこ豆腐

材料・1人分

ごはん
ごはん ……………………………………200g

みそ汁
じゃがいも …… 40g	乾燥わかめ ……… 1g
かつおだし … 0.6g	白みそ ………… 5g
赤みそ ………… 3g	水 ………… 110mL

高野豆腐の卵とじ
高野豆腐 ……… 7g	玉ねぎ ………… 20g
さやえんどう … 10g	人参 …………… 10g
干ししいたけ … 2g	鶏卵 …………… 30g
減塩しょうゆ …… 7g	砂糖 …………… 3g
みりん ………… 4g	

おひたし
| 小松菜 ………… 80g | かつお節 ……… 0.3g |
| だしわりしょうゆ …………………………3g |

味付けのり
味付けのり ……………………………… 2g

ヨーグルト
ヨーグルト ……………………………100g

ごはん
ごはん ……………………………………200g

豚肉の香味焼き
豚ひれ肉 ……… 60g	こしょう ……… 少々
サラダ油 ……… 3g	玉ねぎ ………… 40g
にんにく ……… 1g	青じそ ………… 0.5g
バター ………… 2g	減塩しょうゆ …… 1g

付け合わせ
| ブロッコリー … 30g | 食塩 ………… 0.1g |
| 人参 …………… 60g | レモン（くし形）… 15g |

マカロニサラダ
マカロニ（乾）… 12g	サラダ油 ……… 1g
赤パプリカ …… 10g	黄パプリカ …… 15g
京菜 …………… 10g	ノンオイルドレッシング … 10g

コンソメスープ
人参 …………… 10g	セロリ ………… 5g
玉ねぎ ………… 20g	パセリ ………… 1g
こしょう ……… 少々	コンソメ ……… 2g

くだもの
| パイナップル　さいの目切り …………70g |
| みかん缶 …………………………………40g |

ごはん
ごはん ……………………………………200g

柚庵焼き
| さわら ………… 50g | 減塩しょうゆ …… 6g |
| みりん ………… 1g | おろしゆず …… 1g |

大根あちゃら漬け
| 大根 …………… 40g | 砂糖 …………… 2g |
| 酢 ………………………………………4g |

ひじき煮
干しひじき …… 5g	油揚げ ………… 5g
人参 …………… 10g	砂糖 …………… 3g
減塩しょうゆ …… 5g	サラダ油 ……… 3g
清酒 …………… 1g	グリーンピース … 3g

やっこ豆腐
| 絹ごし豆腐 … 100g | 長ねぎ ………… 5g |
| かつお節 …… 0.3g | 減塩しょうゆ …… 5g |

（献立作成：小林貴子）

エネルギー　約1850kcal　　たんぱく質　約70g　　脂質　約30g　　炭水化物　約320g
塩分　約6g

図6−30　慢性肝炎患者のための献立例

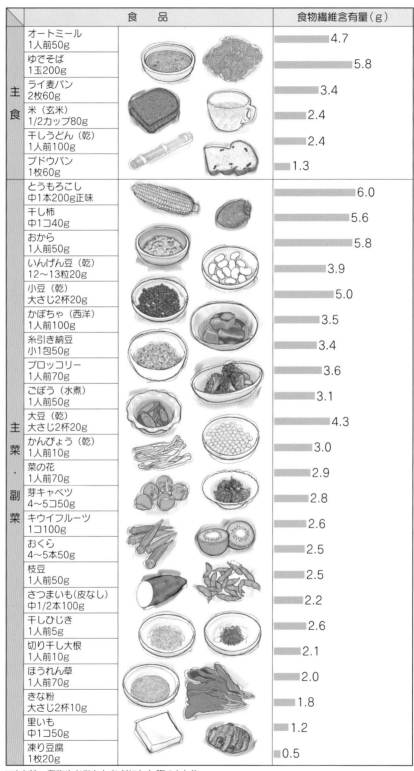

	食　品	食物繊維含有量（g）
主食	オートミール 1人前50g	4.7
	ゆでそば 1玉200g	5.8
	ライ麦パン 2枚60g	3.4
	米（玄米） 1/2カップ80g	2.4
	干しうどん（乾） 1人前100g	2.4
	ブドウパン 1枚60g	1.3
主菜・副菜	とうもろこし 中1本200g正味	6.0
	干し柿 中1コ40g	5.6
	おから 1人前50g	5.8
	いんげん豆（乾） 12〜13粒20g	3.9
	小豆（乾） 大さじ2杯20g	5.0
	かぼちゃ（西洋） 1人前100g	3.5
	糸引き納豆 小1包50g	3.4
	ブロッコリー 1人前70g	3.6
	ごぼう（水煮） 1人前50g	3.1
	大豆（乾） 大さじ2杯20g	4.3
	かんぴょう（乾） 1人前10g	3.0
	菜の花 1人前70g	2.9
	芽キャベツ 4〜5コ50g	2.8
	キウイフルーツ 1コ100g	2.6
	おくら 4〜5本50g	2.5
	枝豆 1人前50g	2.5
	さつまいも（皮なし） 中1/2本100g	2.2
	干しひじき 1人前5g	2.6
	切り干し大根 1人前10g	2.1
	ほうれん草 1人前70g	2.0
	きな粉 大さじ2杯10g	1.8
	里いも 中1コ50g	1.2
	凍り豆腐 1枚20g	0.5

※1人前＝煮物やおひたしなどにした際の1人分

図6−31　食物繊維を多く含む食品

（中村美知子，塩澤和子ほか監修（2004）ケアのこころシリーズ⑤　食事指導をスムーズに第4版，p. 29，インターメディカをもとに，筆者が日本食品標準成分表2020年版（八訂）により計算）

が増えてきた時点で，もどすなどの工夫も必要となる．

　便秘予防では，食物繊維の多い食品（図5−12，図6−31）や食物繊維の多い料理を紹介する（コーヒーブレイク⑤）．主食を麦ごはん，胚芽米などにすると，比較的とりやすい．

　食道静脈瘤があって，柔らかい食事が必要な場合は，フライや天ぷらはラップをして電子レンジで短時間加熱すると表面が柔らかくなる．表面を硬く焼いたパンは，牛乳やスープに漬けると柔らかくはなるが，フランスパンなどは柔らかくなりにくい．スープのトッピングのクルトンやクラッカーなどは，柔らかくなってから食べるようにする．魚は骨のないものにすると安全であるなど，日常の食事に合わせて具体的に指導する．

┌─コーヒーブレイク⑤

食物繊維たっぷりメニュー

わかめのさっと煮（4人前）

食物繊維1人前　4.5g

わかめ	300g
人参	50g
しょうが	10g
ちりめんじゃこ	大さじ2
白ごま	少々
だし汁	150mL
しょうゆ	大さじ1.3
みりん	大さじ1.0

さつまいもと昆布の煮物（4人前）

食物繊維1人前　6.2g

さつまいも	400g
刻み昆布	40g
だし汁	300mL
砂糖	25g
しょうゆ	40g

※だし汁は鍋の大きさ，火力によるので適宜調整する．煮上がりは煮汁がほとんどない状態．

ミルクファイバーライス（4人前）

食物繊維1人前　2.5g

米	300g
米粒麦	100g
牛乳	600mL
塩	小さじ1

ブロッコリーのマヨネーズ焼き（4人前）

食物繊維1人前　3.6g

ブロッコリー	300g
マヨネーズ	大さじ2
淡色辛みそ	小さじ1.5
牛乳	小さじ1

引用文献

1）日本肝臓学会 編：慢性肝炎・肝硬変の診療ガイド2019．文光堂．
2）日本消化器病学会編（2015）肝硬変診療ガイドライン　改訂第2版，南江堂．

8　膵炎・胆石症

Ⓐ　疾患の基礎知識

① 疾患の特徴

1）膵　炎

　膵炎とは，何らかの原因で膵臓が炎症を起こした疾患で，急性膵炎と慢性膵炎に分類される．

　急性膵炎とは膵臓の急性炎症で，他の隣接する臓器や遠隔臓器にも影響を及ぼし得るものである[1]．膵臓で分泌されるたんぱく質消化酵素が何らかの原因により膵臓内で活性化し，膵臓の自己消化が起こり，周辺組織も破壊し，全身合併症を生じる．比較的軽症のもの（浮腫性膵炎）では短期間に回復するが，重症例では多臓器不全を発症し，致命的になることもある．急性膵炎は，上腹部に急性腹痛発作が出現する．疼痛は継続し，悪心・嘔吐をともなう．背部痛，発熱などがみられることもある．

　慢性膵炎は，膵臓の内部に不規則な線維化，細胞浸潤，実質の脱落，肉芽組織などの慢性変化が生じ，進行すると膵外分泌・内分泌機能の低下をともなう[2]．主な症状は，腹痛，背部痛である．インスリンの分泌低下による症状が出現することがある．

膵炎の原因は，アルコールの過剰摂取が多く，その他，胆石症，脂質異常症，腹部外傷などがある．

2）胆石症

　胆石は，胆汁中の成分（コレステロール，色素）が胆道（胆囊，総胆管，肝内胆管）内で固まったものである．泥状や砂状の場合もある．

　高齢化と食生活の欧米化（脂肪やコレステロールの多い食事）により，胆石の割合は増加している．

　胆石は成分と外観から，コレステロール結石，ビリルビンカルシウム結石，黒色石などに分類されている．

　胆石症の主な症状は，上腹部の疝痛（せんつう），黄疸，発熱，悪心・嘔吐である．疝痛発作は，脂肪の多い食事後，過食をした後，夜間に突発する心窩部や右季肋部の激痛で始まり，背部から肩に痛みが広がり，数十分から数時間持続する．黄疸は，胆汁の流れの障害によりあらわれる．総胆管に生じた結石は膵液の流れを妨げて，急性膵炎を引き起こすこともある．

② 診断と治療

1）膵　炎

　急性膵炎の診断は，診断基準（表6−21）に基づいて判定を行い，血液検査や画像診断により成因を検索する．慢性膵炎の診断は，診断基準（表6−22）に基づいて判定する．

表 6 −21　急性膵炎の臨床診断基準

1．上腹部に急性腹痛発作と圧痛がある．
2．血中または尿中に膵酵素の上昇がある．
3．US，CTまたはMRIで膵に急性膵炎を示す異常所見がある．

　上記3項目中2項目以上を満たし，他の膵疾患および急性腹症を除外したものを急性膵炎と診断する．
　ただし，慢性膵炎の急性増悪は急性膵炎に含める．

注：膵酵素は膵特異性の高いもの（膵アミラーゼ，リパーゼなど）を測定することがのぞましい．
（武田和憲，大槻眞，北川元二ほか（2006）急性膵炎の診断基準・重症度判定基準最終改訂案，厚生労働科学研究補助金難治性疾患克服研究事業 難治性膵疾患に関する調査研究，平成17年度総括，分担研究報告書 2006，p. 27より転載）

表 6 −22　慢性膵炎の臨床診断基準

慢性膵炎の診断項目
　　①特徴的な画像所見　　　　　④血中または尿中膵酵素値の異常
　　②特徴的な組織所見　　　　　⑤膵外分泌障害
　　③反復する上腹部痛発作　　　⑥1日80g以上（純エタノール換算）の持続する飲酒歴
慢性膵炎確診：a，bのいずれかが認められる．
　　a．①または②の確診所見．
　　b．①または②の準確診所見と，③④⑤のうち2項目以上．
慢性膵炎準確診：
　　①または②の準確診所見が認められる．
早期慢性膵炎：
　　③〜⑥のいずれか2項目以上と早期慢性膵炎の画像所見が認められる．

注1：①，②のいずれも認めず，③〜⑥のいずれかのみ2項目以上有する症例のうち，他の疾患が否定されるものを慢性膵炎疑診例とする．疑診例には3カ月以内にEUSを含む画像診断を行うことがのぞましい．
注2：③または④の1項目のみ有し早期慢性膵炎の画像所見を示す症例のうち，他の疾患が否定されるものは早期慢性膵炎の疑いがあり，注意深い経過観察が必要である．
付記：早期慢性膵炎の実態については，長期予後を追跡する必要がある．
（厚生労働省難治性膵疾患に関する調査研究班，日本膵臓学会，日本消化器病学会（2009）慢性膵炎臨床診断基準2009，膵臓，24（6），p.645より転載）

　急性膵炎は，重症度判定基準（9項目からなる予後因子とCT Grade：炎症の膵外進展度で決定される）により，治療方針を決定する．基本的な治療は，呼吸・循環のモニタリングによる管理，絶食による膵の安静，輸液による水分と栄養の補給，疼痛の緩和，感染症対策などである．胆石が原因の場合は，緊急内視鏡的逆行性膵胆管造影（ERCP）を行い，乳頭括約筋切開術（EST）や胆管ドレナージを行う．

　慢性膵炎の治療は，膵機能障害の程度，膵形態異常の程度，合併症の有無，成因および素因，社会的環境を検討し，代償期，移行期，非代償期のどの段階にあるかを判定して治療方針を決める．アルコール性慢性膵炎では禁酒が最も重要である．代償期では急性増悪予防のため，食事指導と生活指導を行う．非代償期では，膵機能障害が出現しているため，栄養障害の改善と糖尿病などの合併症の治療が中心となる．

2）胆石症

　食生活習慣（嗜好品），就労時間，体重増加の有無などを聴取する．血液検査（炎症反応，肝機能，膵酵素など），腹部超音波検査，腹部CT検査を行い，胆石のある場所と状況を診断する．総胆管結石が疑われるときは，MR胆管膵管撮影（MRCP），内視鏡的逆行性胆管膵管造影（ERCP）などを行う．

　胆石の治療法には，胆嚢温存療法（経口胆石溶解療法，体外衝撃波破砕療法）と手術療法がある．手術方法には，内視鏡的治療，腹腔鏡下手術，開腹手術があり，疼痛発作の有無や胆石の位置，大きさ，個数，種類によって治療方法が選択される．無症状の胆石は基本的に経過観察となる．

　疝痛発作の予防のためには，食事指導によるコレステロール・脂質制限，ストレスの軽減，過労の回避を行い，肥満の場合は減量が重要である．

引 用 文 献

1）急性膵炎診療ガイドライン2015改訂出版委員会編（2015）急性膵炎診療ガイドライン2015（第4版），p. 14，金原出版．
2）厚生労働省難治性膵疾患に関する調査研究班，日本膵臓学会，日本消化器病学会（2009）慢性膵炎臨床診断基準2009，膵臓，24（6），p. 645．

参 考 文 献

・急性膵炎診療ガイドライン2015改訂出版委員会編（2015）急性膵炎診療ガイドライン2015（第4版），金原出版．
・下瀬川徹，慢性膵炎診療ガイドライン2015　改訂第2版，診療ガイドラインat a glance，日本内科学会雑誌，105（10），2016．
・日本消化器学会編（2016）胆石症診療ガイドライン2016　改訂第2版，南江堂．

Ⓑ 　食事指導の実際

① 慢性膵炎

1）目的・目標

　アルコールと脂肪摂取と喫煙を制限し，急性再燃や合併症を予防する．また，食欲不振による低栄養を改善する．

2）食事指導
（1）栄養管理

　慢性膵炎の食事療法は十分なエビデンスがなく詳細は示せないが，日本消化器学会編集の「慢性膵炎診療ガイドライン」[1] に従って紹介する．日本では，慢性膵炎の食事療法は病期を考慮して行われている．

〈代償期〉

　膵臓の機能が残存しているため，膵を刺激しないように，高脂肪食と香辛料を避け，炭水化物を多めに摂取することが推奨されている．脂肪は，腹痛が存在する場合には1日30〜35gが重要とし，1食10g以下にすると血中CCKが上昇しないという報告の紹介をしている．腹痛が存在しない場合には，30g以上（40〜60g）の脂質を摂取しても問題はないとしている．

〈非代償期〉

　慢性膵炎が進行して膵臓の働きが失われ，痛みが消失するが，消化吸収障害や**膵性糖尿病**を発症する．栄養素を十分に吸収できず栄養状態が悪くなったときは，食事回数を増やすなどの工夫，脂溶性ビタミン，ビタミンB$_{12}$，葉酸，微量元素，抗酸化物質の摂取が推奨されている．

アルコール：アルコール性の慢性膵炎では禁酒が推奨されている．

その他：禁煙

●**膵性糖尿病**

　栄養状態が悪い場合が多くみられるため，栄養状態の改善が重要となる．栄養状態の評価は，BMI，Hb，コレステロール，アルブミンなどを用いて行う．エネルギーは，標準体重当たり30kcal以上が推奨される．また，膵性糖尿病は非代償期にあることが多いので，一律な脂肪制限は慎み，病態に応じて対応する．インスリン治療をしている場合が多いので，低血糖に注意する．血糖コントロールの目標は，高めに設定することを勧めている．

　　HbA1c　7.5% 前後

　　空腹時血糖　80〜150mg/dL　　食後2時間値　150〜250mg/dL

（2）**食事指導**

　慢性膵炎の食事療法については十分に確立していないため，医師とよく連携をとり，病気の重症度，病期，栄養状態，使用している薬剤などを考慮して指導を行う．

　膵性糖尿病では，低血糖が起こりにくい食事への配慮，起こったときの対応などを指導する．

3）献　立

　慢性膵炎（代償期）患者のための献立例を図6 –32に示す．

② 胆石症

1）目的・目標

　コレステロールの多い食品や脂質を制限し，疼痛発作を予防する．

2）食事指導

　胆石症の食事療法は，疝痛発作時は，静脈栄養が中心となるが，特段の症状がない場合には，適正な体重維持をはかるエネルギーコントロールを行い，脂質を控え，食物繊維を十分に摂取する．

　胆石に特化した食事療法はないが，胆石形成のリスクファクターとして，脂質異常症や非アルコール性脂肪肝患者は，胆石の保有率が高い．また，リスク増加因子として，炭水化物，糖質，動物性脂肪の過剰摂取，身体活動の低い生活，夜間の長時間にわたる絶食が，リスク低下因子として，くだもの，野菜，ナッツ，多価不飽和脂肪酸，植物性たんぱく質，食物繊維，カフェイン，適度な飲酒，適度な運動があげられている[2]．

3）献　立
　適正体重までの減量，適正体重維持が指導の中心となる．**3**の脂質異常症および肥満症の項を参照．

引 用 文 献

1 ）日本消化器病学会編（2015）慢性膵炎診療ガイドライン　改訂第2版，南江堂．
2 ）日本消化器病学会編（2016）胆石症診療ガイドライン　改訂第2版，南江堂．

参 考 文 献

・日本消化器病学会編（2010）患者さんと家族のための慢性膵炎ガイドブック，南江堂．

朝食
ごはん
みそ汁
ほうれん草の卵とじ
里いもの煮つけ
味付けのり
くだもの
ヨーグルト

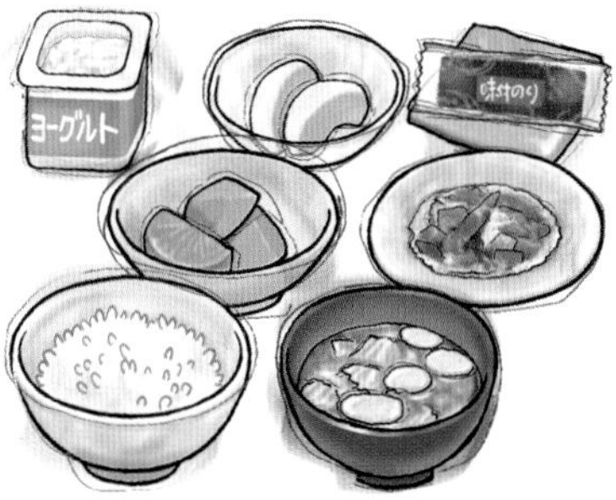

材料・1人分		
ごはん		
ごはん		150g
みそ汁		
白菜	40g	焼き麩 ……2g
かつおだし	0.6g	白みそ ……5g
赤みそ	3g	水 ……110mL
高野豆腐の卵とじ		
高野豆腐	7g	玉葱 ……20g
さやえんどう	10g	人参 ……10g
干ししいたけ	2g	鶏卵 ……30g
濃口しょうゆ	7g	みりん ……4g
砂糖		3g
里いもの煮つけ		
里いも	50g	大根 ……20g
砂糖	3g	みりん ……1g
濃口しょうゆ		3g
味付けのり		
味付けのり		2g
くだもの		
皮なしりんご 1/3コ		75g
ヨーグルト		
ヨーグルト		100g

昼食
ごはん
ささみののり巻き焼き
付け合わせ
炊き合わせ
サワー漬け
くだもの

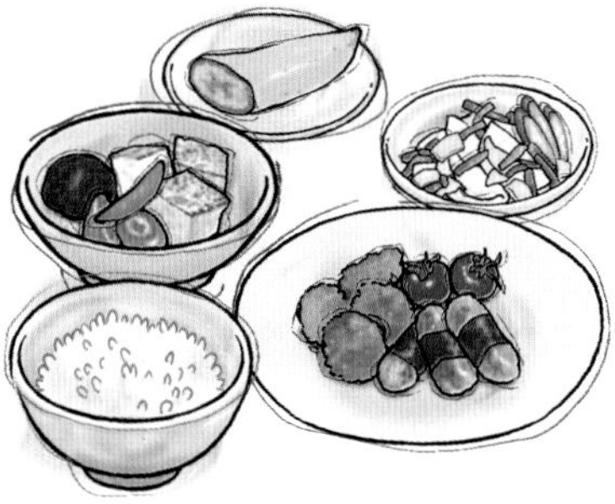

ごはん		
ごはん		200g
ささみののり巻き焼き		
若鶏ささみ	60g	みりん ……2g
濃口しょうゆ	5g	味付けのり ……1g
付け合わせ		
ブロッコリー	30g	塩 ……0.1g
ミニトマト2個		20g
炊き合わせ		
焼き豆腐	75g	人参 ……30g
干ししいたけ	2g	さやえんどう ……3g
薄口しょうゆ	7g	砂糖 ……5g
みりん		3g
サワー漬け		
きゅうり	30g	かぶ ……30g
黄パプリカ	10g	玉ねぎ ……10g
塩	0.3g	砂糖 ……2g
酢	10g	こしょう ……少々
くだもの		
バナナ 1/2本		50g

夕食
ごはん
さけのゆかり焼き
添え物
かぼちゃの煮物
二色あえ

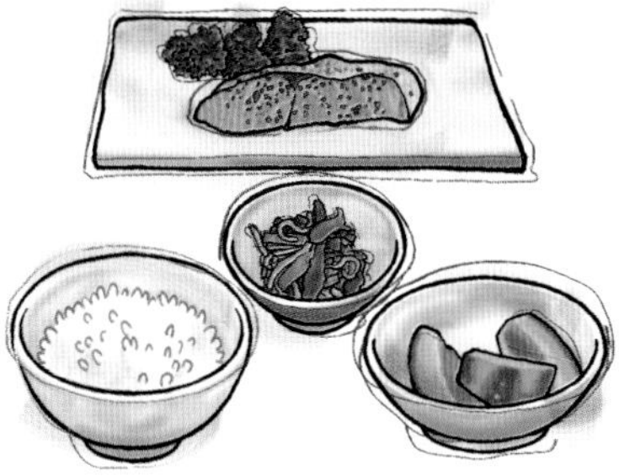

ごはん		
ごはん		200g
さけのゆかり焼き		
さけ	50g	みりん ……5g
薄口しょうゆ	3g	ゆかり ……0.3g
清酒		5g
添え物		
パセリ		3g
かぼちゃのバター煮		
かぼちゃ	80g	砂糖 ……5g
塩	0.2g	バター ……5g
二色あえ		
ほうれん草	60g	人参 ……10g
薄口しょうゆ		3g

（献立作成：小林貴子）

エネルギー 約1800kcal	たんぱく質 約80g	脂質 約30g	炭水化物 約300g
塩分 約7g			

図6−32　慢性膵炎（代償期）患者のための献立例

9 CKD（慢性腎臓病）

A 疾患の基礎知識

1 疾患の特徴

　CKD（chronic kidney disease：慢性腎臓病）の診断基準は表6−23のとおりであり，重症度は蛋白尿とGFR（glomerular filtration rate：糸球体ろ過量）の程度により判定される（表6−24）．CKDの蛋白尿区分はA1（正常）からA3（顕性アルブミン尿または高度蛋白尿），GFR区分はG1（正常GFR≧90）からG5（末期腎不全：GFR＜15）で示されている．CKDは末期腎不全へ進行しやすく，また，心血管疾患を発症しやすい．早期発見と適切な治療の実施は，透析導入患者数を減らし，心血管疾患による死病者数を減少させることにつながる．

　CKDの代表的な原因疾患は，糖尿病と高血圧である．その他の要因は，高齢による腎機能の低下，CKDの家族歴，腎形態異常，脂質異常症，高尿酸血症，非ステロイド系消炎薬などの常用，急性腎不全の既往，肥満，メタボリックシンドローム，膠原病，感染症，尿路結石などがある．

　症状は，初期には無症状のことが多く，易疲労感，倦怠感，食欲不振，嘔気，浮腫などが出現しやすい．

表6−23　CKD診断基準（以下のいずれかが3カ月を超えて存在）

腎障害の指標	アルブミン尿（AER≧30mg/24時間；ACR≧30mg/gCr）
	尿沈渣の異常
	尿細管障害による電解質異常やそのほかの異常
	病理組織検査による異常，画像検査による形態異常
	腎移植
GFR低下	GFR＜60mL/分/1.73m²

AER：尿中アルブミン排泄率，ACR：尿アルブミン/Cr比

(KDIGO CKD guideline 2012)
（日本腎臓学会編（2018）エビデンスに基づくCKD診療ガイドライン2018，p.3，東京医学社より転載）

2 診断と治療

　尿検査（たんぱく，微量アルブミン，潜血），血液検査（血清尿窒素，血清クレアチニンなど）を行い，異常がある場合は，画像診断（腎超音波検査，CT：尿路結石，尿路感染症，尿路の閉塞性障害，囊胞性腎疾患などの判定），腎生検（ネフローゼ症候群の病型診断など）などの原因検索を行う．

　治療は重症度により異なる．GFR<45（G3a〜5）またはたんぱく尿区分A3では腎臓専

表6－24　CKDの重症度分類

原疾患	蛋白尿区分		A1	A2	A3
糖尿病	尿アルブミン定量 （mg/日）		正常	微量アルブミン尿	顕性アルブミン尿
	尿アルブミン/Cr比 （mg/gCr）		30未満	30〜299	300以上
高血圧 腎炎 多発性嚢胞腎 移植腎 不明 その他	尿蛋白定量 （g/日）		正常	軽度蛋白尿	高度蛋白尿
	尿蛋白/Cr比 （g/gCr）		0.15未満	0.15〜0.49	0.50以上
GFR区分 (mL/分/ 1.73 m²)	G1	正常または高値	≧90			
	G2	正常または軽度低下	60〜89			
	G3a	軽度〜中等度低下	45〜59			
	G3b	中等度〜高度低下	30〜44			
	G4	高度低下	15〜29			
	G5	末期腎不全（ESKD）	<15			

重症度は原疾患・GFR区分・蛋白尿区分を合わせたステージにより評価する．CKDの重症度は死亡，末期腎不全，心血管死亡発症のリスクを緑 ■ のステージを基準に，黄 ，オレンジ ■，赤■の順にステージが上昇するほどリスクは上昇する．

（KDIGO CKD guideline 2012を日本人用に改変）

注：わが国の保険診療では，アルブミン尿の定量測定は，糖尿病または糖尿病性早期腎症であって微量アルブミン尿を疑う患者に対し，3カ月に1回に限り認められている．糖尿病において，尿定性で1＋以上の明らかな尿蛋白を認める場合は尿アルブミン測定は保険で認められていないため，治療効果を評価するために定量検査を行う場合は尿蛋白定量を検討する．

（日本腎臓学会編（2018）エビデンスに基づくCKD診療ガイドライン2018，p. 3，東京医学社より転載）

門医・専門医療機関に紹介する（表6－25）．40歳未満やA2区分ではGFR45〜59（G3a）でも紹介することがのぞましい．紹介の目的は，腎機能低下などの原因の精査，治療の見直しや強化を行い，病状の悪化を抑制するためである．生活指導を主とするのは，45歳以上のA1区分でGFR45〜59（G3a），A2区分ではGFR45〜59（G3）である．生活指導は，禁煙，インフルエンザワクチン接種，食事指導（たんぱく質摂取制限，カリウム制限：血清K値4.0〜5.5mEq/L未満，食塩摂取制限：3〜6 g/日）などである．血圧管理（蛋白尿A1区分は140/90mmHg未満，A2，A3区分は130/80mmHg未満，糖尿病合併の場合は130/80mmHg，高血圧の75歳以上高齢者は150/90mmHg未満，ただし，収縮期血圧110mmHg未満の場合は降圧しないよう提案），脂質管理（冠動脈疾患の一次予防としてLDL-C<120mg/dL, Non-HDL-C<150mg/dL，冠動脈疾患の二次予防ではLDL-C<100mg/dL, Non-HDL-C<130mg/dL），血糖値管理（糖尿病性腎症をともなう場合，HbA1c<7.0mg/dL，この場合，低血糖に注意），貧血管理（赤血球造血因子製剤中目標Hb値11〜13mg/dLを提案），薬物療法（ステロイド薬，免疫抑制薬，利尿薬，降圧薬など）を行う．

CKDが進行すると末期腎不全に至り，透析療法や腎移植療法が必要となる．わが国の慢性透析療法患者数は約33万人（2017年末）で，近年患者増加数は鈍化しているものの，医療経済的に大きな問題となっている[1]．特に，高齢者で有病率が高く悪化しやすいため，早期からかかりつけ医と腎臓専門医が連携して治療にあたることが必要である．

表 6 - 25　かかりつけ医から**腎臓専門医・専門医療機関への紹介基準**

原疾患	蛋白尿区分		A1	A2	A3
糖尿病	尿アルブミン定量 （mg/日）		正常	微量アルブミン尿	顕性アルブミン尿
	尿アルブミン/Cr比 （mg/gCr）		30未満	30〜299	300以上
高血圧 腎炎 多発性嚢胞腎 その他	尿蛋白定量 （g/日）		正常 （−）	軽度蛋白尿 （±）	高度蛋白尿 （＋〜）
	尿蛋白/Cr比 （g/gCr）		0.15未満	0.15〜0.49	0.50以上
GFR区分 （mL/分/ 1.73 m²）	G1	正常または高値　≧90		血尿＋なら紹介, 蛋白尿のみ ならば生活指導・診療継続	紹介
	G2	正常または軽度低下　60〜89		血尿＋なら紹介, 蛋白尿のみ ならば生活指導・診療継続	紹介
	G3a	軽度〜中等度低下　45〜59	40歳未満は紹介, 40歳以上 は生活指導・診療継続	紹介	紹介
	G3b	中等度〜高度低下　30〜44	紹介	紹介	紹介
	G4	高度低下　15〜29	紹介	紹介	紹介
	G5	末期腎不全（ESKD）　<15	紹介	紹介	紹介

上記以外に，3カ月以内に30％以上の腎機能の悪化を認める場合は速やかに紹介．
上記基準ならびに地域の状況等を考慮し，かかりつけ医が紹介を判断し，かかりつけ医と腎臓専門医・専門医療機関で逆紹介や併診等の受診形態を検討する．

腎臓専門医，専門医療機関への紹介目的（原疾患を問わない）
1 ）血尿，蛋白尿，腎機能低下の原因精査
2 ）進展抑制目的の治療強化（治療抵抗性の蛋白尿（顕性アルブミン尿），腎機能低下，高血圧に対する治療の見直し，二次性高血圧の鑑別など）
3 ）保存期腎不全の管理，腎代替療法の導入

原疾患に糖尿病がある場合
1 ）腎臓内科医・専門医療機関の紹介基準に当てはまる場合で，原疾患に糖尿病がある場合にはさらに糖尿病専門医・専門医療機関への紹介を考慮する．
2 ）それ以外でも以下の場合には糖尿病専門医・専門医療機関への紹介を考慮する．
　①糖尿病治療方針の決定に専門的知識（3カ月以上の治療でもHbA1cの目標値に達しない，薬剤選択，食事運動療法指導など）を要する場合
　②糖尿病合併症（網膜症，神経障害，冠動脈疾患，脳血管疾患，末梢動脈疾患など）発症のハイリスク患者（血糖・血圧・脂質・体重等の難治例）である場合
　③上記糖尿病合併症を発症している場合
　なお，詳細は「糖尿病治療ガイド」を参照のこと

（作成：日本腎臓学会，監修：日本医師会）
（日本腎臓学会編（2018）エビデンスに基づくCKD診療ガイドライン2018，p. 4，東京医学社より転載）

　　透析療法開始後ならびに腎移植後は，腎機能を悪化させないため腎機能に応じて，食事管理，血圧管理，血糖値管理，血清脂質管理，貧血管理，薬物管理を実施していく．

引 用 文 献

1 ）日本腎臓学会編（2018）エビデンスに基づくCKD診療ガイドライン2018，p.1，東京医学社．

Ⓑ ## 食事指導の実際

❶ 目的・目標

　腎疾患の食事療法の目的は，電解質，体水分，血圧，糸球体ろ過などの適正管理をし，腎機能低下を防ぐことにある．低栄養におちいりがちなので，栄養状況に注意をはらう．

❷ 食事指導

　「慢性腎臓病に対する食事療法基準2014年版」では，CKDステージによる成人の食事療法基準を表6 –26，6 –27のとおりとしている．

表6 –26　CKDステージによる食事療法基準

ステージ(GFR)	エネルギー (kcal/kgBW/日)	たんぱく質 (g/kgBW/日)	食塩 (g/日)	カリウム (mg/日)
ステージ1　（GFR≧90）		過剰摂取をしない		制限なし
ステージ2　（GFR 60～89）		過剰摂取をしない		制限なし
ステージ3a　（GFR 40～59）		0.8～1.0		制限なし
ステージ3b　（GFR 30～44）	25～35	0.6～0.8	3≦　＜6	≦2,000
ステージ4　（GFR 15～29）		0.6～0.8		≦1,500
ステージ5　（GFR＜15）		0.6～0.8		≦1,500
ステージ5D（透析療法中）	別表（表6 –27）			

注）エネルギーや栄養素は，適正な量を設定するために，合併する疾患（糖尿病，肥満など）のガイドラインを参照して病態に応じて調整する．性別，年齢，身体活動度などにより異なる．
注）体重は基本的に標準体重（BMI=22）を用いる．
（日本腎臓学会編（2014）慢性腎臓病に対する食事療法基準2014年版，p.2，東京医学社より転載）

表6 –27　CKDステージによる食事療法基準（ステージ5D）

ステージ 5D	エネルギー (kcal/kgBW/日)	たんぱく質 (g/kgBW/日)	食塩 (g/日)	水分	カリウム (mg/日)	リン (mg/日)
血液透析 （週3回）	30～35[注1,2)]	0.9～1.2[注1)]	＜6[注3)]	できるだけ少なく	≦2,000	≦たんぱく質 (g)×15
腹膜透析	30～35[注1,2,4)]	0.9～1.2[注1)]	PD除水量(L) ×7.5+尿量 (L)×5	PD除水量 +尿量	制限なし[注5)]	≦たんぱく質 (g)×15

注1）体重は基本的に標準体重（BMI=22）を用いる．
注2）性別，年齢，合併症，身体活動により異なる．
注3）尿量，身体活動度，体格，栄養状態，透析間体重増加を考慮して適宜調整する．
注4）腹膜吸収ブドウ糖からエネルギー分を差し引く．
注5）高カリウム血症を認める場合には血液透析同様に制限する．
（日本腎臓学会編（2014）慢性腎臓病に対する食事療法基準2014年版，p.2，東京医学社より転載）

エネルギー：標準体重で設定されているが，基礎代謝や身体活動は個人によって異なるため，身体所見や検査所見の推移により適時変更する．肥満がある場合には 20 ～ 25kcal/kg としてもよい．

たんぱく質：たんぱく質制限は推奨されているが，画一的に行うのでなく，患者個々の病態やアドヒアランスなどを総合的に判断して行う．十分なエネルギーがとれない状態でたんぱく質制限を行うことは，低栄養をまねき，明らかなエビデンスは示されていないが，たんぱく質不足は CVD（心血管疾患），感染症，サルコペニア，フレイルのリスクとなる可能性があるとされている．

食塩：基本的な目標値は，各ステージで1日3g以上6g未満と設定しているが，ステージG1，G2で高血圧や体液過剰の兆候などがみられない場合には，日本人の食事摂取基準2020年版を当面の達成目標としてもよい．利尿剤を服用している場合や高齢者は食塩不足にも注意が必要である．

カリウム：ステージ3bから制限するが，一律に行わず，血清のカリウム値，合併症などをチェックしながら行う．高カリウム血症の悪化は生命に危険をもたらすことがあることを説明し，主治医の指示を遵守するように指導する．

リン：リンはたんぱく質の多い食品に多く含まれる傾向があるため，リンの摂取量はたんぱく質の摂取量と関連する．食品によってリン／たんぱく質の比率は異なるので，リンの摂取量を制限する場合は低比率の食品を利用する．また，各種リン酸塩の用いられている加工食品は控えるようにする．

水分：腎機能が低下している場合には尿量・浮腫の状態に合わせて制限するが，極端な制限は行わない．体の中の水分が適正な状態のときの体重をドライウエイトといい，血液透析患者ではドライウエイトで水分摂取の管理を行う．透析間の体重増加がドライウエイトの5％以内になるように水分摂取量を調整する．

● **サルコペニアを合併したCKD患者の食事療法**

　近年，高齢者の低栄養とそれにともなう筋肉量の減少が，QOLの低下や介護の場面で大きな問題となり，高齢期ではたんぱく質の積極的な摂取や適正な体重の維持が勧められている．この問題は，CKD患者にも起こっており，適正なたんぱく質摂取量の検討が進められてきた．

表6－28　サルコペニアを合併したCKDの食事療法におけるたんぱく質の考え方と目安

CKDステージ（GFR）	たんぱく質（g/kgBW/日）	サルコペニアを合併したCKDにおけるたんぱく質の考え方（上限の目安）
G1　（GFR≧90）	過剰な摂取を避ける	過剰な摂取を避ける（1.5g/kgBW/日）
G2　（GFR60～89）		
G3a （GFR45～59）	0.8～1.0	G3には，たんぱく質制限を緩和するCKDと，優先するCKDが混在する（緩和するCKD：1.3g/kgBW/日，優先するCKD：該当ステージ推奨量の上限）
G3b （GFR30～44）	0.6～0.8	
G4　（GFR15～29）		たんぱく質制限を優先するが病態により緩和する（緩和する場合：0.8g/kgBW/日）
G5　（GFR＜15）		

注）緩和するCKDは，GFRと尿蛋白量だけではなく，腎機能低下速度や末期腎不全の絶対リスク，死亡リスクやサルコペニアの程度から総合的に判断する．
（慢性腎臓病に対する食事療法基準2014年版の補足）
（日本腎臓学会（2019）サルコペニア・フレイルを合併した保存期CKDの食事療法の提言，日本腎臓学会誌，61（5），p.554より転載）

日本腎臓学会では2019年に，「サルコペニアを合併したCKDの食事療法におけるたんぱく質の考え方と目安」（表6－30）を示した．たんぱく質の増量はカリウムやリンの摂取の増加をともないやすいなどの問題もあり，表題にもあるように，この数値は目安なので主治医と連携をはかり，患者の病態・栄養状態に合わせて運用し，モニタリングをしながら調整していく．

③ 献　立

1）献立の立て方

減塩については，「**2** 高血圧」の項を参照．

たんぱく質の制限がある場合は，特別用途食品の病者用食品や特殊食品（コーヒーブレイク⑥参照）の利用が簡便である．これらの食品は，通常の食品よりも価格が高く，味覚も患者によって異なるため，使用については患者と相談して決めていく．また，軽度のたんぱく制限であれば，主食を低たんぱく質のごはんやパンに変更するだけで，たんぱく制限食が実践できる（表6－29）．たんぱく制限がある場合には，エネルギーが不足にならないようにする．

炭水化物の給源として穀類が勧められるが，カリウム，リンの制限がある場合には，未精白の穀類はカリウム，リンが多い傾向にあることを説明する．

カリウムの多い食品についての注意をうながす．特に抹茶，茶葉を食べるデザート，クロレラ，青汁などは見落とされがちである．カリウムは水溶性の物質なので，食材をゆでこぼすことで食材のカリウムを減らすことができる．ゆで汁にはカリウムが多いことと，油で揚

┌ コーヒーブレイク⑥ ┐

特別用途食品（病者用食品）と特殊食品

「特別用途食品」とは，乳児の発育や，妊産婦，病者などの健康の保持・回復などに適するという特別の用途について表示するもので，以下のように分類されている．特別用途食品として食品を販売するには，その表示について国の許可を受ける必要がある．

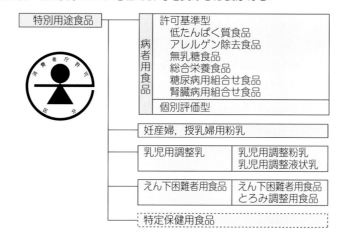

本項で記述した「特殊食品」とは，「特別用途食品（病者用食品）」ではなく，たんぱく質含有量が低い食品について，「本品は，消費者庁許可の特別用途食品（病者用食品）ではありません」との文言を記載して，栄養成分表示を行っている食品のことをさす．

表6－29　たんぱく質調整食品の栄養価

分類	商品名			エネルギー(kcal)	水分(g)	たんぱく質(g)	脂質(g)	炭水化物(g)	Na(mg)	K(mg)	Ca(mg)	P(mg)	食塩相当量(g)
主食	1/12.5越後ごはん	1コ当たり	180g	281.8		0.36	0.8	68.2	3.2	2.9	2.9	13	－
	レナケアーサトウの低たんぱくごはん1/25	1コ当たり	180g	295	106	0.18	0.7	72	0	0	10	27	－
	ゆめベーカリーたんぱく質調整パン	1枚当たり	100g	260	41.4	0.5	5.9	52.1	26.3	15.8	5.2	25	0.07
	げんた速水もち	1枚当たり	8g	28	1.1	0.02	0.02	6.9	0.1	0.1	－	0.4	－
	げんたうどん（乾）	100g当たり	100g	352	13.1	1.9	1	83.8	20.8	29.8	18.2	42.6	0.1
	げんたラーメン（即席めん　スープ付き）しょうゆ味	1袋当たり	73g(スープ付き)	341		3.3	15	48.3	1378	77.6		49.5	3.51
おかず	ゆめシリーズ　筑前煮	1袋当たり	100g	84	82.4	3	3.1	10.9	216	80	31	27	0.5
	ゆめシリーズ　酢豚	1袋当たり	140g	143	110.1	6	5.2	18	423	131	19	44	1.1
	ピーエルシー　シチュー	1袋当たり	180g	173	147	6	9.7	15.9	414	180	18	76	1.1
	レナケアーシルキー（豆腐風味）	1コ当たり	128g	140	104.4	1.4	9.8	11.7	6	69		28	0.01
デザート	ゆめせんべい	1袋当たり	20g	100	0.5	0.2	4.4	14.9	20	1.8	3	3	0.05
	たんぱく調整ビスコ	1袋(2コ)当たり	10.9g	55		0.3	2.4	7.9	12	6		6	0.03
	たんぱく調整チョコレート	1枚当たり	8.5g	50		0.1	3.4	4.8	1	8		5	0
	エネプリン　イチゴ味	1コ当たり	40g	110	25	0	9.5	6	3.5	18		1.5	0.01
	ヘム鉄入り水ようかん	1コ当たり	65g	108	38	1.8	0.1	25	10	7	9	20	0

資料提供：ヘルシーネットワーク
注　栄養成分は変更されていることがあります.

　　げる調理法では，カリウムはあまり減らないことについても説明する．また，食事以外に，健康のためと称して飲食している食品についても注意するよう指導する．
　　食品中のリン・カルシウム・カリウム・マグネシウム含有量を表6－30に示す.
　　水分は，尿量，浮腫の状況によって制限されるが，過度にならないように注意する．水分摂取の状況は，体重に反映されることが多いので，決まった時間と条件での体重測定も水分コントロールの参考となる．食塩摂取量が多くなると水分の摂取量も多くなるので，透析間の体重増加が多い場合には，食塩摂取量を見直すように指導する．透析患者にとって，水分制限は負担となっている場合が多い．口渇感が強い場合には，氷片を口に入れてゆっくり水分を摂取する，水にレモン汁を少量たらすとさわやかな味になり，口渇感が軽減できることなどを指導する.

2）献立とそのポイント
　　CKD患者のための献立例を図6－33に示す.

表6－30　食品中のリン・カルシウム・カリウム・マグネシウム含有量

	たんぱく質(g)	食品名	重量(g)	リン(mg)	カルシウム(mg)	カリウム(mg)	マグネシウム(mg)
穀類	4.8	そば-ゆで	100	80	9	34	27
	4.5	めし（精白米・水稲）	180	61	5	52	13
	5.3	食パン	60	40	13	52	11
	4.5	即席中華めん-油揚げ-味付け	45	50	194	117	13
	3.7	蒸し中華めん	75	30	8	60	7
	4.7	中華めん-ゆで	95	28	19	57	7
	4.7	うどん-ゆで	180	32	11	16	11
	3.0	ごま-いり	15	84	180	62	54
種実類	2.7	落花生・小粒種（殻，種皮なし）	10	39	5	77	20
卵類	3.3	鶏卵・卵黄-生	20	108	28	20	2
	3.1	鶏卵・全卵-生	25	45	13	33	3
肉類	6.1	豚・肝臓-生	30	102	2	87	6
	6.5	豚・もも・皮下脂肪なし-生	30	63	1	108	8
	5.7	若鶏・もも（皮なし）-生	30	57	2	96	7
肉加工品類	6.5	ハム（豚）・ロース	35	98	1	102	7
	5.2	ソーセージ（豚）・ウインナー	45	90	3	81	6
魚介類	5.8	わかさぎ-生	40	140	180	48	10
	5.8	さくらえび-素干し	9	108	180	108	28
	6.2	からふとししゃも・生干し-生	40	144	140	80	22
	6.1	しらす干し-微乾燥品	25	120	70	43	20
	6.1	あじ・まあじ（開き干し）-生	30	66	11	93	8
	6.1	くろまぐろ・赤身（切り身）-生	23	62	1	87	10
	6.0	すけとうだら・たらこ-生	25	98	6	75	3
魚加工品類	5.8	魚肉ソーセージ	50	100	50	35	6
	6.1	焼きちくわ	50	55	8	48	8
大豆類	6.6	糸引き納豆	40	76	36	264	40
	5.9	枝豆-生	50	85	29	295	31
	6.3	もめん豆腐	90	79	84	99	51
乳類	2.8	プロセスチーズ	13	95	82	8	2
	3.0	普通牛乳	90	84	99	135	9
菓子類	2.8	ミルクチョコレート	40	96	96	176	30
	3.1	ラクトアイス（普通脂肪）	100	93	95	150	12
	3.1	カスタードプリン	55	61	45	72	5
	2.1	シュークリーム	35	25	23	35	3
	3.2	カステラ	45	38	12	39	3
嗜好飲料	1.1	ビール（淡色）	350	53	11	119	25
	0.4	炭酸飲料・コーラ	350	39	7	Tr(微量)	4

（日本食品標準成分表2020年版（八訂）により作成）

朝食

ごはん
みそ汁
白菜としめじの玉とじ
きゅうりの中華あえ
ヨーグルト

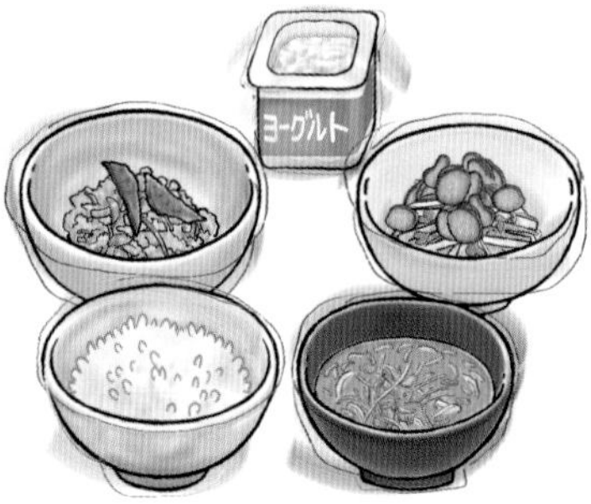

材料・1人分

ごはん
低たんぱくごはん……………………………200g

みそ汁
玉ねぎ…………10g	大根……………25g
かつおだし……0.6g	白みそ……………5g
赤みそ…………3g	水…………110mL

白菜としめじの玉とじ
白菜……………60g	ぶなしめじ………30g
人参……………10g	さやえんどう………5g
こしょう………少々	減塩しょうゆ………5g
サラダ油…………5g	鶏卵……………30g

きゅうりの中華あえ
きゅうり………30g	大根……………20g
かいわれ大根……3g	ごま油……………2g
サラダ油…………4g	酢………………5g
減塩しょうゆ……………………………………3g

ヨーグルト
ヨーグルト…………………………………100g

昼食

ナポリタン（いか）
野菜サラダ
ベーコンスープ
ゼリークリーム添え

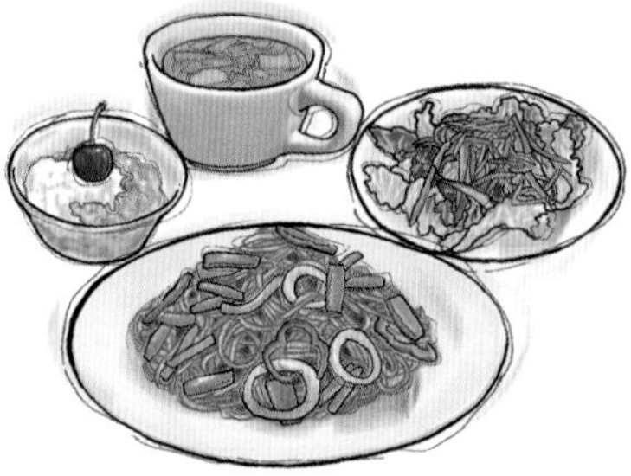

ナポリタン（いか）
でんぷんスパゲティー（乾）……………80g
バター…………2g	玉ねぎ……………30g
人参……………10g	ピーマン…………10g
サラダ油…………7g	トマトケチャップ…10g
トマトピューレ…10g	こしょう…………少々
いか　輪切り3つ…………………………35g

野菜サラダ
レタス…………25g	人参……………10g
きゅうり………20g	若鶏ささみ………20g
サウザンアイランドドレッシング…………10g

ベーコンスープ
ベーコン………10g	長ねぎ……………10g
こしょう………少々	コンソメ…………1g

ゼリークリーム添え
ピーチゼリー……50g	生クリーム………15g
砂糖……………3g	さくらんぼ缶………5g

夕食

ごはん
まぐろのパン粉焼き
焼きトマト添え
野菜カレー炒め
春雨サラダ

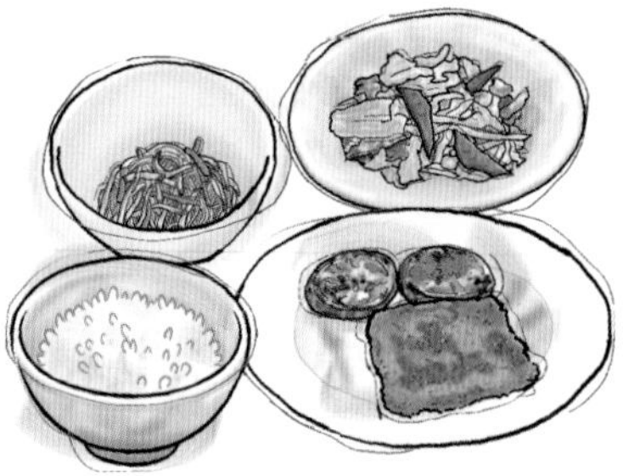

ごはん
低たんぱくごはん……………………………200g

まぐろのパン粉焼き
かじきまぐろ……50g	こしょう…………少々
小麦粉…………5g	生パン粉…………10g
バター…………2g	ウスターソース…10g
サラダ油…………4g	

焼きトマト添え
トマト…………50g	こしょう…………少々
パルメザンチーズ…1g	サラダ油…………2g

野菜カレー炒め
キャベツ………40g	玉ねぎ……………30g
もやし…………20g	さやえんどう………10g
豚ばら肉………20g	減塩しょうゆ………3g
こしょう………少々	カレー粉…………少々
サラダ油…………5g	

春雨サラダ
春雨（乾）………8g	きゅうり…………30g
人参……………10g	マヨネーズ………10g

（献立作成：小林貴子）

エネルギー　約2100kcal	たんぱく質　約50g	脂質　約70g	炭水化物　約310g
塩分　約5g	カリウム　約2000mg			

図6-33　CKD患者のための献立例

参 考 文 献

・日本腎臓学会編（2018）エビデンスに基づくCKD診療ガイドライン2018，東京医学社.
・日本腎臓学会編（2014）慢性腎臓病に対する食事療法基準 2014年版，東京医学社.
・消費者庁ホームページ　http://www.caa.go.jp/foods/pdf/syokuhin625_2.pdf
・日本腎臓学会（2019）サルコペニア・フレイルを合併した保存期CKDの食事療法の提言，日本腎臓学会誌，61（5）.

10 潰瘍性大腸炎・クローン病

Ⓐ 疾患の基礎知識

　炎症性腸疾患には，潰瘍性大腸炎とクローン病があり，下痢による消化・吸収障害や栄養素漏出により，低栄養状態を生じやすい．

1 疾患の特徴

1）潰瘍性大腸炎

　潰瘍性大腸炎は，大腸の粘膜と粘膜下層にびらんや潰瘍ができる炎症性疾患で，慢性に経過する．発症年齢は20歳代が多く，若年者から高齢者まで発症する．原因は特定されていない．代表的な症状は，下痢，（粘）血便である．軽症例では血便はわずかであるが，重症例では排便回数は増え，水様の血便となる．診断基準を表6-31に示す．

　病変の部位，経過，重症度などによって，下記のように分類される．
①病変の広がりによる分類：全大腸炎，左側大腸炎，直腸炎，右側あるいは区域性大腸炎
②病期の分類：活動期，寛解期
③重症度による分類：軽症，中等症，重症
④臨床経過による分類：再燃寛解型，慢性持続型，急性激症型，初回発作型

表6-31　潰瘍性大腸炎の臨床的重症度の診断基準

	重　症	中等症	軽　症
1）排便回数	6回以上		4回以下
2）顕血便	（＋＋＋）		（＋）～（－）
3）発熱	37.5度以上		（－）
4）頻脈	90/分以上	重症と軽症との中間	（－）
5）貧血	Hb10g/dL以下		（－）
6）赤沈 またはCRP	30mm/h以上 3.0mg/dL以上		正常 正常

（厚生労働科学研究費補助金　難治性疾患等政策研究事業「難治性炎症性腸管障害に関する調査研究」（久松班）令和2年度分担研究報告書（2021）潰瘍性大腸炎・クローン病診断基準・治療指針　令和2年度改訂版，p.2より転載）

2）クローン病

　クローン病（Crohn's disease：CD）は，免疫異常などの関与が考えられる肉芽腫性炎症性疾患で，小腸・大腸を中心に浮腫や潰瘍を認め，腸管狭窄や瘻孔を特徴とする．消化管の口腔から肛門までいずれにも発症しやすいが，特に大腸，小腸に好発しやすい原因不明の疾患である．好発年齢は10歳代後半から20歳代前半で，男女比は約2：1で男性に多い．代表的な症状は，腹痛，下痢，血便，発熱，全身倦怠感，体重減少・栄養障害などである．

❷ 診断と治療

1）潰瘍性大腸炎

　潰瘍性大腸炎の診断過程を図6-34に示す．持続する下痢や血便を主訴とし，大腸内視鏡検査にてびまん性の炎症の所見を認め，生検組織の病理学的検査の特徴的な所見により診断される．

　潰瘍性大腸炎の重症例は，脱水，電解質異常，貧血，栄養障害などに対する管理が必要である．大腸粘膜の炎症を抑え，症状をコントロールするために薬物治療が行われる．大腸穿孔や大量出血，内科治療に反応しない重症例や大腸がん合併例は，手術適応である．

　薬剤療法では，主に5-ASA：アミノサリチル酸製剤，ステロイド剤が使用される．治療により症状の改善や消失（寛解）が認められるが，再発する場合も多く，継続的な治療が必要となる．

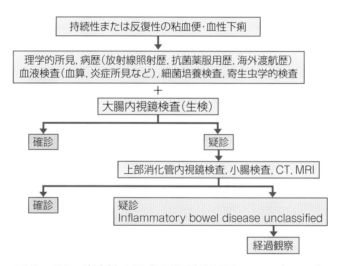

図6-34　潰瘍性大腸炎の診断の手順フローチャート

（厚生労働科学研究費補助金　難治性疾患等政策研究事業「難治性炎症性腸管障害に関する調査研究」（久松班）令和2年度分担研究報告書（2021）潰瘍性大腸炎・クローン病診断基準・治療指針令和2年度改訂版，p.1より転載）

2）クローン病

　臨床症状や，貧血やCRP上昇などの血液検査，X線造影検査や内視鏡検査，CT，MRIなどの所見で診断される（図6-35）．

　治療の目的は病気の活動性をコントロールして寛解状態を維持し，患者のQOLを高めることである．そのために薬物療法（5-ASA：アミノサリチル酸製剤，ステロイド剤など），栄養療法（経腸栄養療法または完全静脈栄養），外科療法を組み合わせて，栄養状態を維持し，症状を抑え，炎症の再燃・再発を予防する（表6-32）．

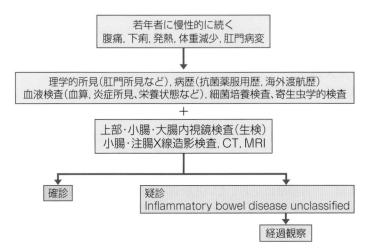

図6−35　クローン病の診断の手順フローチャート
（厚生労働科学研究費補助金　難治性疾患等政策研究事業「難治性炎症性腸管
障害に関する調査研究」（久松班）令和2年度分担研究報告書（2021）潰瘍性
大腸炎・クローン病診断基準・治療指針　令和2年度改訂版，p. 28より転載）

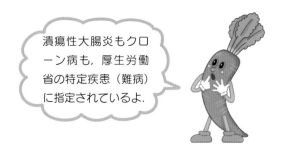

参 考 文 献

・厚生労働科学研究費補助金　難治性疾患等政策研究事業「難治性炎症性腸管障害に関する
　調査研究」（久松班），令和2年度分担研究報告書（2021）潰瘍性大腸炎・クローン病診断
　基準・治療指針　令和2年度改訂版.
・難治性炎症性腸管障害に関する調査研究班プロジェクト研究グループ，日本消化器病学会
　クローン病診療ガイドライン作成委員会・評価委員会（2011）クローン病診療ガイドライ
　ン.
・診断・治療指針（医療従事者向け），難病情報センターホームページ
　［潰瘍性大腸炎］http://www.nanbyou.or.jp/entry/218
　［クローン病］http://www.nanbyou.or.jp/entry/219

表6-32 令和2年度クローン病治療指針（内科）

活動期の治療（病状や受容性により，栄養療法・薬物療法・あるいは両者の組み合わせを行う）		
軽症～中等症	中等症～重症	重症（病勢が重篤，高度な合併症を有する場合）
薬物療法 ・ブデソニド ・5-ASA製剤 　ペンタサ®顆粒/錠， 　サラゾピリン®錠（大腸病変） **栄養療法（経腸栄養療法）** 許容性があれば栄養療法 経腸栄養剤としては， ・成分栄養剤（エレンタール®） ・消化態栄養剤（ツインライン®など） を第一選択として用いる ※受容性が低い場合は半消化態栄養剤を用いてもよい ※効果不十分の場合は中等症～重症に準じる	**薬物療法** ・経口ステロイド（プレドニゾロン） ・抗菌薬（メトロニダゾール*，シプロフロキサシン*など） ※ステロイド減量・離脱が困難な場合：アザチオプリン，6-MP* ※ステロイド・栄養療法などの通常治療が無効/不耐の場合：インフリキシマブ・アダリムマブ・ウステキヌマブ・ベドリズマブ **栄養療法（経腸栄養療法）** ・成分栄養剤（エレンタール®） ・消化態栄養剤（ツインライン®など） を第一選択として用いる ※受容性が低い場合は半消化態栄養剤を用いてもよい **血球成分除去療法の併用** ・顆粒球吸着療法（アダカラム®） ※通常治療で効果不十分・不耐で大腸病変に起因する症状が残る症例に適応	外科治療の適応を検討した上で以下の内科治療を行う **薬物療法** ・ステロイド経口または静注 ・インフリキシマブ・アダリムマブ・ウステキヌマブ（通常治療抵抗例） **栄養療法** ・経腸栄養療法 ・絶食の上，完全静脈栄養療法（合併症や重症度が特に高い場合） ※合併症が改善すれば経腸栄養療法へ ※通過障害や膿瘍がない場合はインフリキシマブ・アダリムマブ・ウステキヌマブ・ベドリズマブを併用してもよい

寛解維持療法	肛門病変の治療	狭窄/瘻孔の治療	術後の再発予防
薬物療法 ・5-ASA製剤 　ペンタサ®顆粒/錠， 　サラゾピリン®錠（大腸病変） ・アザチオプリン ・6-MP* ・インフリキシマブ・アダリムマブ・ウステキヌマブ・ベドリズマブ （インフリキシマブ・アダリムマブ・ウステキヌマブ・ベドリズマブにより寛解導入例では選択可） **在宅経腸栄養療法** ・エレンタール®，ツインライン®等を第一選択として用いる ※受容性が低い場合は半消化態栄養剤を用いてもよい ※短腸症候群など，栄養管理困難例では在宅中心静脈栄養法を考慮する	まず外科治療の適応を検討するドレナージやシートン法など 内科的治療を行う場合 ・痔瘻・肛門周囲膿瘍： 　メトロニダゾール*，抗菌剤・抗生物質 　インフリキシマブ・アダリムマブ・ウステキヌマブ ・裂肛，肛門潰瘍： 　腸管病変に準じた内科的治療 ・肛門狭窄：経肛門的拡張術	【狭窄】 ・まず外科治療の適応を検討する。 ・内科的治療により炎症を沈静化し，潰瘍が消失・縮小した時点で，内視鏡的バルーン拡張術 【瘻孔】 ・まず外科治療の適応を検討する。 ・内科的治療（外瘻）としてはインフリキシマブ　アダリムマブ　アザチオプリン	寛解維持療法に準ずる **薬物治療** ・5-ASA製剤 　ペンタサ®顆粒/錠， 　サラゾピリン®錠（大腸病変） ・アザチオプリン ・6-MP* ・インフリキシマブ・アダリムマブ **栄養療法** ・経腸栄養療法 ※薬物療法との併用も可

※（治療原則）内科治療への反応性や薬物による副作用あるいは合併症などに注意し，必要に応じて専門家の意見を聞き，外科治療のタイミングなどを誤らないようにする.

＊：現在保険適応には含まれていない

（厚生労働科学研究費補助金　難治性疾患等政策研究事業「難治性炎症性腸管障害に関する調査研究」（久松班）令和2年度分担研究報告（2021）潰瘍性大腸炎・クローン病診断基準・治療指針　令和2年度改訂版，p.36より転載）

食事指導の実際

1 目的・目標

　潰瘍性大腸炎・クローン病の食事療法の目的は，腸管の負荷を減らし，症状を緩和，栄養状態を改善し良好に維持することにある．

2 食事指導

　潰瘍性大腸炎・クローン病の食事療法の基本を図6−36に示す．
　患者へ食物繊維の多い食品，脂肪の多い食品や料理をとり過ぎないように説明する．刺激物，牛乳・乳製品などは，病期による違いや個人差があるので，摂取したときの患者の状態をカルテや患者および家族から情報収集し，下痢・腹痛などをまねく場合には控えるように指導する．何をどのくらい食べたらよいかを説明する．

1）潰瘍性大腸炎

　活動期で劇症，重症の場合，腸管を休ませるために，腸管を介した栄養補給は行わず，経

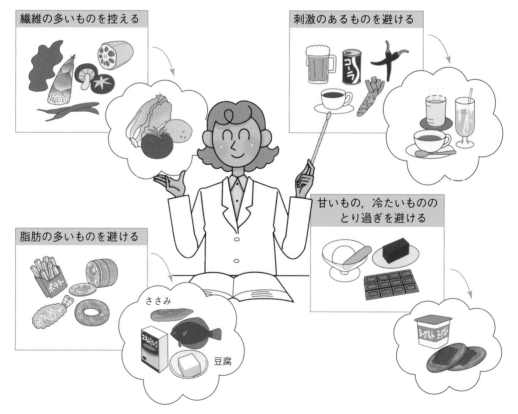

図6−36　潰瘍性大腸炎・クローン病患者の食事療法の基本

静脈栄養で水分，栄養の補給を行う．腸管から，たんぱく質，ビタミン，ミネラルの漏出もあるので，栄養状態をモニタリングし，必要に応じて補給する．

　中等症，軽症では，流動食から開始し，徐々に低残渣，低脂肪に移行する（五分食→全粥食→常食）．禁食期間が2週間以上にわたり，小腸粘膜の萎縮が予想される場合には，経腸栄養剤から開始する．

　回復にともなう食事の進め方のポイントとしては，消化のよい食品を選び，高エネルギー，高たんぱく，低脂肪，低残渣を基本とする．

　ステロイドを服用している場合には，糖尿病，肥満，脂質異常症を誘発しやすい状態にあるので，体重の推移や血液検査の結果に注意をはらう．

たんぱく質：卵，大豆，魚などの良質なたんぱく質からの摂取が勧められる．

脂質：下痢を悪化させるので，高脂肪食を避ける．

牛乳・乳製品：乳糖分解能が低下していることが多いので，多飲を避ける．

その他：食物繊維は腸管の運動を亢進させ，下痢や腹痛の原因となるので，低繊維食とする．エビデンスのある具体的な数値は示されていない．ただし，くだものなどに含まれる水溶性の食物繊維は，下痢の軽減に有効であるとされている．香辛料などの刺激物や，アルコール，炭酸飲料は控える．

　寛解期では，日本人の食事摂取基準を参考に，適正な体重を維持するエネルギー，栄養のバランスのとれた食事にする．暴飲暴食を避け，香辛料などの刺激物の摂取を避ける．アルコール類は少量，コーヒーは薄いものにする．牛乳・乳製品は下痢や腹痛がなければ制限しなくてよい．

2）クローン病

　「クローン病の診療ガイド第3版」では次のように示している．

(1) 活動期（重症）

　基本的な考え方は「腸管を休める」ことである．したがって，静脈栄養法で必要なエネルギー，栄養素を確保する．

(2) 活動期（軽症〜中等症）

　活動が高くなければ経口栄養は可能であるが，腸への負荷が少ない成分栄養剤，半消化態栄養剤で栄養補給を行い，寛解状態に合わせて経腸栄養を減らし，経口栄養による栄養補給を行う（スライド方式，図6-37）．薬物療法を併用する場合でも900kcal程度の経腸栄養を併用する（half ED（elemental diet）：必要カロリーの半分程度を栄養剤で摂取すること）．食事の基本は低脂肪，低残渣で消化のよいものが基本となるが個人差が大きい．

①エネルギー：理想体重（kg）×（30〜35）kcalが必要であるが，成長期にはより多くのエ

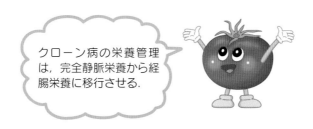

クローン病の栄養管理は，完全静脈栄養から経腸栄養に移行させる．

ネルギーを必要とする.

②炭水化物：ラーメンなど脂質が多くなる食べ方は好ましくない．疫学調査では砂糖が悪化因子とされているのでとり過ぎに注意する.

③たんぱく質：牛肉・豚肉は脂肪を取り除く．鶏ささ身は推奨される．魚は良質のたんぱく源であり，魚の脂肪（n-3系PUFA）は問題が少ない.

④脂肪：20g/日以下がのぞましい．ただし，脂肪の質も考慮し，PUFAのうちn-6系よりもn-3系のほうが腸管炎症に与える影響は少ないとされている．n-3系PUFAはシソ油にα-リノレン酸として，魚油にはEPAやDHAとして多く含まれている.

⑤食物繊維：狭窄はクローン病腸管合併症のなかで最も頻度が高い．また，活動期では炎症による浮腫で通過障害を生じやすい．このため，狭窄症例では腸管閉塞を予防するため，特に不溶性の食物繊維を避ける.

⑥その他：消化をよくするため，次の3点が勧められる.

　ⅰ）食品選択として，脂肪の多いものは避ける.

　ⅱ）調理の工夫として，皮や種，筋を取り除く，細かく切る，加熱するなどをする.

　ⅲ）食事の工夫として，よくかむ.

(3) 寛解期

再燃を予防目的としつつ必要なエネルギーは確保することがのぞましい．狭窄がなければ食物繊維を制限する必要はないため，低残渣にこだわる必要はない.

half食などの栄養療法を維持療法として長期間行っていると，必須脂肪酸の欠乏，脂溶性ビタミンの不足，亜鉛や銅などの微量元素の不足をまねく恐れがある．それらの栄養素は医療用サプリメントにより効率よく摂取可能である.

炎症がなくとも腹痛，膨満，鼓腸，便通異常が改善しないときは，特に海外で低フォドマップ（FODMAP）食品が有効との報告がある．FODMAPとは小腸では吸収されにくい発酵性の糖質で，以下の頭文字による．これらを多く含む食品を控えることで，腸の状態が改善される可能性がある.

F　　fermentable：発酵性の

O　　oligosaccharides：オリゴ糖（フルクタン，ガラクトオリゴ糖）：ごぼう，玉ねぎ，豆類など.

D　　disaccharides：二糖類（ラクトース）：牛乳，ヨーグルトなど.

M　　monosaccharides：単糖類（フルクトース）：くだものなど.

And

P　　polyols：ポリオール（ソルビトール，マンニトール，イソマルト，キシリトール，グリセロール）：プルーン，イチジクなど.

クローン病の栄養療法は，病期によって適宜変更が必要とされるため，「スライド方式」（図6-37）という考え方がとり入れられている．経腸栄養と経口栄養の比率，経腸栄養剤の種類や濃度・量・投与ルート，経口栄養のエネルギーや栄養素量は患者個々の病態や栄養療法の患者の受容性によっても異なるので，主治医と連携をとり，患者の療養生活をサポートしていく.

クローン病では，成分栄養剤（エレンタール®）の溶解方法を指導する．患者が飲みにくい

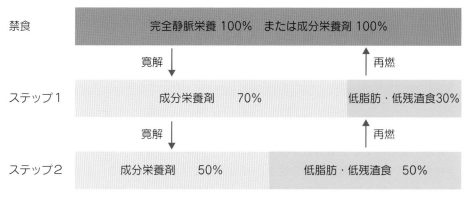

図6-37　クローン病のスライド方式（例）

患者の病状に合わせて，成分栄養剤と食事の比率を変える．成分栄養剤の代わりに消化態栄養剤を用いる場合もある．

と訴えた場合には，フレーバーを紹介する．また，溶解後に保存したい場合の衛生的管理・廃棄について指導する．経腸栄養剤と食事の併用スライド方式を実施する場合には，経腸栄養剤を必要とする意味を説明し，飲むときの注意を指導する．主治医と相談し，必要に応じ抗原となりやすい食品を避けるように指導する．

参 考 文 献

・難治性炎症性腸管障害に関する調査研究班プロジェクト研究グループ，日本消化器病学会クローン病診療ガイドライン作成委員会・評価委員会編（2011）クローン病診療ガイドライン．
・NPO法人日本炎症性腸疾患協会（CCFJ）編（2016）潰瘍性大腸炎の診療ガイド 第3版，文光堂．
・NPO法人日本炎症性腸疾患協会（CCFJ）編（2021）クローン病の診療ガイド 第3版，p.128-131，文光堂．
・高添正和編（2002）臨床医のための炎症性腸疾患のすべて，p.140-147，メジカルビュー社．

胃切除術後（周術期）

基礎知識

Ⓐ

　胃切除は，主に胃がんの治療として行われる．がんの位置，病期（深さ・転移，リンパ節への転移）などにより治療方針が決定されるが，手術療法が最も標準的な治療法である．手術手技を大別すると，開腹胃切除法と内視鏡的切除法に大別される．手術の種類は，切除範囲の多い順に，胃全摘術，幽門側胃切除術，幽門保存胃切除術，噴門側胃切除術などである（表6-33）．胃切除術後，胃の形態・機能をできるだけ残存し，障害発生を予防するために，再建術（胃全摘術後のルーY（Roux-en-Y）法，空腸間置法など，幽門側胃切除術後のビルロート（Billroth）Ⅰ法・ビルロートⅡ法など，噴門側胃切除術後のダブルトラクト法・食道残胃吻合法など）が行われる．胃がん切除時，根治目的でリンパ節郭清が行われることが多い．

　胃切除術後に出現しやすい症状は，消化・吸収不良（消化酵素分泌減少・消化機能低下），ダンピング症候群（食物貯留機能の部分的または完全に消失），逆流性食道炎（噴門の機能低下による胃液・胆汁・膵液の逆流），下痢（消化酵素の分泌不足），貧血（ビタミンB_{12}吸収減少による巨赤芽球性貧血，胃酸分泌減少で鉄吸収不足による鉄欠乏性貧血など）などがある[1]．

　胃切除術後は，ダンピング症候群として，①早期ダンピング症候群（食物が十二指腸あるいは上部空腸内へ急速に運ばれ，食後20〜30分に冷汗，動悸，めまい，眠気，腹鳴，脱力感，顔面紅潮や蒼白，嘔吐，下痢，腹痛などの症状出現），②後期ダンピング症候群（食後腸で急速に糖質が吸収され，大量のインスリンが分泌されるために食後2〜3時間に起こる低血糖が原因であり，めまい，脱力感，嘔吐，悪心，意識障害などの症状出現）が生じやすい．

　胃がん切除後の基本的な治療方針を示すことは重要であるため，幽門側胃切除術，噴門側胃切除術，胃全摘術後の共通パスが作成された（胃癌治療ガイドライン医師用，2018）．共通

表6-33　主な胃切除術

手術の種類	切除部分	主な再建方法*
胃全摘術	噴門・幽門を含めた胃の全体を切除	・ルーY法：噴門側の残胃と小腸（空腸）を吻合する ・空腸間置法：食道と十二指腸の間に空腸を置いて吻合する
幽門側胃切除術	幽門を含めた胃の出口側約2/3を切除	・ビルロートⅠ法：噴門側の残胃と十二指腸または小腸を吻合する ・ルーY法：噴門側の残胃と小腸（空腸）を吻合する
幽門保存胃切除術	幽門・噴門は切除せず，その間の胃を切除	噴門側の残胃と幽門側の残胃を吻合する
噴門側胃切除術	噴門を含めた胃の上部約1/3から1/2の範囲を切除	・ダブルトラクト法：食道と残胃の間に空腸を吻合する．食べ物が食道から空腸を通るルートと，食道・空腸・残胃を通るルートの2つのルートができる ・食道残胃吻合：食道と残胃を吻合する．逆流が起こりやすいので，吻合部に逆流防止弁のような構造をつくる

＊再建方法は患者の状態や術者の判断により選択される

（国立がん研究センター東病院ホームページを参考に作成）

パスの項目は，胃管抜去（術後１日目までに），経口的水分開始（術後１日目以降），食事開始（術後２～４日目より固形食を開始），予防的抗生剤投与（術当日のみ），硬膜外チューブ抜去（術後３日目までに），尿道留置カテーテル抜去（術後３日目までに），補液（術後５～７日目まで），ドレーン抜去（ドレーンを留置した場合は術後５日目までに），退院日（術後８～14日目）などである[1]．退院の基準は，体温37℃以下，食事１/３以上摂取，疼痛コントロールができるなどである．ただし，重症の場合，合併症がある場合は，個別の基準を検討して適用する．

　胃がんの場合，切除後も定期的にフォローアップを行い，再発や悪化を防止するための生活指導を行っていく（胃癌治療ガイドライン医師用，2018）．ステージⅠ胃がんの術後フォローアップの場合，問診，血液検査（腫瘍マーカ含む）は術後１カ月，６カ月，１年，１年６カ月，２年，２年６カ月，３年，４年，５年，CT（コンピュータ断層撮影），US（超音波法）は術後６カ月，１年，２年後からは毎年１回，内視鏡は術後１年，３年，５年を定期的に行う[1]．術後は５年間を原則としてフォローアップし，その後は紹介医や連携医が行う．

引　用　文　献

１）日本胃癌学会編（2018）胃癌治療ガイドライン医師用：2018年１月改訂 第５版，p.34-35，金原出版.

Ⓑ　　　　　　　　　　　　　　　　　　　　　　　　**食事指導の実際**

❶ 目的・目標

　胃切除後，退院し自宅療養となってから，栄養状態の低下や切除術後後遺症を起こす場合がある．胃切除後の食事療法の目的は，胃切除後に起こる後遺症である，ダンピング症候群，消化管内容物の逆流，貧血，骨粗しょう症，下痢などの予防や対応である．特に後遺症がみられない場合は，胃切除後に特化した食事療法はない．

❷ 食事指導

１）食事指導のポイント

　食事指導は，手術前に行うと，術後の食事に対する不安感を軽減することができる．

　手術直後の栄養管理は，状況に応じて中心静脈栄養（TPN）末梢静脈栄養（PPN）で行うが，ERAS（enhanced recovery after surgery）プロトコール*の考え方で，早期から経腸栄養を開始し，IED（免疫増強栄養剤）を経腸栄養として用いることが推奨されている（図6−38）．

　胃切除直後，回復期のエネルギー，栄養素量：手術によるストレスを鑑み，エネルギー，

＊　ERASプロトコール：術後の回復力を高めるケアを総合的に導入しようとする考え方で，栄養面では，早期の経腸栄養や経口栄養の開始を目指す．これにより，術後の感染症や合併症の発症を抑えることが可能となるとされている．

　たんぱく質は多めを設定するが，絶食期間後に最初に与える静脈栄養（あるいは，静脈栄養＋経腸栄養）の投与量は，目標量の30%程度を目安にし，徐々に増やしていく．

　術後3〜4日で経口摂取が始まる．食事は，流動食→三分粥→五分粥→全粥と徐々に形態を上げ，食事からの栄養摂取を増やすようにしていく．食品の選び方と調理法を表6−34に示す（回復状況や他の疾患の合併により異なる）．

　胃切除後は，消化機能が低下するため1回量が少なくなる．必要栄養量が3回の食事で充足できるようになるまで，1日4〜6回の分食にする．食べ過ぎて腹部膨満感につながることもあるので，術直後には大食を控える．胃の働きを助けるために，やわらかめの食事をゆっくりよくかんで食べるように指導する．

　退院直後は体重減少があることもあるが，食事量が手術前に同じようになれば，栄養状態は徐々にもどるので，不安を抱かないように助言し，食事が進まず，体重減少が多い場合には主治医に相談するよう指導する．

2）術後後遺症の予防と対応
(1) 早期ダンピング症候群
　胃の容量が少なくなるために，食物が急激に腸に入るために起こる症状である．このため，1回食事量を減らし，頻回食とする．食事をよくかんでゆっくり時間をかけて食べるようにすることも重要である．

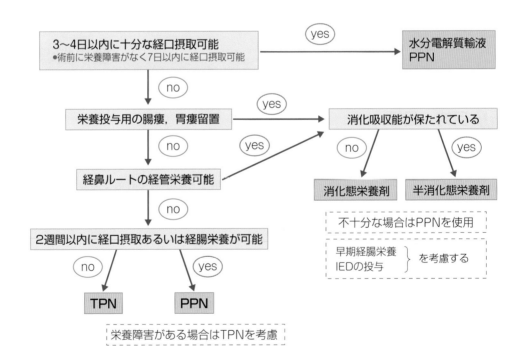

図6−38　胃切除後の栄養管理
（大熊利忠，金谷節子編，福島亮治（2011）第8章1.周術期の栄養管理①，キーワードでわかる臨床栄養改訂版—栄養で治す！基礎から実践まで，p.228，羊土社より転載）

（2）後期ダンピング症候群

食後2〜3時間後，急激に糖が吸収され，多くのインスリンが分泌されるために発症する低血糖症状である．症状が起こった場合には，あめなど，吸収の早い糖質をとる．予防的には吸収の早い甘いものを避け，1回食事量を減らし，頻回食とする．

（3）消化管内容物の逆流（逆流性食道炎）

ゆっくりよくかんで食べる，1回の食事量を少なくする，高脂肪の食事を控える，食後す

表6-34 胃切除後の食品の選び方と調理法（退院後）

		お勧めの食べ物	控えた方がよい食べ物	消化しやすい料理・調理法
たんぱく質	肉	皮なし鶏肉，ささみ，脂肪の少ない牛・豚肉，レバーなど	油の多い料理（カツ，ビーフステーキなど），脂肪の多い肉（バラ肉，ハム，ベーコンなど）	シチュー，つくね煮，蒸し鶏，肉団子スープ煮，肉団子うま煮，そぼろ煮，ロールキャベツなど
	魚介	あじ，かれい，すずき，さけ，たら，ひらめ，はんぺんなど	貝類，いか，たこ，すじこ，かまぼこ，干物，佃煮，塩辛など	煮魚，おろし煮，みそ煮，あんかけ，塩焼き，照り焼き，つけ焼き，刺身（貝類，筋のあるものは避ける）など
	卵	鶏卵，うずら卵など		半熟卵，温泉卵，炒り卵，スクランブルエッグ，卵豆腐，茶わん蒸し，ふわふわ卵，卵とじ煮，オムレツ，かきたま汁，プリンなど
	豆	豆腐，やわらかい煮豆，ひきわり納豆，きなこなど	大豆，枝豆など	湯豆腐，煮やっこ，冷ややっこ，豆腐あんかけ，みそ煮，いり豆腐，白あえ，納豆，生揚げ含め煮などの豆腐料理
	乳製品	牛乳，ヨーグルト，乳酸飲料，チーズなど		グラタン，クリーム煮，シチュー，ババロア，牛乳ゼリーなど
炭水化物	穀類	粥，軟飯，うどん，パン，マカロニなど	玄米，赤飯，玄米パン，胚芽入りパンなど．油の多いラーメン，チャーハン，焼きそばなど	全粥，おじや，軟飯，煮込みうどん，煮そうめん，ソフトパン，マカロニグラタンなど
	いも	じゃがいも，里いも，長いも，大和いもなど	繊維の多いさつまいも，こんにゃく，しらたきなど	一口大に切って料理する．含め煮，そぼろ煮，クリーム煮，マッシュポテト，ポテトグラタン，とろろいも，スープ煮，みそ煮，みそあんかけなど
	くだもの	缶詰，りんご，熟したバナナ，桃，洋梨など	繊維が多く酸味の強いくだもの（パイナップル，柑橘類など），ドライフルーツなど	缶詰，コンポート，ジュース，フルーツゼリーなど
	菓子	ビスケット，カステラ，ゼリーなど	揚げ菓子，辛いせんべい，豆菓子など	
脂質	油脂	植物油，バター，マーガリン，生クリームなど	ラード，ヘット，油を多く使う天ぷら，フライなど	
ビタミン・ミネラル	野菜	やわらかく煮た野菜（かぶ，かぼちゃ，カリフラワー，キャベツ，大根，トマト，なす，白菜，ブロッコリーなど），梅干しなど	繊維の多い野菜（ごぼう，たけのこ，ねぎ，れんこん，ふき，ぜんまい，わらび，きのこなど），香りの強い野菜（うど，にら，にんにく，みょうがなど），かたい漬け物（たくあん，つぼ漬けなど）	野菜は，繊維を切るように下処理する．クリーム煮，やわらか煮，あんかけ，煮浸し，みそ汁，みそ煮，おろし煮，温野菜など
その他		番茶，麦茶，ジュース，うすいお茶，うすい紅茶，うすいコーヒーなどの飲み物	辛子，カレー粉，わさびなどの香辛料，炭酸飲料，アルコール，濃いお茶，濃いコーヒーなどの飲み物	

ぐに横にならない，夜間に食道逆流がある場合にはファーラー位で就眠するなど，食べ方や姿勢に気をつける．

(4) 貧血

鉄の吸収障害によって鉄欠乏性貧血と，術後数年後にビタミンB_{12}の欠乏によって起こる巨赤芽球性貧血の発生頻度が高い．いずれも食事療法だけの改善は難しいので，薬物療法が行われるが，低栄養の回避，鉄分の多い食品，ビタミンB_{12}の多い食品の摂取が勧められる．

(5) 骨代謝障害，骨粗しょう症

摂取量不足，脂肪の吸収障害の影響で起こる脂溶性ビタミンD，Kの不足，カルシウムの吸収障害などが原因となる．食事のカルシウム，ビタミンD，Kを増やす．

(6) 下痢

食物の急激な腸管への移行や，脂肪の吸収障害などがある．前者はゆっくり食べるようにし，1回食事量を少なくし頻回食にする．後者は，脂肪制限をする．また，食物の温度に気をつけ，刺激のないやわらかいものとする．

❸ 献 立

胃切除後の患者のための献立例を図6－39に示す．

参 考 文 献

・中田浩二（2010）胃切除後症候群の実際とその管理—総論，2010（平成22）年度後期日本消化器外科学会教育集会．
http://www.jsgs.or.jp/cgi-html/edudb/pdf/20101001.pdf
・手術後の食事（胃・大腸），国立がん研究センター がん情報サービスホームページ
http://www.ganjoho.jp/public/support/dietarylife/postoperative.html

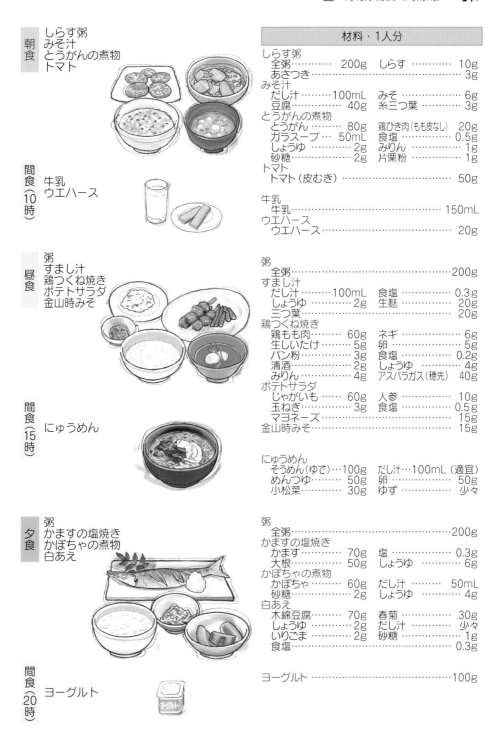

朝食	しらす粥 みそ汁 とうがんの煮物 トマト	材料・1人分

しらす粥
　全粥………… 200g　　しらす ………… 10g
　あさつき …………………………………… 3g
みそ汁
　だし汁………100mL　　みそ ……………… 6g
　豆腐………… 40g　　糸三つ葉 ………… 3g
とうがんの煮物
　とうがん…… 80g　　鶏ひき肉(もも皮なし) 20g
　ガラスープ… 50mL　　食塩 …………… 0.5g
　しょうゆ ………… 2g　　みりん …………… 1g
　砂糖 ……………… 2g　　片栗粉 …………… 1g
トマト
　トマト（皮むき）…………………………… 50g

間食（10時）　牛乳　ウエハース

牛乳
　牛乳…………………………………… 150mL
ウエハース
　ウエハース ……………………………… 20g

昼食	粥 すまし汁 鶏つくね焼き ポテトサラダ 金山時みそ	

粥
　全粥………………………………………200g
すまし汁
　だし汁………100mL　　食塩 ………… 0.3g
　しょうゆ ………… 2g　　生麩 …………… 20g
　三つ葉 …………………………………… 20g
鶏つくね焼き
　鶏もも肉……… 60g　　ネギ …………… 6g
　生しいたけ……… 5g　　卵 ……………… 5g
　パン粉………… 3g　　食塩 ………… 0.2g
　清酒…………… 2g　　しょうゆ ………… 4g
　みりん………… 4g　　アスパラガス(穂先) 40g
ポテトサラダ
　じゃがいも …… 60g　　人参 …………… 10g
　玉ねぎ………… 3g　　食塩 ………… 0.5g
　マヨネーズ…………………………………… 15g
金山時みそ…………………………………… 15g

間食（15時）　にゅうめん

にゅうめん
　そうめん(ゆで)…100g　　だし汁…100mL (適宜)
　めんつゆ……… 50g　　卵 ……………… 50g
　小松菜………… 30g　　ゆず ………… 少々

夕食	粥 かますの塩焼き かぼちゃの煮物 白あえ	

粥
　全粥………………………………………200g
かますの塩焼き
　かます………… 70g　　塩 ………… 0.3g
　大根………… 50g　　しょうゆ ………… 6g
かぼちゃの煮物
　かぼちゃ……… 60g　　だし汁 ……… 50mL
　砂糖……………… 2g　　しょうゆ ………… 4g
白あえ
　木綿豆腐……… 70g　　春菊 …………… 30g
　しょうゆ ………… 2g　　だし汁 ………… 少々
　いりごま………… 2g　　砂糖 …………… 1g
　食塩……………………………………… 0.3g

間食（20時）　ヨーグルト

ヨーグルト …………………………………100g

図6－39　胃切除術後患者のための献立例（約1700kcal）

摂食・嚥下障害

❶ 特　徴

　摂食・嚥下障害は，何らかの原因で食物を咀嚼できない（咀嚼障害），または飲み込むことができない（嚥下障害）状態をいう．嚥下障害があると，栄養障害，誤嚥性肺炎を起こしやすく，低栄養を助長しやすい．

　咀嚼は，下顎を上顎に対して上下，左右に動かして，歯によって食物を粉砕し，同時に唾液と食物を混ぜて嚥下しやすい食塊にし，舌，口唇，口頬の運動が影響する（表6 -35）．咀嚼運動は，主に三叉神経第3枝に支配されている．

表6 -35　咀嚼と嚥下

期	口腔期 （咀嚼）	→	咽頭期 （嚥下）	→	食道期 （嚥下）
器官	口唇，舌，歯		奥舌，軟口蓋 咽頭扁桃，口峡 咽頭後壁		下部食道括約筋 胃
動き	食塊を咽頭へ移送		喉頭蓋がふさがる 喉頭蓋谷の空間確保		1次ぜん動 2次ぜん動

　嚥下は，食塊を咽頭，食道を経て胃に送り込む（図6 -40）．嚥下障害は，口腔・咽頭における飲み込み動作（嚥下反射）の障害である．

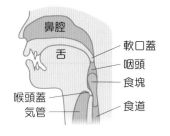

舌が食塊を後方に送ると，軟口蓋に達する．軟口蓋は鼻部への通路を閉じ，食塊は咽頭に入る．咽頭が持ち上がり，喉頭蓋が気管にふたをする．食塊はぜん動により，咽頭から食道を通り，胃へと送られる．

図6 -40　嚥　下

　摂食・嚥下障害の基礎疾患で最も多いのは脳梗塞などの脳血管疾患であり，パーキンソン病，多発性筋炎などの神経疾患，口腔の炎症疾患，腫瘍などで発症しやすい（表6 -36）．

　主な症状は，食事時間の遅延，食物の誤嚥・嚥下障害，口腔内の食物残渣・貯留，むせ，

表 6 −36　摂食・嚥下障害を起こす主な原因

炎症	口内炎，舌炎，扁桃炎など
腫瘍	舌がん，口腔がん，咽頭がん，食道がんなど
神経性	脳血管障害，変性疾患（ALS，パーキンソン病）など
医療行為	経管栄養のルートによる圧迫，薬の副作用など
加齢	筋力の低下

口腔内の喀痰貯留・誤嚥などであり，無症状の場合もある．誤嚥物は食物のほか，唾液，胃食道逆流物があり，非経口栄養の場合でも誤嚥性肺炎を起こす場合がある．

❷ 診断と治療

　現在の症状や経緯の聴取，全身状態，身体機能の観察．スクリーニングテストとして，水飲みテスト，反復唾液飲みテスト，フードテストなどの簡易検査を行う．摂食・嚥下障害が疑われる場合には，精密検査（嚥下内視鏡検査，嚥下造影検査）を実施する．摂食・嚥下障害の程度と変化を査定するために，摂食嚥下障害評価表（表 6 −37）を用いる．

　主な治療は，食事・栄養管理，口腔ケア，嚥下リハビリテーションなどである．

・栄養管理：食事は，嚥下しやすいとろみのある半流動食とする．嚥下困難の場合は，中心静脈栄養，経腸栄養（第 7 章を参照）を行う．

・嚥下リハビリテーション：食物を用いず，摂食・嚥下機能にかかわる器官の働きを訓練する間接訓練（基礎訓練）と，食物を用いて訓練する直接訓練（摂食訓練）がある．

・外科治療：気管切開術，輪状咽頭筋切除術，咽頭挙上術，声門閉鎖術，気道食道分離術，咽頭摘出術がある．

参 考 文 献

・摂食嚥下障害の評価（簡易版）日本摂食嚥下リハビリテーション学会医療検討委員会案（2011），日本摂食嚥下リハビリテーション学会誌，15（1），p. 96 − 101.

Ⓑ 食事指導の実際

❶ 目的・目標

　体が必要とする栄養量を供給できるように，栄養補給ルート・方法を選択する．食事形態（硬さ，粘度など），摂食時の姿勢の工夫などで誤嚥を予防する．

表6－37 摂食嚥下障害評価表1・2

摂食嚥下障害評価表1

		NO	
	年 月 日	名前	
ID.	年齢 歳	男・女 身長 cm 体重 kg	

血圧 ／ 脈拍 回/分 SpO₂ ％ （ ルームエア ・ O₂投与 ℓ）

主訴ないし症状	
原因疾患/併存疾患	
生活の場・家族構成	
関連する既往歴・使用薬剤	
栄養方法 （評価表2 10食事の項参照）	経口摂取： 常食 ・ 軟食 ・ 嚥下調整食コード（ ）・ その他（ ） 絶食

摂食状況のレベル

       経口なし(Lv1:口腔ケアのみ， Lv2:食物なしの嚥下訓練， Lv3:少量の食物で嚥下訓練)

       経口と代替栄養(Lv4:1食未満の嚥下食経口， Lv5:1, 2食の経口， Lv6:3食嚥下食＋不足補助)

       経口のみ(Lv7:3食嚥下食経口.代替無し， Lv8:特別食べ難い食物以外3食経口， Lv9:医学的配慮のもと3食普通食経口， Lv10:食物制限なし正常)

補助(代替)栄養	なし ・ 経鼻経管(） ・ 胃瘻(） ・ 点滴(）・ その他: ( )内は剤名と一日量

コメント:

1. 認知		3. 発声・構音 (気切:なし・あり)	
意識	JCS:	気管カニューレの名称とサイズ	
失語症	なし ・ あり (失語)・ 不明	カフ	なし ・ あり
失行	なし ・ あり ( )・ 不明	カフ上吸引チューブ	なし ・ あり
注意障害・半側空間無視	なし ・ あり ・ 不明	側孔	なし ・ あり
HDS-R / MMSE	/30点 ・ 施行困難 ・ 不明	発声	有声 ・ 無声 ・ なし
食への意欲	なし ・ あり ・ 不明	湿性嗄声	なし ・ 軽度 ・ 重度
コメント:		構音障害	なし ・ 軽度 ・ 重度
2. 口腔の状態と口腔機能		発話明瞭度	1 ・ 2 ・ 3 ・ 4 ・ 5
開口量	3横指 ・ 2横指 ・ 1横指以下	嗄声	なし ・粗ぞう性・気息性・努力性・無力性
口腔感覚異常	なし ・ あり	開鼻声	なし ・ 軽度 ・ 重度
口腔乾燥	なし ・ あり	最大発声持続時間	秒
口腔衛生状態	良好 ・ 不良(）	その他:	
口角下垂	なし ・ あり (右 ・ 左)	コメント:	
軟口蓋運動(短い/ア/連続発声時)	十分 ・ 不十分 ・ なし		
口腔内食物処理	十分・不十分・すりつぶし・押しつぶし・不能	**4. 頸部 ・ 体幹 ・ 握力**	
舌萎縮	なし ・ あり (右 ・ 左)	頸部可動域 屈曲伸展 (自動・他動)	屈曲 自動 度 ・ 他動 度 伸展 自動 度 ・ 他動 度
口腔ジスキネジア	なし ・ あり	頸部可動域 回旋 (自動・他動)	右回旋 自動 度 ・ 他動 度 左回旋 自動 度 ・ 他動 度
舌圧	kPa	頸部可動域 側屈 (自動・他動)	右側屈 自動 度 ・ 他動 度 左側屈 自動 度 ・ 他動 度
その他:		Hoffer座位能力分類	分類1 ・ 分類2 ・ 分類3
		握力	右 kg 左 kg
		その他:	
コメント:		コメント:	

摂食嚥下障害評価表2

NO

年　月　日

5. 呼吸機能		8. スクリーニングテスト	
安静時呼吸数	回/分	反復唾液嚥下テスト	回/30秒・指示理解不良にて実施困難
呼吸運動の異常	なし ・ あり	改訂水飲みテストトロミ水使用(なし・あり)	1. 　2. 　3. 　4. 　5.
呼吸音の異常	なし ・ あり	フードテスト 食品:	1. 　2. 　3. 　4. 　5.
酸素飽和度	%(酸素投与:なし ・ あり 　L/分)	頸部聴診　呼吸音	正常　　異常(　　　　)
咳嗽	なし ・ 時々 ・ 頻回	嚥下音	正常　　異常(　　　　)
	乾性 ・ 湿性	その他:	
喀痰	なし ・ 少量 ・ 多量 (性状: 　)		
随意的な咳またはハフィング	十分 ・ 不十分 ・ 不可	コメント:	
咳嗽の有効性 (排痰)	自力 ・ 介助 ・ 吸引		
喀出時最大呼気流量(CPF)	L/min		

その他	

コメント:	

9. 画像検査
頭頸部CT・MRI所見:

6. 脳神経	
嗅神経障害 (嗅覚障害)	なし ・ あり (右 ・ 左)
三叉神経 運動障害	なし ・ あり (右 ・ 左)
感覚障害	なし ・ あり (右 ・ 左)
顔面神経 運動障害	なし ・ あり (右 ・ 左)
感覚障害 (味覚)	なし ・ あり (右 ・ 左)
舌咽神経・迷走神経 運動障害	なし ・ あり (右 ・ 左)
感覚障害	なし ・ あり (右 ・ 左)
副神経障害	なし ・ あり (右 ・ 左)
舌下神経障害	なし ・ あり (右 ・ 左)

頭頸部および胸部単純X線所見:

コメント:

コメント:	

7. 脱水・低栄養	
BMI:18.5kg/m^2	以上 ・ 未満 (　　　)
3ヶ月間の体重減少率	5%未満 ・ 5%以上
下腿周囲長 (男性30cm・女性29cm)	以上 ・ 未満 (　　　)
皮膚の乾燥	なし ・ あり

10. 食事		
摂食環境	良好 ・ 不良 (	)
摂食姿勢	良好 ・ 不良 (	)
食物配置	良好 ・ 不良 (	)
摂食用具の選定	良好 ・ 不良 (	)
食事に要する時間	(	)分
摂取姿勢	椅子 ・ 車椅子 ・ 端坐位	
	リクライニング車椅子 ・ bed上リクライニンク (	)°
摂取方法	自立 ・ 見守り ・ 部分介助 ・ 全介助	
飲食中のムセ	なし ・ 時々 ・ 頻回	
口腔内食物残留	なし ・ 少量 ・ 多量	
流涎	なし ・ 少量 ・ 多量	

その他:	

コメント:	

総合評価:	

その他:	
治療方針:指導のみ修了・指導および再評価・外来訓練・入院訓練・他院へ紹介・他	

備考:	

評価者氏名/職種

(日本摂食嚥下リハビリテーション学会(2019)医療検討委員会作成マニュアル:摂食嚥下障害の評価2019,
日本摂食嚥下リハビリテーション学会ホームページより転載)

❷　食事指導

　嚥下障害に特化した栄養療法はなく，誤嚥を予防し，体が必要とする栄養量を供給できるように栄養補給ルート・方法を選択し，誤嚥を起こしにくい調理法の工夫を行う．特別な食事療法を必要とする基礎疾患がある場合には，基礎疾患の栄養処方に従い，それ以外の場合には「日本人の食事摂取基準」を参考に，対象者の栄養状態，食欲などを考慮して栄養管理を行う．低栄養，誤嚥性肺炎に注意する．嚥下障害は低栄養のリスクとなるので，注意を払う．低栄養状態で，エネルギーやたんぱく質の摂取を高く設定する場合には，過栄養にならないように注意をはらう．

　栄養補給ルートは，静脈栄養，経腸栄養による栄養補給，経口栄養による栄養補給がある．食事の調整方法によって経口摂取で誤嚥のリスクが回避できる場合に，経口栄養を選択する．経腸栄養，中心静脈栄養については第7章を参照．

　胃からの食道逆流を予防するため，摂食時の姿勢および食後の姿勢について，言語聴覚士または看護師などと連携をはかる．一般には30°頸部前屈を基本として，機能回復に合わせて座位へと進める．食事時間が長くなると患者の疲労をまねくので，30分程度を目安とし，食後は1〜2時間座位をとるようにする．

　食前の嚥下体操や食後の口腔ケアは，口腔内や咽頭に残留した食物による誤嚥予防に重要である．口腔ケアには，ケアそのものに誤嚥のリスクもあるので，歯科衛生士など専門家の指導を仰ぐようにする．

❸　嚥下食の調整

　嚥下食は，食事に適度な硬さや粘度をつけ，食塊形成が容易になるなどの工夫をして，誤嚥を起こすリスクを下げた食事のことをいう．表6-38に，「日本摂食嚥下リハビリテーション学会嚥下調整食分類2013早見表」を示す．このほか，むせやすい食品（きな粉，酢の物など）や食塊形成のしにくい食品（おからやひき肉を炒った状態のようにぽろぽろしたもの），飲み込みにくい咽頭残留のある食品（高野豆腐の煮物，液体の中につぶつぶが入ったものなど）を避けるようにすることが必要である．

　嚥下食の調整で大切なのは，つねに一定した仕上がりにすることである．ゼラチンや片栗粉などで粘度をつけると温度によって粘度が変わってくるので，食べるときの温度も重要となる．また，嚥下食の後に嚥下ゼリーを与えると，咽頭に残留していた食塊を食道へ流し込んでくれ，誤嚥のリスクを軽減できる（交互嚥下）．

　嚥下ゼリーの作り方をコーヒーブレイク⑦に示す．

❹　献　立

　嚥下障害のある患者の献立は，❺の脳卒中患者の献立例を参照．

表6-38 日本摂食嚥下リハビリテーション学会嚥下調整食分類2013早見表

コード		名 称	形 態	目的・特色	主食の例	必要な咀嚼能力
0	j	嚥下訓練食品 0j	均質で，付着性・凝集性・かたさに配慮したゼリー 離水が少なく、スライス状にすくうことが可能なもの	重度の症例に対する評価・訓練用 少量をすくってそのまま丸呑み可能 残留した場合にも吸引が容易 たんぱく質含有量が少ない		（若干の送り込み能力）
	t	嚥下訓練食品 0t	均質で，付着性・凝集性・かたさに配慮したとろみ水（原則的には，中間のとろみあるいは濃いとろみ*のどちらかが適している）	重度の症例に対する評価・訓練用 少量ずつ飲むことを想定 ゼリー丸呑みで誤嚥したりゼリーが口中で溶けてしまう場合 たんぱく質含有量が少ない		（若干の送り込み能力）
1	j	嚥下調整食 1j	均質で，付着性，凝集性，かたさ，離水に配慮したゼリー・プリン・ムース状のもの	口腔外で既に適切な食塊状となっている（少量をすくってそのまま丸呑み可能） 送り込む際に多少意識して口蓋に舌を押しつける必要がある 0jに比し表面のざらつきあり	おもゆゼリー，ミキサー粥のゼリーなど	（若干の食塊保持と送り込み能力）
2	1	嚥下調整食 2-1	ピューレ・ペースト・ミキサー食など，均質でなめらかで，べたつかず，まとまりやすいもの スプーンですくって食べることが可能なもの	口腔内の簡単な操作で食塊状となるもの（咽頭では残留，誤嚥をしにくいように配慮したもの）	粒がなく，付着性の低いペースト状のおもゆや粥	（下顎と舌の運動による食塊形成能力および食塊保持能力）
	2	嚥下調整食 2-2	ピューレ・ペースト・ミキサー食などで，べたつかず，まとまりやすいもので不均質なものも含む スプーンですくって食べることが可能なもの		やや不均質（粒がある）でもやわらかく，離水もなく付着性も低い粥類	（下顎と舌の運動による食塊形成能力および食塊保持能力）
3		嚥下調整食 3	形はあるが，押しつぶしが容易，食塊形成や移送が容易，咽頭でばらけず嚥下しやすいように配慮されたもの 多量の離水がない	舌と口蓋間で押しつぶしが可能なもの 押しつぶしや送り込みの口腔操作を要し（あるいはそれらの機能を賦活し），かつ誤嚥のリスク軽減に配慮がなされているもの	離水に配慮した粥 など	舌と口蓋間の押しつぶし能力以上
4		嚥下調整食 4	かたさ・ばらけやすさ・貼りつきやすさなどのないもの 箸やスプーンで切れるやわらかさ	誤嚥と窒息のリスクを配慮して素材と調理方法を選んだもの 歯がなくても対応可能だが，上下の歯槽提間で押しつぶすあるいはすりつぶすことが必要で舌と口蓋間で押しつぶすことは困難	軟飯・全粥 など	上下の歯槽提間の押しつぶし能力 以上

学会分類2013は，概説・総論，学会分類2013（食事），学会分類2013（とろみ）から成り，それぞれの分類には早見表を作成した．本表は学会分類2013（食事）の早見表である．本表を使用するにあたっては必ず「嚥下調整食学会分類2013」の本文を熟読されたい．

＊上記0tの「中間のとろみ・濃いとろみ」については，学会分類2013（とろみ）を参照されたい．

本表に該当する食事において，汁物を含む水分には原則とろみを付ける．

ただし，個別に水分の嚥下評価を行ってとろみ付けが不要と判断された場合には，その原則は解除できる．

┌─── **コーヒーブレイク⑦** ──────────────────────────────┐

嚥下ゼリー（お茶ゼリー）の作り方

緑茶またはほうじ茶　150mL　（緑茶は色が変わりやすい．粉末茶を使うと簡便）
クイックゼラチン　　2.5g　（粉ゼラチンを使用する場合にはダマにならない
　　　　　　　　　　　　　　よう，別に膨潤させるとよい．この場合，使っ
　　　　　　　　　　　　　　た水の量だけお茶を減らす）

　人肌程度に冷ましたお茶にゼラチンを振り入れ，火にかけ，ヘラで軽くかき混
ぜながら，ゼラチンを溶かす．沸騰させないように注意する．ゼラチンが溶けた
ら，容器に流す．

└──┘

参 考 文 献

・日本摂食嚥下リハビリテーション学会医療検討委員会（2013）日本摂食嚥下リハビリテー
　ション学会嚥下調整食分類2013，日本摂食嚥下リハビリテーション学会誌，17（3），p.
　255－267.
　http://www.jsdr.or.jp/wp-content/uploads/file/doc/classification2013-manual.pdf

褥　瘡

1 特　徴

　褥瘡は，身体に加わった外力が骨と皮膚表層の間の軟部組織の血流を低下，あるいは停止させ，この状況が一定時間持続されると組織が不可逆的な阻血性障害に陥ることである．

　原因は，①一定以上の圧力とともに，摩擦，ずれ，浸潤などの外的要因，②低栄養，加齢，低血圧，低酸素分圧などの内的要因がある．脳卒中後遺症・神経性難病などで，自力で体位変換ができない状態，嚥下障害や認知症などで低栄養が加わると，褥瘡の発生が助長される．

　発生部位は，仙骨部，坐骨部，尾骨部，腸骨部，大転子部，踵骨部などで，発赤，皮膚の損傷（真皮，皮下組織，体腔など）の症状がある．皮膚障害が進行すると，難治性潰瘍となり，筋肉や骨の露出，壊死となることもある．

2 診断と治療

　褥瘡の発生予測はブレーデンスケール，重症度と経過評価は日本褥瘡学会が提案している評価表に基づいて行われている場合が多い（表6−39，6−40）．

　褥瘡を早期発見し悪化させないためには，予防的ケア，発生後には治療的ケアを必要とする．内容は，①皮膚観察，②体位変換，③スキンケア，④全身管理，⑤保存的治療（ドレッシング材使用，外用薬使用），⑥外科的治療などである．

　発生予防のための全身管理は，危険因子である基礎疾患（糖尿病，脳血管疾患，心不全など），栄養状態（体重，血清アルブミン値，食事摂取量など）の管理である．発生後は感染を有する褥瘡への薬剤の使用，低栄養状態改善の栄養管理などである（表6−41）．

　発生後の皮膚観察は，深さ，滲出液量，感染の有無，肉芽組織状態，壊死組織状態，ポケットの状態を定期的に行い，状態に応じて外用薬やドレッシング材を用いる．長期臥床の場合，発生前から皮膚観察，体位変換，スキンケアを定期的に行い予防することが必要であり，発生後もケアを継続し悪化を予防する．壊死状態になっているときには，デブリードマン（創内の異物や挫滅組織を除去して創を清浄化すること）を施行することが多い．

1 目的・目標

　基礎疾患のコントロールと栄養管理を含む全身管理を実施することにより，褥瘡を早期に治癒させることである．

表6-39 DESIGN® (褥瘡重症度分類用)

DESIGN® (褥瘡重症度分類用)

カルテ番号(　　　　　　)
患 者 氏 名(　　　　　　　　　　　　)

				日時	/	/	/	/	/	/
Depth 深さ (創内の一番深いところで評価する)										
d	真皮までの損傷	**D**	皮下組織から深部							
Exudate 滲出液 (ドレッシング交換の回数) (持続する発赤の場合も皮膚損傷に準じて評価する)										
e	1日1回以下	**E**	1日2回以上							
Size 大きさ [長径 (cm)×短径 (cm)]										
s	100未満	**S**	100以上							
Inflammation／Infection 炎症／感染										
i	局所の感染徴候なし	**I**	局所の感染徴候あり							
Granulation 肉芽組織 (良性肉芽の割合)										
g	50%以上 (真皮までの損傷時も含む)	**G**	50%未満							
Necrotic tissue 壊死組織 (壊死組織の有無)										
n	なし	**N**	あり							
Pocket ポケット (ポケットの有無)		**-P**	あり							

部位 [仙骨部, 坐骨部, 大転子部, 踵骨部, その他 (　　　　　)]

©日本褥瘡学会/2013

表6-40 DESIGN-R® (褥瘡経過評価用)

DESIGN-R® (褥瘡経過評価用)

カルテ番号 (　　　　　　)
患 者 氏 名 (　　　　　　　　　　　)

			日時	/	/	/	/	/	/

Depth 深さ　創内の一番深い部分で評価し, 改善に伴い創底が浅くなった場合, これと相応の深さとして評価する

d	0	皮膚損傷・発赤なし	D	3	皮下組織までの損傷
	1	持続する発赤		4	皮下組織を越える損傷
	2	真皮までの損傷		5	関節腔, 体腔に至る損傷
				U	深さ判定が不能の場合

Exudate 滲出液

e	0	なし	E	6	多量：1日2回以上のドレッシング交換を要する
	1	少量：毎日のドレッシング交換を要しない			
	3	中等量：1日1回のドレッシング交換を要する			

Size 大きさ　皮膚損傷範囲を測定. [長径 (cm)×長径と直交する最大径 (cm)][*3]

s	0	皮膚損傷なし	S	15	100以上
	3	4未満			
	6	4以上　16未満			
	8	16以上　36未満			
	9	36以上　64未満			
	12	64以上　100未満			

Inflammation／Infection 炎症／感染

i	0	局所の炎症徴候なし	I	3	局所の明らかな感染徴候あり (炎症徴候, 膿, 悪臭など)
	1	局所の炎症徴候あり (創周囲の発赤, 腫脹, 熱感, 疼痛)		9	全身的影響あり (発熱など)

Granulation 肉芽組織

g	0	治癒あるいは創が浅いため肉芽形成の評価ができない	G	4	良性肉芽が創面の10%以上50%未満を占める
	1	良性肉芽が創面の90%以上を占める		5	良性肉芽が創面の10%未満を占める
	3	良性肉芽が創面の50%以上90%未満を占める		6	良性肉芽が全く形成されていない

Necrotic tissue 壊死組織　混在している場合は全体的に多い病態をもって評価する

n	0	壊死組織なし	N	3	柔らかい壊死組織あり
				6	硬く厚い密着した壊死組織あり

Pocket ポケット　毎回同じ体位で, ポケット全周 (潰瘍面も含め) [長径 (cm)×短径[*](cm)] から潰瘍の大きさを差し引いたもの

p	0	ポケットなし	P	6	4未満
				9	4以上　16未満
				12	16以上　36未満
				24	36以上

部位 [仙骨部, 坐骨部, 大転子部, 踵骨部, その他 (　　　　　)]　　　　合計[*2]

*1："短径" とは "長径と直交する最大径" である　　*2：深さ (Depth：d.D) の得点は合計には加えない
*3：持続する発赤の場合も皮膚損傷に準じて評価する

©日本褥瘡学会/2013

表6−41　褥瘡の全身管理

		Clinical Question	推奨度	推奨文
発生予防 全身管理	CQ4.1	褥瘡発生の危険因子として，どのような基礎疾患を考慮すればよいか	C1	うっ血性心不全，骨盤骨折，脊髄損傷，糖尿病，脳血管疾患，慢性閉塞性肺疾患などを考慮してもよい.
			B	周術期管理においては，特に糖尿病を考慮することが勧められる.
	CQ4.2	低栄養患者の褥瘡予防にはどのような栄養介入を行うとよいか	B	たんぱく質・エネルギー低栄養状態（PEM）の患者に対して，疾患を考慮したうえで，高エネルギー，高たんぱく質のサプリメントによる補給を行うことが勧められる.
	CQ4.3	経口摂取が不可能な患者の栄養補給はどのようにすればよいか	C1	必要な栄養量を経腸栄養で補給するが，不可能な場合は静脈栄養による補給を行ってもよい.
	CQ4.4	褥瘡発生の危険因子となる低栄養状態を確認する指標には何があるか	C1	炎症や脱水などがなければ血清アルブミン値を用いてもよい.
			C1	体重減少率を用いてもよい.
			C1	食事摂取率（食事摂取量）を用いてもよい.
			C1	高齢者にはMNA®（mini nutritional assessment)およびMNA®-Short Form(SF)を用いてもよい.
			C1	CONUT（controlling nutritional status）を用いてもよい.
			C1	主観的包括的栄養評価（SGA）を用いてもよい.
発生後 全身管理	CQ4.5	感染を有する褥瘡に対して，抗菌薬の全身投与が必要なのはどのようなときか	C1	進行する蜂窩織炎・骨髄炎，壊死性筋膜炎，菌血症，敗血症を示す理学的所見および検査データが得られた場合，抗菌薬の全身投与を考慮してもよい. なお，局所感染徴候のみの場合，抗菌薬の全身投与は考慮しない.
	CQ4.6	抗菌薬の全身投与が必要な感染褥瘡において，どのような抗菌薬の使用が適切か	C1	すみやかに想定される起炎菌に適応した抗菌薬の投与を考慮し，感受性試験の結果に基づき，より適切な抗菌薬を投与してもよい.
	CQ4.7	褥瘡治癒を遷延させる危険因子として，どのような基礎疾患を考慮すればよいか	C1	悪性腫瘍，心血管疾患などを考慮してもよい.
	CQ4.8	褥瘡患者には栄養評価を行った方がよいか	C1	栄養評価を行い，必要な症例には栄養介入を行ってもよい.
	CQ4.9	褥瘡患者にはどのような栄養補給を行うのがよいか	B	褥瘡治癒のための必要エネルギーとして，基礎エネルギー消費量（BEE）の1.5倍以上を補給することが勧められる.
			B	必要量に見合ったたんぱく質を補給することが勧められる.
	CQ4.10	褥瘡患者に特定の栄養素を補給することは有効か	C1	亜鉛，アスコルビン酸，アルギニン，L-カルノシン，n-3系脂肪酸，コラーゲン加水分解物など疾患を考慮したうえで補給してもよい.
	CQ4.11	褥瘡患者に対して栄養の専門職およびチームの介入は行った方がよいか	C1	管理栄養士や栄養サポートチーム（NST）の介入を行ってもよい.
	CQ4.12	褥瘡患者の栄養補給の評価に体重を用いてもよいか	B	浮腫，脱水がなければ，体重増加を用いることが勧められる.

（日本褥瘡学会教育委員会ガイドライン改訂委員会（2015）褥瘡予防・管理ガイドライン（第4版），日本褥瘡学会誌，17（4），p.494より転載）

❷ 食事指導

1）栄養管理

　「褥瘡予防・管理ガイドライン第4版」[1]では，褥瘡の発症予防，発症後の褥瘡治療には，高エネルギー，高たんぱくについては十分な根拠があり勧めている．亜鉛，アスコルビン酸，アルギニン，L-カルノシン，n-3系脂肪酸，コラーゲン加水分解物などは根拠が十分でないので，投与してもよいが疾患を考慮して介入するとしている．

エネルギー：基礎エネルギー消費量の1.5倍以上を補給する．

たんぱく質：低栄養状態の患者の場合では，発症予防として高たんぱく質サプリメント補給は勧められるが，高たんぱく食の治療としての効果のエビデンスは十分でないため，ガイドラインでは「必要にみあったたんぱく質を補給する」として数値は示していない．参考に，NPUA/EPUAP（米国褥瘡諮問委員会／ヨーロッパ褥瘡諮問委員会）のガイドラインでは，1.25～1.5g/kg/日を推奨している．

その他：亜鉛，アスコルビン酸，アルギニン，L-カルノシン，n-3系脂肪酸，コラーゲン加水分解物については，上記の通りである．なお，アミノ酸などの窒素化合物を含む栄養補助食品などは，腎機能が悪化する可能性があるので，これらを投与する場合には，疾患を考慮すると勧告している．

2）食事指導

　患者の基礎疾患は，脳卒中，神経性疾患，ターミナル期など低栄養状態で自力で体位交換ができないなどの状態にある．摂食・嚥下障害，うつ，認知障害の場合もある．したがって，低栄養に陥った原因，栄養補給の障害となる要因を分析し，多職種からなる褥瘡チーム，NSTチームなどで，栄養指導計画を立てることが重要となる．

　栄養食事指導では，患者の食嗜好を考慮し，患者が食べやすい食事となるよう具体的な食事内容，食事調整を行う．必要に応じて，栄養補助食品の使用について説明する．患者の食事量が増え，必要な栄養量が経口摂取できるようになった時点で，基礎疾患の食事指導に準拠した食事指導・栄養管理を行うようにする．

引 用 文 献

1 ）日本褥瘡学会教育委員会ガイドライン改訂委員会（2015），褥瘡予防・管理ガイドライン
　　（第4版）日本褥瘡学会誌，17（4），p.494.

参 考 文 献

・日本皮膚科学会　創傷・褥瘡・熱傷ガイドライン策定委員会編（2018），創傷・褥瘡・熱傷
　ガイドライン2018，金原出版．
・日本褥瘡学会教育委員会ガイドライン改訂委員会（2015）褥瘡予防・管理ガイドライン
　（第4版），日本褥瘡学会誌，17（4）．

第7章

経管栄養と中心静脈栄養

[学習目標]

経管栄養と中心静脈栄養は，有用な栄養療法である一方，不適切な管理による合併症などの危険性も大きい．安全に施行するために，目的や意義，実施法，注意点，合併症について理解しよう．

栄養療法

栄養療法とは

人は経口的に食物や水分を摂取できないときや消化吸収機能に障害があるとき，あるいは代謝系に何らかの異常があるときなどに低栄養状態に陥りやすい．**栄養療法**とは，このような状態のときに，栄養素を補充し，栄養バランスを整え，治療効果の改善をはかる療法である．広義では，単に不足している栄養素を補うだけでなく，食事療法（制限）などにより，栄養素の摂取量を制限することも目的とする療法である．

栄養療法の種類と適応

栄養療法を大別すると，栄養補給に消化管機能を利用する**経腸栄養法**と，利用しない**静脈栄養法**の2つに分けることができる．前者の経腸栄養法には経口摂取と**経管栄養**が，後者の静脈栄養法には末梢静脈栄養と**中心静脈栄養**がある．

栄養療法の方法を選択する場合は，それぞれの方法の特徴や適応を理解したうえで，消化管機能や病態，栄養補給の必要量や期間，合併症の危険など，あらゆる条件を考慮して，安全性の高い方法を選択する．

経管栄養と中心静脈栄養は，病院などの臨床で多用されているだけでなく，在宅栄養として活用されている．

本章では，この経管栄養と中心静脈栄養の2つの栄養療法を中心に取り上げ，管理と指導のポイントを概説する．

図7−1に，栄養療法の種類と適応，および選択までの流れを示す．

 経腸栄養法の実際

経腸栄養法とは

口から肛門にいたるまでの消化管は栄養補給管とも呼ばれ，消化・吸収という重要な役割を担っている．消化管にはこのほかにも全身の免疫機能の保持や調節などの機能があるが，これらの機能は栄養の消化吸収機能によって維持される．**経腸栄養法**（enteral nutrition；EN）とは，消化管機能を利用し，栄養素を補給する方法であり，狭義では，体外から消化管内に通したチューブを用いて，流動食や経腸栄養剤を投与する経管栄養をさす．消化管機能がある患者の栄養管理は，経腸栄養を第一に考える．

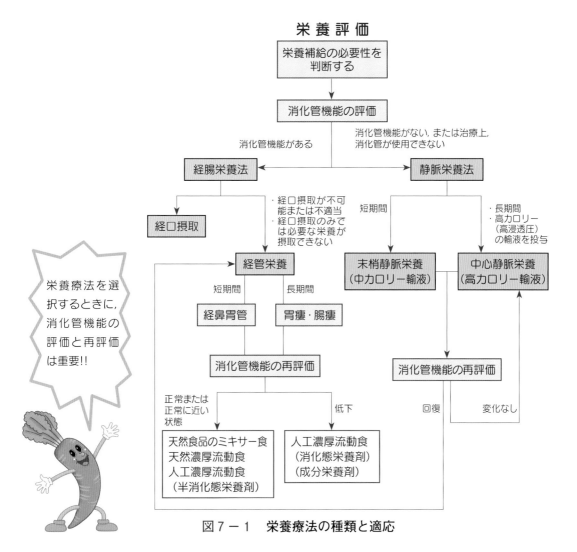

図7－1　栄養療法の種類と適応

1）経口摂取

　栄養摂取の最も生理的な方法は，経口摂取（oral feeding）によるものである．食事摂取ができないときや摂取量が少ないときは，できるだけ食事がとれるように献立を嗜好に合わせ，環境を整えるなど食事のケアを工夫し，摂取量を増やすことが大切である．経腸栄養剤を使用する場合でも，経口摂取が可能な患者に対しては，経管栄養よりも経口投与を優先する．

2）経管栄養

　経管栄養（tube feeding）とは，口腔・鼻腔あるいは胃瘻・腸瘻から上部消化管（胃，十二指腸，空腸上部など）に栄養チューブを通して，流動食や経腸栄養剤を投与する方法である．消化管機能はあるが，経口摂取ができないときや不十分なとき，もしくは食べない方が治療上，有利な場合に用いられる．経管栄養は，栄養代謝も生理的に行われるため栄養補給効果も高いばかりでなく，高血糖，ビタミンや微量元素の欠乏症などの代謝に関連した合併症が少ない．

Ⓑ 経管栄養の手順とポイント

1）経管栄養の方法と選択基準

　経管栄養には，鼻腔から栄養チューブを挿入する経鼻胃管法と，胃瘻や腸瘻を造設し，そこから栄養チューブを通す経瘻管法がある．経鼻胃管法は簡便であるが，経鼻的にチューブが挿入できない場合や長期間にわたって経管栄養が必要な場合には，経瘻管法を用いることが多い．

①経鼻胃管法

　経鼻的に栄養チューブを留置する場合は，用いる経腸栄養剤に適した径のチューブを選択する必要がある．挿入したチューブの先端は胃・十二指腸あるいは空腸上部に留置する．胃の貯留能力や排泄能力に問題があり，誤嚥の危険性が高いときは，胃幽門部後への留置を考える．栄養チューブ挿入後に，チューブの先端の位置をX線透視で確認することがのぞましいが，注射器で胃の内容物を確認する方法や心窩部に聴診器を当て，注射器でチューブに少量（5mL程度）の空気を入れ，胃内の気泡音を確かめる方法が用いられる．胃内に栄養剤を投与する場合は，食道への逆流をきたしやすく，嚥下性肺炎の原因となり得るため，上半身を挙上して防止につとめる．

②経瘻管法（胃瘻・腸瘻を用いた経管栄養法）

　胃瘻や腸瘻の造設には外科手術的に作成する方法と内視鏡的に作成する方法がある．造設までに手間がかかるものの，いったん作ってしまえば，患者の苦痛や介護者の負担が少ないため長期間の使用に適している．

　経皮内視鏡的胃瘻造設術（percutaneous endoscopic gastrostomy：PEG）は，内視鏡を用いて腹壁と胃壁の間に瘻孔を造設し，直接胃に経腸栄養剤を入れて栄養を補給をする方法である．PEGは鼻から栄養チューブを挿入する経鼻胃管法に比べ，鼻周辺の不快感が少なく，喉などにチューブがないため経口摂取も可能であり，言語訓練や嚥下リハビリテーションが行いやすいというメリットがある．

　胃瘻を造設しても胃の機能低下により栄養剤が胃内に長時間停滞したり，胃食道逆流が認められ，誤嚥性肺炎を繰り返すなど胃を経由した経管栄養が実施できない場合には，**経胃瘻的空腸瘻**（PEG with jejunal extension：PEG-J）が行われる．PEG-Jは先に作成された胃瘻を通して，新たに空腸瘻用カテーテルを挿入し，その先端を幽門を越えて十二指腸から先の小腸に留置する方法である．このほか経皮的に直接空腸に瘻孔を造設し，腹壁に固定する経皮内視鏡的空腸瘻造設術（direct percutaneous endoscopic jejunostomy：D-PEJ）も開発されているが，手技的に高度な技術を要する専門性の高い分野であることからあまり行われていない．このほかにも空腸瘻造設術にはさまざまのものがあるが，胃全摘術，膵頭十二指腸切除手術などの開腹手術に際して術中に造設されることが多い．

　PEG-JやD-PEJのメリットは，中心静脈栄養に比べると感染症などのトラブルが少ない点や確実な栄養補給により栄養状態を改善できる点にある．デメリットは経腸栄養剤を直接腸に入れるため，PEGのように経腸栄養剤が胃で胃液と混ざってから腸へ進むことがないため下痢をしやすい点である．経腸栄養剤投与の速度が速いとさらに下痢をきたしやすくなるので，注入ポンプを用いて持続投与法（24時間持続してゆっくりと投与する）を実施

する必要がある.

　PEG-Jの空腸瘻用カテーテルは細く, 経腸栄養剤が詰まりやすいため, 定期的な（おおよそ4時間ごと）に十分な洗浄（20〜30mL程度の微温湯を用いる）が必要であったり, カテーテルの交換を1カ月に1回程度は行わなければならないという煩雑さが患者や介護者の負担になる場合もある. D-PEJはカテーテル周囲からの消化液の漏出により皮膚のトラブルを起こしやすく, その管理が必要となる.

2）経腸栄養剤について

　経腸栄養剤は, 疾患の種類や程度あるいは投与経路などの患者側の状況と, 各製剤の特徴を考慮して決定しなければならない. 経腸栄養剤は表7−1に示すように, その特徴から, 天然食品流動食と人工濃厚流動食に大別できる. 前者は, 天然食品を主原料にしたミキサー食と天然濃厚流動食に分類され, 後者は, その組成から, 半消化態栄養剤, 消化態栄養剤, 成分栄養剤に分類される. 半消化態栄養剤は, 窒素源がたんぱく質であり, 消化の過程が必要である.

　そのほかに, 特殊組成の経腸栄養剤として, 肝疾患用経腸栄養剤, 肝不全用アミノ酸製剤, 腎不全用アミノ酸製剤も販売されている.

3）経腸栄養剤の投与法

　注入する経腸栄養剤の温度は37℃前後（体温より少し高めの方が刺激は少ない）とされ, 準備段階では1℃程度高めのものを準備しておく. 栄養剤の溶解は無菌操作でなくてもよい

表7−1　経腸栄養剤の種類と特徴

栄養剤の種類	天然食品流動食		人工濃厚流動食		
	ミキサー食	天然濃厚流動食	半消化態栄養剤	消化態栄養剤	成分栄養剤
栄養剤の種類	天然食品を液状にしたもの	天然食品を人工的に処置したもの	窒素源がたんぱく質	窒素源が低分子ペプチド, アミノ酸	化学的に明確な成分から構成されたもの, 窒素源はアミノ酸
区分	食品	食品	食品・医薬品	医薬品	医薬品
適応	・消化吸収機能がある ・経口摂取が可能である, または経管投与が必要である	・消化吸収機能がある ・経口摂取が可能である, または経管投与が必要である	・胃での消化能力が低下している	・十二指腸や小腸の障害により, 消化吸収機能が著しく低下している ・消化管の安静をはかる必要がある	・十二指腸や小腸の障害により, 消化吸収機能が著しく低下している ・消化管の安静をはかる必要がある
消化の必要性	要	要	要	不要	不要
食物繊維	含まれている	含まれている	含まれない（一部の製品には含むものもある）	含まれない	含まれない
残渣	多い	多い	少ない（低残渣食）	極めて少ない（低残渣食）	無残渣食
流動性	低い	低い	やや低い	やや高い	高い
粘稠性	高い	高い	やや高い	やや低い	低い

が，清潔な操作で行う．

①持続投与法

　持続的投与法は，24時間，持続的に投与する方法である．重症の患者に用いられる場合が多い．幽門後経路として特に空腸内へ投与する場合に実施される．24時間，持続するので，経腸栄養ポンプを用いるのが最も安全である．

②周期的投与法

　周期的投与法は，投与する時間としない時間を交互に設定する方法である．日中のみ，あるいは夜間の睡眠時のみなど，患者の状態に合わせて実施する．

③間欠的投与法

　間欠的投与法は，1日2〜3回（例：朝・昼・夜），1日2〜3時間程度をかけて投与する方法である．また，経口摂取の補助として栄養剤を併用する場合は，この方法を用いる．

4）栄養チューブとラインの管理

　経鼻胃管用の栄養チューブは，患者の苦痛を最小限にとどめるよう，できるだけ細いチューブを用いる．しかし栄養剤の種類によっては，チューブが詰まりやすくなるので適当なものを選択する．また，チューブ詰まりを起こさないように，栄養剤の交換時や周期的投与法や間欠的投与法の終了時には，微温湯を通し，チューブの閉塞を予防する．

Ⓒ　経管栄養の合併症とその対策

1）経管栄養チューブ，投与法に関連する合併症

　経鼻胃管法を用いる場合，鼻腔や咽頭の不快感は多くの人に出現する．鼻腔から腸管にかけてのチューブ接触面のただれやびらんも比較的多くみられる．栄養チューブに関連する合併症を表7-2にまとめた．また表7-3に示すように，投与法に関連する下痢・嘔吐・腹痛・腹部膨満などの消化器合併症も比較的多くみられるので，留意する必要がある．

2）代謝性合併症

　経管栄養による代謝性合併症の発生率は，中心静脈栄養によるものより低いが，糖代謝異常（高血糖・高血糖性高浸透圧性非ケトン性昏睡），肝機能異常，水分過剰や脱水，電解質異常，高窒素血症，必須脂肪酸欠乏症，ビタミン欠乏症，微量元素欠乏症などを発生することがある（表7-4）．血糖値，肝機能検査，その他の検査を定期的に実施し，予防と早期発見につとめる．

3）その他の合併症や事故

　あってはならないことであるが，栄養チューブを各種排液ドレーンや中心静脈栄養用のラインやカテーテルに接続する致命的な医療ミスが起こる可能性もある．また，栄養剤への雑菌混入による腸炎や敗血症の危険や，誤嚥性肺炎の誘発などの感染症の注意も必要である（表7-5）．

表7－2　経管栄養チューブに関連する合併症

栄養チューブに共通する合併症	① 閉塞 ② 劣化 ③ 抜去 ④ 誤接続（ドレーンや静脈ラインと誤って接続）
経鼻チューブによる合併症	① 挿入困難による鼻腔粘膜の損傷 ② 気道内への誤挿入，位置異常，チューブの巻き付き ③ 鼻咽頭不快感，咽頭炎，咽頭潰瘍，耳管閉塞，副鼻腔炎，中耳炎 ④ 鼻部びらん・壊死，鼻翼部潰瘍 ⑤ 食道炎，胃潰瘍
胃瘻・腸瘻チューブによる合併症	① 消化管内容物や経腸栄養剤の濾出による皮膚びらん，皮膚炎，皮下潰瘍，腹膜炎 ② 腸瘻に起因する腸閉塞，腸狭窄，腸重積，腹膜炎，創感染
その他・経皮内視鏡的胃瘻造設による合併症	① 皮膚刺入部からの漏れによる創感染，腹膜炎 ② 胃出血

経管栄養による合併症に注意しよう.

表7－3　経管栄養による消化器合併症

合併症とその原因	対　策
下痢, 嘔吐, 腹痛, 腹部膨満	
①消化吸収がよい	低濃度から開始. 徐々にエネルギーを上げる.
②消化吸収が悪い	脂質が下痢の原因になることが多いので注意.
③栄養剤の投与速度が速すぎる, 注入量が多い	注入速度を緩徐にする. 注入速度は一般に100mL/30〜60分が適当. 成分栄養剤の場合は100mL/時を超えない速度が最適. 注入速度が一時的にでも速すぎると, 濃度や水分に関係なく下痢を起こすので注意.
④経腸栄養剤の温度が低い	注入物を体温程度に温める. 成分栄養剤などを細い栄養チューブで注入する場合は, 栄養剤を体温程度に温めてから行ったほうがよい.
⑤経腸栄養剤の浸透圧（濃度）が高い	ブドウ糖などを注入すると非常に浸透圧が高くなり, 下痢を起こすことがある. 栄養剤の濃度を下げる.
⑥感染した栄養剤の投与	栄養剤の汚染防止. 特に天然濃厚流動食を使用する場合は注意する.
⑦抗生物質による腸内細菌叢の乱れ	抗生物質の中止や乳酸菌投与製剤による正常腸内細菌叢の回復, 維持.
⑧経腸栄養剤の脂肪含有量が多い	栄養成分の中で, 最も下痢を起こしやすいのが脂質. 経腸栄養剤の種類を変更する.
ダンピング症状	高濃度・高浸透圧の栄養物を直接十二指腸・空腸に注入すると, 冷汗・頻脈・低血圧などを誘発するダンピング症状が現れることがある. 注入速度を遅らせるか, 濃度を下げ, 急に大量のものが腸に入らないように気をつける.

経腸栄養剤を注入するときは
・濃度
・注入速度
・注入温度
・注入量
に注意!!

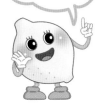

（中村美知子, 塩澤和子ほか監修（2004）ケアのこころシリーズ⑤　食事指導をスムーズに　第4版, p.99. インターメディカより改変）

表7−4　経管栄養による代謝性合併症

1. 糖代謝異常
   - 高血糖
   - 高血糖性高浸透圧性非ケトン性昏睡（高血糖による浸透圧利尿が進行すると，高Na血症，高度の脱水症状からショックに陥る）
2. 肝機能障害
3. 水分過剰
4. 高張性脱水
5. 電解質異常（低K血症，高K血症，低Na血症，低P血症，高P血症）
6. 必須脂肪酸欠乏症（脂肪含有量の少ない消化態栄養剤の長期使用で発生しやすい）
7. ビタミン欠乏症
8. 微量元素欠乏症

表7−5　経管栄養と感染症

誤嚥性肺炎	（原因）　経腸栄養剤の気道への誤嚥 （対策）　・栄養チューブの先端を，十二指腸以下の小腸に留置する. 　　　　　・注入中は，上半身を約30度挙上する. 　　　　　・注入前に腹部膨満や嘔気の有無を確認する.
細菌性腸炎	（原因）　栄養剤が細菌に汚染. 栄養チューブの先端が小腸内に留置されるため，胃酸の殺菌作用を受けない. （対策）　・注入液の溶解は，無菌操作でなくてもよいが，清潔に行う. 　　　　　・溶解後はすみやかに使用する. すぐに使用しない場合は冷蔵庫で保管する.

3 　静脈栄養法の実際

Ⓐ 　静脈栄養法とは

　静脈栄養法（parenteral nutrition；PN）は，経腸栄養による栄養摂取が不可能または不十分なとき，治療上，経口摂取を制限する必要があるとき，手術前の栄養管理が必要なときなどに用いられ，投与経路の違いから，末梢静脈栄養と中心静脈栄養に分けられる（表7−6）. 中心静脈栄養には濃度の高い高張液を用いることが可能であるが，末梢静脈栄養で高張液を用いると，末梢静脈の血流は少ないので注入された輸液製剤はほとんど薄まらず，静脈炎や血管痛を引き起こすために高張液は使用できない（図7−2）.

1）末梢静脈栄養

　末梢静脈栄養（peripheral parenteral nutrition；PPN）は栄養状態が比較的良好な患者に対して，末梢静脈から水，電解質とともに糖質液を投与し，栄養状態の維持や改善をはかることを目的として行われる.

　輸液には水や電解質の補給と体液バランスの調節を意図とする一般的な輸液と，栄養補給をも目的とした末梢静脈栄養と中心静脈栄養がある. 末梢静脈栄養は，中程度のカロリー

表7－6　末梢静脈栄養と中心静脈栄養の違い

	末梢静脈栄養	中心静脈栄養
目的	低エネルギー・短期間投与	高エネルギー・長期間投与
投与輸液の濃度	低い	高い
ブドウ糖	低い	高い
アミノ酸	低い（単独投与の場合）	高い
投与輸液の浸透圧	等張	高張
投与エネルギー	少ない	多い
	（約10～15kcal/kg/日）	（標準で約25～30kcal/kg/日）
栄養学的効果	制限あり	大きい
手技上の合併症		
気胸・血胸	なし	あり
感染	軽症・局所	重篤で全身に及ぶことがある
空気塞栓	起こりにくい	重篤になることがある
カテーテル留置にともなう合併症		
血栓	軽度，影響少ない	高度，感染源となる
感染（敗血症）	起こりにくい	重篤になることがある
代謝性合併症	少ない	高血糖，高浸透圧性非ケトン性昏睡，低K・低Mg・低P血症などの電解質異常
末梢静脈炎	あり	なし
体動	制限される	あまり制限されない
管理	簡便	煩雑，24時間
専門の管理チーム	一般的な管理でよい	あることがのぞましい
無菌操作	一般的な管理でよい	厳重に
離脱・中止時の注意	不要	必要

（1,000～1,200kcal程度）を投与できる．輸液製剤による静脈炎や血管痛の発生のほか，輸液量の制限から長期間の使用が困難であり，経腸栄養の開始まで，もしくは中心静脈栄養を行うまでの短期間に限る必要がある．十分な栄養投与や，長期の栄養補給を目的とする場合は，中心静脈栄養による栄養管理の方が適当である．

2）中心静脈栄養

中心静脈栄養（total parenteral nutrition；TPN）は，高カロリー輸液（intravenous hyperalimentation；IVH）と同意語で使用されており，ほかに，完全静脈栄養，経静脈高栄養などとも呼ばれる．

中心静脈栄養は，中心静脈カテーテルから，人体に必要なエネルギーや水分に加えて，アミノ酸，電解質，ビタミン，微量元素など，多くの栄養素が補給できる方法である．長期の栄養補給を目的とする場合，末梢静脈栄養に比べて苦痛が少ない．経口摂取ができないときのほか，経腸栄養によって治療に障害を及ぼすようなときにこの方法を用いることが原則であるが，実際は経口摂取量が不足した場合にも行われている．長期の中心静脈栄養の施行によって，腸管，特に小腸粘膜の廃用性萎縮が認められ問題となることがあり，消化管に消化吸収能力がある場合には，経腸栄養を行うことがのぞましい．中心静脈栄養の対象者は重症患者が多く，一度合併症を発症すると重篤であることから，適応は適正に決定する必要がある．

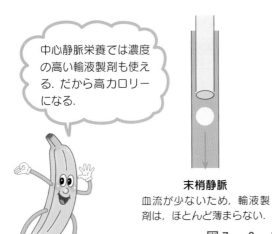

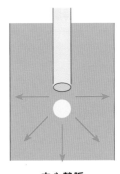

末梢静脈
血流が少ないため，輸液製剤は，ほとんど薄まらない．

中心静脈
高張液は急速に拡散する．

図７－２　末梢静脈と中心静脈の違い
（城戸良弘，矢野雅彦（1997）輸液管理における合併症・偶発事故とその対策，
OPE nursing, 12（3），p. 34，メディカ出版より改変）

Ⓑ 中心静脈栄養の手順とポイント

1）中心静脈カテーテルの挿入時の管理方法

　中心静脈栄養の中心静脈カテーテルは，留置経路が短く，固定が容易な鎖骨下静脈を穿刺し，先端を中心静脈（上大静脈）内に留置する方法が最も広く用いられている．このほかのカテーテル挿入経路として図７－３に示すような静脈も用いられることがあるが，鎖骨下静脈付近に外傷などがあり穿刺が不適当と判断した場合などに，他の経路が選択されることが多い．カテーテルを穿刺する際に起こりやすい合併症として，気胸，血胸，動脈穿刺，カテーテルの先端位置異常などがある．表７－７に，中心静脈カテーテル挿入・留置時の管理方法のポイントを示した．

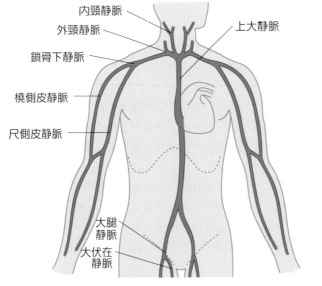

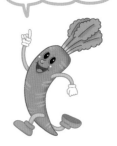

図７－３　中心静脈カテーテルの挿入経路

表7－7　カテーテル挿入・留置時の管理方法

合併症	対　策
カテーテルの先端異常	・胸部Ｘ線撮影を行い，カテーテルの先端位置を確認する．透視下による是正・再挿入を行う． ・位置異常がある場合は，カテーテルを抜去し，直ちに入れ換える．
気　胸	・カテーテル挿入中から呼吸状態の観察に留意する．気胸が起こると呼吸困難，胸痛などの症状が出現する． ・挿入後は症状がなくても聴診，胸部Ｘ線撮影を行い，カテーテルの先端位置とともに気胸の有無を確認してから輸液を開始する． ・気胸が起こってしまったら：自覚症状もなく程度が軽い場合には経過観察．呼吸困難や胸痛などの症状がともなうときは，胸腔穿刺や胸腔ドレーンを挿入し，低圧持続吸引を行って脱気する．安静臥床，呼吸管理，疼痛管理が必要である．
動脈穿刺，出血（皮下血腫，挿入部からの出血など）	・鮮紅色の動脈血が逆流した場合，穿刺針を抜去し，刺入部と鎖骨上窩を数分間圧迫し止血する． ・出血傾向のある患者は血胸や血腫，大量出血の危険があるので，バイタルサインやショック症状に注意する． ・圧迫止血，安静臥床が必要である．
空気塞栓	・呼吸困難による胸腔陰圧と空気注入が主な原因である． ・カテーテルに十分液を満たし，迅速に挿入する． ・輸液ラインを正しく接続し，輸液ポンプの気泡警報装置を監視する．
血栓・血栓性動脈炎	・輸液の滴下が遅すぎないようにする．逆流に注意する． ・カテーテルの材質を検討し，入れ換える．
カテーテル感染	・無菌操作の徹底，輸液セット・フィルターの定期的な交換を行う． ・輸液ラインをできるだけ閉鎖回路にする． ・カテーテル皮膚挿入部の消毒を行う． ・カテーテル感染症を疑うときは，カテーテルを抜去し，菌培養を行う． ・水分補給を行う． ・輸液ラインでは，本来，使用禁忌とされている三方活栓からの菌の流入が多い．医療従事者の不潔な操作や，中心静脈カテーテルを便利な血管確保経路としての乱用を避ける．

2）中心静脈カテーテル留置と輸液ラインの管理方法

　中心静脈栄養時の輸液ラインの管理方法を表7－8に示す．管理上，最も重要なのは合併症の予防と早期発見である．合併症の中でもカテーテル感染症は中心静脈栄養中の最も危険な合併症の一つであり，全身性の敗血症をまねきかねないので注意しなければならない．つねにカテーテルによる感染を考え，対処することが大切である．近年，大きな問題としてMRSAなどによる院内感染がとり上げられている．免疫力が低下している患者にとっては致命的となる場合が多いので，いっそうの注意が必要である．

表7－8　**中心静脈栄養時の輸液ラインの管理方法**

項　目	留　意　点	
輸液調製・輸液バッグの接続	(1) 中心静脈栄養専用の輸液製剤を使用する．輸液調整にともなう汚染を避けるため，可能なかぎり高カロリー輸液キット製剤を使用する．	
	(2) 投与する輸液は1日1回以上は交換する．	
	(3) 輸液製剤は接続時に開封する．	
	(4) 輸液調製の方法※	① 無菌室やクリーンベンチを用いる場合：無菌室で行うのが最も理想的である．クリーンベンチのみを用いるだけでも，ほぼ目的ははたせる．
		② 病棟で行う場合：無菌的な操作に十分留意する．ほこりが立たない場所で行う．流しの近くは細菌が多いので注意する．帽子やマスク，滅菌手袋を使用することで，より安全になる．
輸液ラインの管理	(1) 中心静脈栄養専用のラインを用いる．専用ラインには輸液バックとの接続防止ストラップやフィルター，側管から注入用のゴム栓がついている．	
	(2) 輸液ライン交換頻度は，最低1～2回/週．	
	(3) 原則として延長チューブや三方活栓をつけてはいけない．使用しない栓の内腔に輸液剤が残り，細菌が増殖するため，手術室やICU（集中治療室）などの清潔区域以外では輸液ラインに組みこまない方がよい．	
	(4) 輸液を一時的に休止する場合は，血液凝固を予防するためにヘパリンロックをする．無菌操作を確実に行う．	
フィルターの使用効果と交換頻度	(1) 使用効果	① 細菌の除去：感染症の予防に有効である．
		② 沈殿物の除去：輸液剤中にできる沈殿物がフィルターに詰まると流量が減少する．
		③ 空気の除去：空気塞栓の防止に有効である．
	(2) フィルター交換頻度は，最低2回/週，輸液ライン交換時に一緒に行う．	
カテーテル刺入部の皮膚消毒	(1) カテーテル刺入部の皮膚消毒と被覆材・ガーゼの交換は，毎日または隔日に行うことがのぞましい．	
	(2) 被覆材・ガーゼを除去したら，刺入部の皮膚を観察する．発赤や臭気などの異常の有無，固定のゆるみは注意深く観察する．	
	(3) 消毒は刺入部から外側に向かって行う．	

※キット製剤を使用しない場合

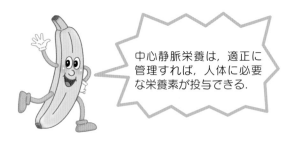

中心静脈栄養は，適正に管理すれば，人体に必要な栄養素が投与できる．

3）中心静脈栄養時の栄養素

　中心静脈栄養は，輸液製剤の選択や輸液管理を正しく行えば，経口摂取がなくても，長期間にわたって栄養管理が可能である．中心静脈栄養に必要な栄養素を表7－9に示した．

　近年の中心静脈栄養製剤の開発はめざましく，安全で簡便な製剤が市販されるようになった．中心静脈栄養は基本液（糖・電解質配合剤）とアミノ酸製剤を基本とし，それに脂肪乳剤，微量元素製剤，ビタミン剤を組み合わせて1日の必要量を調製する（図7－4）．最近では糖，電解質，アミノ酸，総合ビタミン液などのさまざまな組み合わせの高カロリー輸液用キット製剤が販売されていて，無菌室やクリーンベンチを使用しなくても各栄養素の必要量が適切に投与できるようになり，便利になった．

表7－9　中心静脈栄養時の栄養素

栄養素	適正投与方法
炭水化物	エネルギー源としてブドウ糖を主体とした糖を用いる． 糖尿病，感染症，大手術後などで耐糖能が低下している患者への過剰投与は避ける．
たんぱく質	アミノ酸を投与する． 治療目的や病態に応じて，アミノ酸製剤を選択する．
脂　肪	脂肪は脂肪乳剤を用い，エネルギー源と必須脂肪酸の補給を目的に投与される． 脂質異常症や脂肪の処理能の低下している患者への投与は避けなければならない．
電解質	主要電解質は市販の基本液に配合されている．
微量元素	短期間の中心静脈栄養施行時でも亜鉛（Zn）は必須である． 長期の場合にはZn以外も必要である．
ビタミン	中心静脈栄養中は各種のビタミンをバランスよく投与する必要がある． 中心静脈栄養用総合ビタミン剤が簡便である．

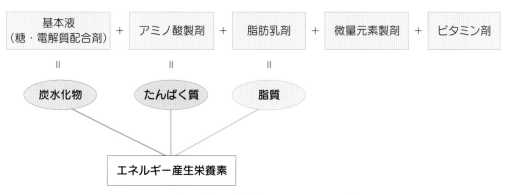

図7－4　中心静脈栄養輸液製剤と栄養素の関係

中心静脈栄養の合併症とその対策

1）機械的合併症（中心静脈カテーテルや輸液ラインに関連した合併症）

　Ⓑで述べたように，カテーテルに起因する合併症の中で，カテーテル感染症は重篤化する可能性があり，最も留意が必要である．

　合併症の発生要因を理解し，未然に防止することが重要である．合併症が発生しても，すみやかに適切な対策をとれば重大な事態となることは少ないため，十分な安全管理を行う．

2）代謝性合併症

　中心静脈栄養時に起こりやすい代謝性合併症（表7-10）は，糖代謝異常（高血糖，低血糖），たんぱく質代謝異常，脂質代謝異常，肝機能障害，電解質異常，ビタミンの欠乏，微量元素欠乏症である．

表7-10　中心静脈栄養の代謝性合併症

	合併症	診断・対策
糖代謝に関連した合併症	高血糖 高浸透圧性非ケトン性昏睡	・ブドウ糖の適正投与．糖尿病の合併，外科手術，外傷，熱傷，重症感染症などの耐糖能低下時における投与は注意が必要である． ・尿糖と血糖を定期的に測定，尿量や尿比重，脱水の有無に注意する．特に導入期と糖代謝が不安定なときは，頻回にチェックする． ・中心静脈栄養を導入する場合，比較的低濃度から開始し，徐々に糖質の投与量を上げる． ・インスリンの適量投与
	低血糖	・インスリン投与時や急に中心静脈栄養を中止すると，低血糖が生じることがある． ・中止は徐々にすることがのぞましい．
適正投与を欠くために起こる合併症	高窒素血症	・アミノ酸の適量投与
	必須脂肪酸欠乏	・必須脂肪酸の補給
	電解質異常 　低K血症, 高Ca血症, 低P血症, 低Mg血症など	・血中・尿中電解質のチェック ・電解質補給または制限
	微量元素不足 　亜鉛欠乏症（皮膚炎, 口内炎） 　銅欠乏症（貧血, 白血球減少） 　Cr欠乏症（耐糖能異常, 高血糖） 　　　　　　　　　　　　　　など	・血中・尿中電解質のチェック ・微量元素補給
	ビタミン欠乏症	・ビタミンの適量投与
	貧血	・鉄，葉酸，ビタミンB$_{12}$，銅の適量投与
その他	脂肪肝・肝機能異常	・適正カロリー，栄養素の配合不適を是正

ビタミンで最も注意が必要なのは，ビタミンB₁欠乏症である．中心静脈栄養中は総合ビタミン剤の使用は不可欠であり，使用することで各種ビタミンの所要量は満たされ，欠乏症を予防できる．

微量元素はきわめて微量な栄養素であり，通常の経口摂取下では欠乏症はあまり問題にならないが，中心静脈栄養時は外部より摂取する必要がある．中心静脈栄養時の欠乏症として以前は亜鉛（Zn）の欠乏症は多かったが，最近では中心静脈栄養の基本液に添加されているため，欠乏症状を呈することは少なくなった．

3）消化器合併症

経腸栄養に比べ，消化器合併症の発生頻度は低いが，中心静脈栄養を実施する際には，経口摂取を行わないことが多いため，消化器に関連した合併症が起こり得ると考えられる．消化管を使用しないことによる消化管粘膜の萎縮や，胃液の過剰分泌による胃炎，胃潰瘍などが起こる．

長期間にわたる中心静脈栄養では，胆石，胆汁うっ滞，肝機能障害の発生もみられることがある．

D その他の合併症

1）ストレスと不眠

中心静脈栄養を持続的に受けることによる患者の苦痛やストレスは大きい．日常生活上の制約を受けるため，開始前に十分にオリエンテーションを行う必要がある．24時間持続する場合は，不眠になる場合もあるので注意する．

2）カテーテルの自己抜去

中心静脈栄養によるストレスや不眠から，高齢者は時折，夜間のせん妄や認知症を引き起こすことがある．もともと認知症がなくても，電解質異常を起こすと急にせん妄になり，中心静脈カテーテルを自己抜去することがある．特に中心静脈栄養を開始した数日間は注意する必要がある．自己抜去時は，カテーテルの長さと先端の状態を観察し，必要に応じてレントゲン撮影により，カテーテルの遺残の有無を確認する．

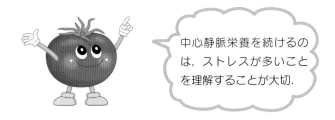

中心静脈栄養を続けるのは，ストレスが多いことを理解することが大切．

在宅栄養療法の管理と指導

Ⓐ 在宅栄養療法とは

　在宅栄養療法は，在宅経管栄養（home enteral nutrition；HEN）または在宅中心静脈栄養（home parenteral nutrition；HPN）の方法で，在宅で栄養管理を行うことで，生活の質（quality of life；QOL）の向上がのぞめる重要な栄養療法である．特に在宅経管栄養は，在宅中心静脈栄養に比べ安全に使用でき，健康保険の適応にもなっているため，広く活用されている．多くの療養者に使用され，QOLの向上に貢献している．一方，近年安易に用いられる傾向があることも否めず，トラブルを生じることも少なくない．在宅で安全に実施するためには，十分な知識や技術が必要である．

　在宅栄養療法の対象および実施の条件を図7－5に示した．医学的適応のみでなく，療養者や家族の理解や実施能力の査定も必要である．実施にあたっては，患者の栄養学的評価を行い，消化管機能の程度によって方法を選択する．

　在宅経管栄養は，高齢者や脳血管障害の後遺症などにより，嚥下障害があり，経口摂取が不可能あるいは不十分な場合には，胃瘻を造設して行うことが多い．これは嚥下性肺炎を予防するのに効果的であり，また嚥下訓練を進めやすいという利点も大きい．一方，在宅中心静脈栄養は，経管栄養では十分に管理しきれない場合に用いることが多く，腸管機能不全や悪性腫瘍などの療養者が適応となる．

療養者・家族の協力が
得られる

医学的に適応患者である
・在宅療養が可能な病状である．
・急激な病状の変化がない慢性疾患である．
・病状が安定している（末期の患者を除く）．
・栄養低下に対する継続的な栄養補給が必要である．
・栄養補給により確実な効果が得られる．

病院
・HENまたはHPN導入時の指導体制がある．
・在宅療養移行のための調整能力がある．

在宅・地域
・在宅療養継続のための支援体制（特に栄養面のサポート）が整っている．
・HENまたはHPNを実施するための医療体制がある．

図7－5　在宅栄養療法の対象と実施条件

Ⓑ 在宅経管栄養の実際

　在宅経管栄養を導入する際には，専用の器具・器材（表7−11）と経腸栄養剤を準備しなければならない．病院内で行う経管栄養と技術的に大きな違いはないが，在宅ケアにかかわるメンバーは，病院とは大きく異なる．在宅経管栄養の実施者（介護者）の特性に合わせて，指導方法を考慮することが大切である．

　在宅で介護される療養者は通常1人であり，他者への感染をあまり意識する必要はない．病院の行うような厳格な滅菌操作にこだわらず，通常の清潔操作の範囲を意識すればよい．在宅経管栄養の器具・器材も経済的な負担を考慮し，選定することが大切である．経腸栄養剤の投与に関する指導のポイントについては表7−12に示した．

表7−11　在宅経管栄養管理用の器具・器材

経管栄養チューブ	・経鼻胃管用チューブ：在宅で療養者自身による自己挿入が必要な場合は，自己挿入しやすいものを準備する．可能ならば事前に数種類のチューブを試用し選択するとよい．
注入用バッグ	・注入バッグは容量が500〜1200mLのものが市販されている．バッグには注入速度を調節するクランプと点滴筒が備わっている． ・注入バッグはさまざまな種類のものがあるが，経済性や簡易性の検討が必要である．数種類を療養者や実施者（介護者）が試用し，選択することがのぞましい．
シェーキングボトル	・シェーキングボトルは，粉末状の経腸栄養剤を微温湯で溶解する際に用いる．
注入ポンプ	・注入量が多いときや間欠的に定量を注入するとき，あるいは正確な注入速度を必要とする場合は，注入ポンプの使用が便利である． ・携帯用ポンプが市販されている．小型で軽量のバッテリーが内蔵されているので使用しやすい．
携帯用付属品	・携帯用の付属品として，行動しながら注入できるように，ベスト，ジャケット，ショルダーバッグなどがある．

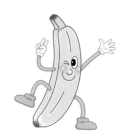

本人や家族が管理できるように，大事なところをわかりやすく説明しよう．

表7－12　経腸栄養剤の投与に関する指導のポイント

注入経路	経鼻チューブ	・在宅で行うためには療養者自身や家族による挿入が必要な場合がある．入院中や外来でその方法を指導しておく必要がある．
	胃瘻・腸瘻	・チューブは腹壁から挿入されているが，入浴はできる．入浴前後の処理についての指導を忘れてはならない． ・瘻孔を使用しないときは一時的に閉鎖できるので，事前に扱い方の手技を指導しておく． ・消化管内容や経腸栄養剤の漏出による皮膚炎や皮下膿瘍の予防のために，瘻孔周囲を洗浄し清潔を保つ．
注入法	栄養剤の調整	・粉末状のものはミキサーやシェーキングボトルで溶解して使用することを説明する． ・液状のものは開缶後直ちに使用するよう説明する．室温での長期放置は細菌の繁殖につながり，下痢や腹痛の原因になる．調整後すぐに使用しない場合は，冷蔵庫で保管することを指導する．
	注入速度と注入量	・開始当初は低濃度から始め，少しずつ高濃度のものへと変えていき，また注入量を徐々に増やすことがのぞましい．医師の指示を確認しておく．

Ⓒ 在宅中心静脈栄養の実際

　病院では医師や看護師らの医療者が行っている中心静脈栄養を，在宅で療養者や家族が確実に実施するには，導入時に合併症の予防や対策を含めた知識と技術の教育が必須である．療養者や家族が自己管理できるよう入院中に指導し，可能な範囲で実際に行ってみたり，試験外泊を行うことが大切である．表7－13に導入時の指導内容を示した．また，訪問看護師やかかりつけの医師などと話し合い，在宅療養を支援する体制を整備することで，施行中に生じるさまざまなトラブルに対処でき，長期間にわたる継続も可能である．最近では，在宅療養をする療養者や家族に，医師が**皮下埋込型ポート**カテーテル留置を勧めることが多くなった．

　皮下埋込型ポートとは，血管内に刺したカテーテルを皮下に留置しておき，必要なときに外から接続して薬剤などを投与するための器具である（図7－6）．ポートを前胸部に留置する場合，鎖骨下静脈を介して中心静脈まで挿入されたカテーテルに接続する．簡単な外科手術によって埋め込まれたポートは体表上に少し盛り上がるだけで，日常の生活にほとんど支障をきたさず，外出や入浴なども普段と変わらない生活を送ることが可能である．療養者や家族が在宅で正しく実施できるよう操作や手順についての指導が重要であるが，特に家庭でできる無菌操作の方法を医療者が一緒に考えることが大切である．

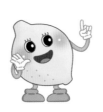

皮下埋込型ポートでは，外出や入浴もできる．

表7－13　在宅中心静脈栄養導入時の指導ポイント

項目		主な指導内容
基本事項, 一般的注意事項	在宅中心静脈栄養について	・在宅中心静脈栄養の意義, 必要性, 目的 ・在宅中心静脈栄養の長所・短所
	必要物品について	・必要な器材と薬剤について
	清潔操作について	・無菌操作の必要性 ・清潔と不潔の考え方 ・使用器材の清潔範囲 ・自宅における清潔な環境づくりと無菌操作方法の工夫
	ゴミの処理方法について	・ゴミの分別と処理方法 ・医療廃棄物（注射針などの危険物や汚染されたガーゼ）の取り扱い方法と処理方法
在宅中心静脈栄養の実施・管理法	カテーテル挿入部の管理	・カテーテル挿入部の消毒とガーゼ交換方法 ・皮下埋込型ポートカテーテル使用時はその使用方法と注意事項について
	輸液ラインの管理	・輸液器具の種類と扱い方 ・1日の輸液量の確認 ・輸液の注入速度と調節方法 ・輸液ポンプや携帯持続注入ポンプ使用時はその使用方法と注意事項について ・輸液の開始と終了方法
	輸液製剤の調達法, 調製法, 保存法	・輸液製剤の調達方法（調達機関と時期）の確認 ・混合した輸液製剤の保管方法（冷所保存, 遮光）と期限 ・ダブルバッグ製剤やトリプルバッグ製剤の混合方法 ・無菌操作による輸液バッグの交換方法
合併症・トラブルとその対処法	起こりやすい合併症と対処方法	・カテーテルに関連した合併症とその対処法 ・高血糖や低血糖などの代謝性の合併症とその対処法
	予測されるトラブルと対処方法	・カテーテルの抜去, 断裂・損傷, 閉塞など ・皮下埋込型ポート部の疼痛, もれなど ・短時間の大量輸液による危険性
	緊急時の対応	・緊急時の連絡先と方法
その他		HPNの施行に関連した不安の有無とその内容の確認 不明な点の有無とその内容の確認

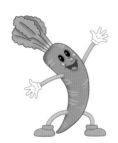

家庭でできる無菌操作の方法を, 一緒に考えてあげようね.

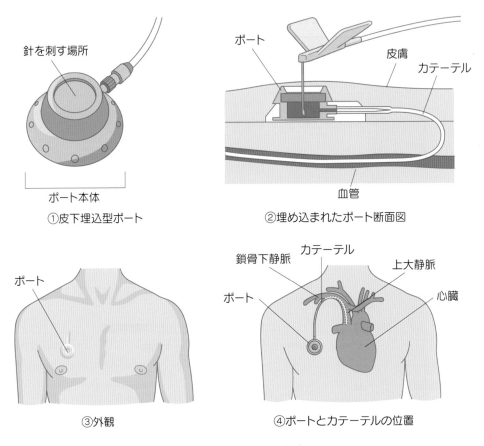

針を刺す場所

ポート本体

①皮下埋込型ポート

ポート

皮膚

カテーテル

血管

②埋め込まれたポート断面図

ポート

③外観

鎖骨下静脈

カテーテル

上大静脈

ポート

心臓

④ポートとカテーテルの位置

図7－6　皮下埋込型ポート

（資料提供：メディコン）

　在宅中心静脈栄養実施中に起こりやすい合併症やトラブルは，病院内でのそれとほぼ同じであるが，在宅では異常事態が発生した場合，それに対する適切な対応処置ができるように，療養者や家族に対する教育・指導を徹底しておかなければならない．事前に療養者や家族に，緊急時の連絡方法を確認しておくことが重要となる．

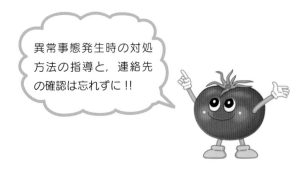

異常事態発生時の対処
方法の指導と，連絡先
の確認は忘れずに!!

5 栄養管理におけるチームアプローチ

　栄養管理の専門家で構成される栄養サポートチーム（Nutrition Support Team；NST）の必要性が叫ばれ始めてから久しい．給食部門とは別に，経腸栄養や静脈栄養を中心とした栄養の管理部門の中に栄養サポートチームが構成され，合併症の減少や医療費の抑制などをもたらしている．医療の高度化にともない，業務は細分化，繁雑化する傾向にあり，そのような中で，栄養療法を安全に，かつ効率よく実施し，効果を上げるためには，医師と看護師だけの能力では限界があるであろう．栄養代謝に関する基本的知識と，栄養療法の実施法や合併症の予防・対策などの栄養管理に関する専門的知識と技術を有する栄養士（管理栄養士），薬剤師，臨床検査技師などの協力を得て，チームを結成しアプローチすることがきわめて重要となってくる．NSTでは，医師と対等の立場でのコメディカルの参加と職能別の役割分担が必要である．その中でも看護師と栄養士（管理栄養士）は，重要な役割を担うことが期待されている（図7－7）．また，在宅栄養療法は，今後ますますの増加が予測されている．療養者や家族が在宅で安全に施行するには，質の高い医療サービスの提供が前提となる．栄養サポートチームには，在宅栄養管理の知識や技術と合わせて，連携のよいチームづくりが求められている．

　医療施設内，在宅の別を問わず，栄養サポートチームを編成して，積極的に行うことは，財政的な問題もあり容易ではないが，患者の栄養面のカンファレンスを栄養管理にかかわる医療スタッフ間で開催し，チームによる実践を目指したいものである．

参 考 文 献

・内藤隆，佐中孜（2002）輸液と栄養管理－中心静脈栄養を中心に－，内科，90（1），南江堂．
・日本静脈経腸栄養学会編（2013）静脈経腸栄養ガイドライン　第3版，照林社．
・松枝哲（2001）Nutritonal support team（NST），日本臨牀，59巻増刊号5，日本臨牀社．
・山東勤弥（2002）NSTの現状と今後－わが国の実態と将来に期待するもの－，JJPEN，24（5），メディカル・コア．
・城谷典保（2008）経腸栄養管理のすべて－知りたいポイントがすぐわかる－，南江堂．
・在宅医療テキスト編集委員会編（2009）在宅療養テキスト第2版，公益法人　在宅医療助成勇美記念財団．

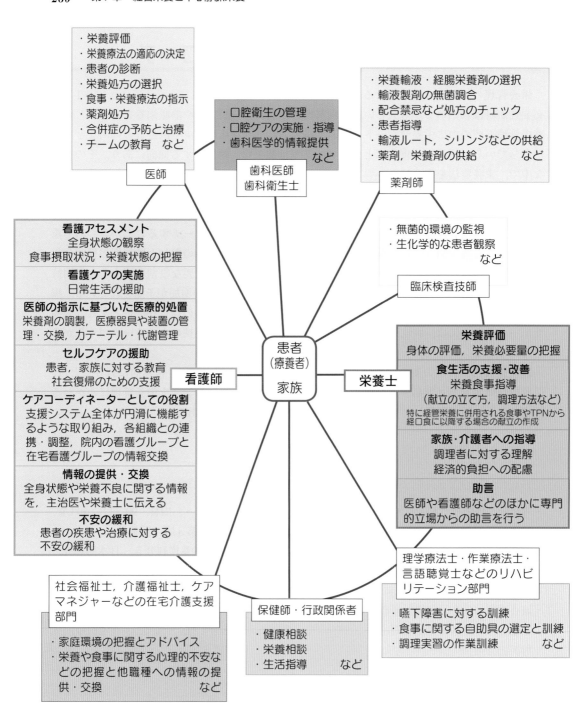

図7-7　**栄養管理におけるチームアプローチ**
（看護師，栄養士の役割を中心に）

日本人の食事摂取基準
2020年版

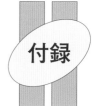

付録

（1）推定エネルギー必要量（kcal/日）

身体活動レベル[1]	男 性			女 性		
	Ⅰ	Ⅱ	Ⅲ	Ⅰ	Ⅱ	Ⅲ
0〜5　（月）	—	550	—	—	500	—
6〜8　（月）	—	650	—	—	600	—
9〜11（月）	—	700	—	—	650	—
1〜2　（歳）	—	950	—	—	900	—
3〜5　（歳）	—	1,300	—	—	1,250	—
6〜7　（歳）	1,350	1,550	1,750	1,250	1,450	1,650
8〜9　（歳）	1,600	1,850	2,100	1,500	1,700	1,900
10〜11（歳）	1,950	2,250	2,500	1,850	2,100	2,350
12〜14（歳）	2,300	2,600	2,900	2,150	2,400	2,700
15〜17（歳）	2,500	2,850	3,150	2,050	2,300	2,550
18〜29（歳）	2,300	2,650	3,050	1,700	2,000	2,300
30〜49（歳）	2,300	2,700	3,050	1,750	2,050	2,350
50〜64（歳）	2,200	2,600	2,950	1,650	1,950	2,250
65〜74（歳）	2,050	2,400	2,750	1,550	1,850	2,100
75以上（歳）[2]	1,800	2,100	—	1,400	1,650	—
妊婦（付加量）[3]初期				+50	+50	+50
中期				+250	+250	+250
後期				+450	+450	+450
授乳婦（付加量）				+350	+350	+350

[1] 身体活動レベルは，低い，ふつう，高いの三つのレベルとして，それぞれⅠ，Ⅱ，Ⅲで示した．
[2] レベルⅡは自立している者，レベルⅠは自宅にいてほとんど外出しない者に相当する．レベルⅠは高齢者施設で自立に近い状態で過ごしている者にも適用できる値である．
[3] 妊婦個々の体格や妊娠中の体重増加量および胎児の発育状況の評価を行うことが必要である．
注1：活用にあたっては，食事摂取状況のアセスメント，体重およびBMIの把握を行い，エネルギーの過不足は，体重の変化またはBMIを用いて評価すること．
注2：身体活動レベルⅠの場合，少ないエネルギー消費量に見合った少ないエネルギー摂取量を維持することになるため，健康の保持・増進の観点からは，身体活動量を増加させる必要がある．

(2) たんぱく質の食事摂取基準

年齢等	男　性				女　性			
	推定平均 必要量（g/日）	推奨量 （g/日）	目安量 （g/日）	目標量[1] （%エネルギー）	推定平均 必要量（g/日）	推奨量 （g/日）	目安量 （g/日）	目標量[1] （%エネルギー）
0～5　（月）	—	—	10	—	—	—	10	—
6～8　（月）	—	—	15	—	—	—	15	—
9～11（月）	—	—	25	—	—	—	25	—
1～2　（歳）	15	20	—	13～20	15	20	—	13～20
3～5　（歳）	20	25	—	13～20	20	25	—	13～20
6～7　（歳）	25	30	—	13～20	25	30	—	13～20
8～9　（歳）	30	40	—	13～20	30	40	—	13～20
10～11（歳）	40	45	—	13～20	40	50	—	13～20
12～14（歳）	50	60	—	13～20	45	55	—	13～20
15～17（歳）	50	65	—	13～20	45	55	—	13～20
18～29（歳）	50	65	—	13～20	40	50	—	13～20
30～49（歳）	50	65	—	13～20	40	50	—	13～20
50～64（歳）	50	65	—	14～20	40	50	—	14～20
65～74（歳）[2]	50	60	—	15～20	40	50	—	15～20
75以上（歳）[2]	50	60	—	15～20	40	50	—	15～20
妊婦（付加量）　初期					+0	+0	—	—[3]
中期					+5	+5	—	—[3]
後期					+20	+25	—	—[4]
授乳婦（付加量）					+15	+20	—	—[4]

[1]　範囲に関しては，おおむねの値を示したものであり，弾力的に運用すること.

[2]　65歳以上の高齢者について，フレイル予防を目的とした量を定めることは難しいが，身長・体重が参照体位に比べて小さい者や，特に75歳以上であって加齢にともない身体活動量が大きく低下した者など，必要エネルギー摂取量が低い者では，下限が推奨量を下回る場合があり得る. この場合でも，下限は推奨量以上とすることがのぞましい.

[3]　妊婦（初期・中期）の目標量は，13～20%エネルギーとした.

[4]　妊婦（後期）および授乳婦の目標量は，15～20%エネルギーとした.

（3）脂質の食事摂取基準

年齢等	脂質の総エネルギーに占める割合：脂肪エネルギー比率（％エネルギー）				飽和脂肪酸（％エネルギー)[2,3]	
	男　性		女　性		男　性	女　性
	目安量	目標量[1]	目安量	目標量[1]	目標量	目標量
0～5　（月）	50	—	50	—	—	—
6～11　（月）	40	—	40	—	—	—
1～2　（歳）	—	20～30	—	20～30	—	—
3～5　（歳）	—	20～30	—	20～30	10以下	10以下
6～7　（歳）	—	20～30	—	20～30	10以下	10以下
8～9　（歳）	—	20～30	—	20～30	10以下	10以下
10～11（歳）	—	20～30	—	20～30	10以下	10以下
12～14（歳）	—	20～30	—	20～30	10以下	10以下
15～17（歳）	—	20～30	—	20～30	8以下	8以下
18～29（歳）	—	20～30	—	20～30	7以下	7以下
30～49（歳）	—	20～30	—	20～30	7以下	7以下
50～64（歳）	—	20～30	—	20～30	7以下	7以下
65～74（歳）	—	20～30	—	20～30	7以下	7以下
75以上（歳）	—	20～30	—	20～30	7以下	7以下
妊婦			—	20～30		7以下
授乳婦			—	20～30		7以下

[1] 範囲に関しては，おおむねの値を示したものである.

[2] 飽和脂肪酸と同じく，脂質異常症および循環器疾患に関与する栄養素としてコレステロールがある．コレステロールに目標量は設定しないが，これは許容される摂取量に上限が存在しないことを保証するものではない．また，脂質異常症の重症化予防の目的からは，200mg/日未満に留めることがのぞましい.

[3] 飽和脂肪酸と同じく，冠動脈疾患に関与する栄養素としてトランス脂肪酸がある．日本人の大多数は，トランス脂肪酸に関する世界保健機関（WHO）の目標（1％エネルギー未満）を下回っており，トランス脂肪酸の摂取による健康への影響は，飽和脂肪酸の摂取によるものと比べて小さいと考えられる．ただし，脂質に偏った食事をしている者では，留意する必要がある．トランス脂肪酸は人体にとって不可欠な栄養素ではなく，健康の保持・増進を図る上で積極的な摂取は勧められないことから，その摂取量は1％エネルギー未満に留めることがのぞましく，1％エネルギー未満でもできるだけ低く留めることがのぞましい.

年齢等	n-6系脂肪酸（g/日）		n-3系脂肪酸（g/日）	
	男　性	女　性	男　性	女　性
	目安量	目安量	目安量	目安量
0～5　（月）	4	4	0.9	0.9
6～11（月）	4	4	0.8	0.8
1～2　（歳）	4	4	0.7	0.8
3～5　（歳）	6	6	1.1	1.0
6～7　（歳）	8	7	1.5	1.3
8～9　（歳）	8	7	1.5	1.3
10～11（歳）	10	8	1.6	1.6
12～14（歳）	11	9	1.9	1.6
15～17（歳）	13	9	2.1	1.6
18～29（歳）	11	8	2.0	1.6
30～49（歳）	10	8	2.0	1.6
50～64（歳）	10	8	2.2	1.9
65～74（歳）	9	8	2.2	2.0
75以上（歳）	8	7	2.1	1.8
妊婦		9		1.6
授乳婦		10		1.8

（4）炭水化物・食物繊維の食事摂取基準

年齢等	炭水化物（％エネルギー）		食物繊維（g/日）	
	男　性	女　性	男　性	女　性
	目標量[1,2]	目標量[1,2]	目標量	目標量
0～5　（月）	―	―	―	―
6～11（月）	―	―	―	―
1～2　（歳）	50～65	50～65	―	―
3～5　（歳）	50～65	50～65	8以上	8以上
6～7　（歳）	50～65	50～65	10以上	10以上
8～9　（歳）	50～65	50～65	11以上	11以上
10～11（歳）	50～65	50～65	13以上	13以上
12～14（歳）	50～65	50～65	17以上	17以上
15～17（歳）	50～65	50～65	19以上	18以上
18～29（歳）	50～65	50～65	21以上	18以上
30～49（歳）	50～65	50～65	21以上	18以上
50～64（歳）	50～65	50～65	21以上	18以上
65～74（歳）	50～65	50～65	20以上	17以上
75以上（歳）	50～65	50～65	20以上	17以上
妊婦		―		18以上
授乳婦		―		18以上

[1]　範囲に関しては，おおむねの値を示したものである．
[2]　アルコールを含む．ただし，アルコールの摂取を勧めるものではない．

（5）ビタミンの食事摂取基準

年齢等	ビタミンA（μgRAE/日）[1]							
	男　性				女　性			
	推定平均 必要量[2]	推奨量[2]	目安量[3]	耐容 上限量[3]	推定平均 必要量[2]	推奨量[2]	目安量[3]	耐容 上限量[3]
0～5　（月）	—	—	300	600	—	—	300	600
6～11（月）	—	—	400	600	—	—	400	600
1～2　（歳）	300	400	—	600	250	350	—	600
3～5　（歳）	350	450	—	700	350	500	—	850
6～7　（歳）	300	400	—	950	300	400	—	1,200
8～9　（歳）	350	500	—	1,200	350	500	—	1,500
10～11（歳）	450	600	—	1,500	400	600	—	1,900
12～14（歳）	550	800	—	2,100	500	700	—	2,500
15～17（歳）	650	900	—	2,500	500	650	—	2,800
18～29（歳）	600	850	—	2,700	450	650	—	2,700
30～49（歳）	650	900	—	2,700	500	700	—	2,700
50～64（歳）	650	900	—	2,700	500	700	—	2,700
65～74（歳）	600	850	—	2,700	500	700	—	2,700
75以上（歳）	550	800	—	2,700	450	650	—	2,700
妊婦（付加量）初期					+0	+0	—	—
中期					+0	+0	—	—
後期					+60	+80	—	—
授乳婦（付加量）					+300	+450	—	—

[1] レチノール活性当量（μgRAE）＝レチノール（μg）＋β-カロテン（μg）×1/12＋α-カロテン（μg）×1/24
＋β-クリプトキサンチン（μg）×1/24＋その他のプロビタミンAカロテノイド（μg）×1/24
[2] プロビタミンAカロテノイドを含む.
[3] プロビタミンAカロテノイドを含まない.

年齢等	ビタミンE（mg/日）[1]				ビタミンD（μg/日）[2]				ビタミンK（μg/日）	
	男　性		女　性		男　性		女　性		男　性	女　性
	目安量	耐容 上限量	目安量	耐容 上限量	目安量	耐容 上限量	目安量	耐容 上限量	目安量	目安量
0～5　（月）	3.0	—	3.0	—	5.0	25	5.0	25	4	4
6～11（月）	4.0	—	4.0	—	5.0	25	5.0	25	7	7
1～2　（歳）	3.0	150	3.0	150	3.0	20	3.5	20	50	60
3～5　（歳）	4.0	200	4.0	200	3.5	30	4.0	30	60	70
6～7　（歳）	5.0	300	5.0	300	4.5	30	5.0	30	80	90
8～9　（歳）	5.0	350	5.0	350	5.0	40	6.0	40	90	110
10～11（歳）	5.5	450	5.5	450	6.5	60	8.0	60	110	140
12～14（歳）	6.5	650	6.0	600	8.0	80	9.5	80	140	170
15～17（歳）	7.0	750	5.5	650	9.0	90	8.5	90	160	150
18～29（歳）	6.0	850	5.0	650	8.5	100	8.5	100	150	150
30～49（歳）	6.0	900	5.5	700	8.5	100	8.5	100	150	150
50～64（歳）	7.0	850	6.0	700	8.5	100	8.5	100	150	150
65～74（歳）	7.0	850	6.5	650	8.5	100	8.5	100	150	150
75以上（歳）	6.5	750	6.5	650	8.5	100	8.5	100	150	150
妊婦			6.5	—			8.5	—		150
授乳婦			7.0	—			8.5	—		150

[1] α-トコフェロールについて算定した. α-トコフェロール以外のビタミンEは含んでいない.
[2] 日照により皮膚でビタミンDが産生されることを踏まえ，フレイル予防を図る者はもとより，全年齢区分を通じて，日常生活において可能な範囲内での適度な日光浴を心がけるとともに，ビタミンDの摂取については，日照時間を考慮に入れることが重要である.

| 年齢等 | ビタミンB₁ (mg/日)[1,2] (1) | | | | | | ビタミンB₂ (mg/日)[2] (2) | | | | | |
| | 男 性 | | | 女 性 | | | 男 性 | | | 女 性 | | |
	推定平均必要量	推奨量	目安量	推定平均必要量	推奨量	目安量	推定平均必要量	推奨量	目安量	推定平均必要量	推奨量	目安量
0〜5 (月)	—	—	0.1	—	—	0.1	—	—	0.3	—	—	0.3
6〜11 (月)	—	—	0.2	—	—	0.2	—	—	0.4	—	—	0.4
1〜2 (歳)	0.4	0.5	—	0.4	0.5	—	0.5	0.6	—	0.5	0.5	—
3〜5 (歳)	0.6	0.7	—	0.6	0.7	—	0.7	0.8	—	0.6	0.8	—
6〜7 (歳)	0.7	0.8	—	0.7	0.8	—	0.8	0.9	—	0.7	0.9	—
8〜9 (歳)	0.8	1.0	—	0.8	0.9	—	0.9	1.1	—	0.9	1.0	—
10〜11 (歳)	1.0	1.2	—	0.9	1.1	—	1.1	1.4	—	1.0	1.3	—
12〜14 (歳)	1.2	1.4	—	1.1	1.3	—	1.3	1.6	—	1.2	1.4	—
15〜17 (歳)	1.3	1.5	—	1.0	1.2	—	1.4	1.7	—	1.2	1.4	—
18〜29 (歳)	1.2	1.4	—	0.9	1.1	—	1.3	1.6	—	1.0	1.2	—
30〜49 (歳)	1.2	1.4	—	0.9	1.1	—	1.3	1.6	—	1.0	1.2	—
50〜64 (歳)	1.1	1.3	—	0.9	1.1	—	1.2	1.5	—	1.0	1.2	—
65〜74 (歳)	1.1	1.3	—	0.9	1.1	—	1.2	1.5	—	1.0	1.2	—
75以上 (歳)	1.0	1.2	—	0.8	0.9	—	1.1	1.3	—	0.9	1.0	—
妊婦 (付加量)				+0.2	+0.2	—				+0.2	+0.3	—
授乳婦 (付加量)				+0.2	+0.2	—				+0.5	+0.6	—

[1] チアミン塩化物塩酸塩（分子量=337.3）の重量として示した.
[2] 身体活動レベルⅡの推定エネルギー必要量を用いて算定した.
特記事項：（1）推定平均必要量は，ビタミンB₁の欠乏症である脚気を予防するに足る最小必要量からではなく，尿中にビタミンB₁の排泄量が増大し始める摂取量（体内飽和量）から算定.
（2）推定平均必要量は，ビタミンB₂の欠乏症である口唇炎，口角炎，舌炎などの皮膚炎を予防するに足る最小摂取量から求めた値ではなく，尿中にビタミンB₂の排泄量が増大し始める摂取量（体内飽和量）から算定.

| 年齢等 | ナイアシン (mgNE/日)[1,2] | | | | | | | |
| | 男 性 | | | | 女 性 | | | |
	推定平均必要量	推奨量	目安量	耐容上限量[3]	推定平均必要量	推奨量	目安量	耐容上限量[3]
0〜5 (月)[4]	—	—	2	—	—	—	2	—
6〜11 (月)	—	—	3	—	—	—	3	—
1〜2 (歳)	5	5	—	60 (15)	4	5	—	60 (15)
3〜5 (歳)	6	8	—	80 (20)	6	7	—	80 (20)
6〜7 (歳)	7	9	—	100 (30)	7	8	—	100 (30)
8〜9 (歳)	9	11	—	150 (35)	8	10	—	150 (35)
10〜11 (歳)	11	13	—	200 (45)	10	10	—	150 (45)
12〜14 (歳)	12	15	—	250 (60)	12	14	—	250 (60)
15〜17 (歳)	14	17	—	300 (70)	11	13	—	250 (65)
18〜29 (歳)	13	15	—	300 (80)	9	11	—	250 (65)
30〜49 (歳)	13	15	—	350 (85)	10	12	—	250 (65)
50〜64 (歳)	12	14	—	350 (85)	9	11	—	250 (65)
65〜74 (歳)	12	14	—	300 (80)	9	11	—	250 (65)
75以上 (歳)	11	13	—	300 (75)	9	10	—	250 (60)
妊婦 (付加量)					+0	+0	—	—
授乳婦 (付加量)					+3	+3	—	—

[1] ナイアシン当量（NE）＝ナイアシン＋1/60トリプトファンで示した.
[2] 身体活動レベルⅡの推定エネルギー必要量を用いて算定した.
[3] ニコチンアミドの重量（mg/日），（　）内はニコチン酸の重量（mg/日）.
[4] 単位はmg/日.

年齢等	ビタミンB6（mg/日）[1]							
	男　性				女　性			
	推定平均必要量	推奨量	目安量	耐容上限量[2]	推定平均必要量	推奨量	目安量	耐容上限量[2]
0〜5（月）[4]	—	—	0.2	—	—	—	0.2	—
6〜11（月）	—	—	0.3	—	—	—	0.3	—
1〜2（歳）	0.4	0.5	—	10	0.4	0.5	—	10
3〜5（歳）	0.5	0.6	—	15	0.5	0.6	—	15
6〜7（歳）	0.7	0.8	—	20	0.6	0.7	—	20
8〜9（歳）	0.8	0.9	—	25	0.8	0.9	—	25
10〜11（歳）	1.0	1.1	—	30	1.0	1.1	—	30
12〜14（歳）	1.2	1.4	—	40	1.1	1.3	—	40
15〜17（歳）	1.2	1.5	—	50	1.1	1.3	—	45
18〜29（歳）	1.1	1.4	—	55	1.0	1.1	—	45
30〜49（歳）	1.1	1.4	—	60	1.0	1.1	—	45
50〜64（歳）	1.1	1.4	—	55	1.0	1.1	—	45
65〜74（歳）	1.1	1.4	—	50	1.0	1.1	—	40
75以上（歳）	1.1	1.4	—	50	1.0	1.1	—	40
妊婦（付加量）					+0.2	+0.2	—	—
授乳婦（付加量）					+0.3	+0.3	—	—

[1] たんぱく質の推奨量を用いて算定した（妊婦・授乳婦の付加量は除く）.
[2] ピリドキシン（分子量=169.2）の重量として示した.

年齢等	葉酸（μg/日）[1]								ビタミンB12（μg/日）[5]					
	男　性				女　性				男　性			女　性		
	推定平均必要量	推奨量	目安量	耐容上限量[2]	推定平均必要量	推奨量	目安量	耐容上限量[2]	推定平均必要量	推奨量	目安量	推定平均必要量	推奨量	目安量
0〜5（月）	—	—	40	—	—	—	40	—	—	—	0.4	—	—	0.4
6〜11（月）	—	—	60	—	—	—	60	—	—	—	0.5	—	—	0.5
1〜2（歳）	80	90	—	200	90	90	—	200	0.8	0.9	—	0.8	0.9	—
3〜5（歳）	90	110	—	300	90	110	—	300	0.9	1.1	—	0.9	1.1	—
6〜7（歳）	110	140	—	400	110	140	—	400	1.1	1.3	—	1.1	1.3	—
8〜9（歳）	130	160	—	500	130	160	—	500	1.3	1.6	—	1.3	1.6	—
10〜11（歳）	160	190	—	700	160	190	—	700	1.6	1.9	—	1.6	1.9	—
12〜14（歳）	200	240	—	900	200	240	—	900	2.0	2.4	—	2.0	2.4	—
15〜17（歳）	220	240	—	900	200	240	—	900	2.0	2.4	—	2.0	2.4	—
18〜29（歳）	200	240	—	900	200	240	—	900	2.0	2.4	—	2.0	2.4	—
30〜49（歳）	200	240	—	1,000	200	240	—	1,000	2.0	2.4	—	2.0	2.4	—
50〜64（歳）	200	240	—	1,000	200	240	—	1,000	2.0	2.4	—	2.0	2.4	—
65〜74（歳）	200	240	—	900	200	240	—	900	2.0	2.4	—	2.0	2.4	—
75以上（歳）	200	240	—	900	200	240	—	900	2.0	2.4	—	2.0	2.4	—
妊婦（付加量）[3, 4]					+200	+240	—	—				+0.3	+0.4	—
授乳婦（付加量）					+80	+100	—	—				+0.7	+0.8	—

[1] プテロイルモノグルタミン酸（分子量=441.40）の重量として示した.
[2] 通常の食品以外の食品に含まれる葉酸（狭義の葉酸）に適用する.
[3] 妊娠を計画している女性，妊娠の可能性がある女性および妊娠初期の妊婦は，胎児の神経管閉鎖障害のリスク低減のために，通常の食品以外の食品に含まれる葉酸（狭義の葉酸）を400μg/日摂取することがのぞまれる.
[4] 葉酸の付加量は，中期および後期にのみ設定した.
[5] シアノコバラミン（分子量=1,355.37）の重量として示した.

年齢等	ビオチン（μg/日）		パントテン酸（mg/日）		ビタミンC（mg/日）[1]					
	男　性	女　性	男　性	女　性	男　性			女　性		
	目安量	目安量	目安量	目安量	推定平均必要量	推奨量	目安量	推定平均必要量	推奨量	目安量
0〜5（月）	4	4	4	4	—	—	40	—	—	40
6〜11（月）	5	5	5	5	—	—	40	—	—	40
1〜2（歳）	20	20	3	4	35	40	—	35	40	—
3〜5（歳）	20	20	4	4	40	50	—	40	50	—
6〜7（歳）	30	30	5	5	50	60	—	50	60	—
8〜9（歳）	30	30	6	5	60	70	—	60	70	—
10〜11（歳）	40	40	6	6	70	85	—	70	85	—
12〜14（歳）	50	50	7	6	85	100	—	85	100	—
15〜17（歳）	50	50	7	6	85	100	—	85	100	—
18〜29（歳）	50	50	5	5	85	100	—	85	100	—
30〜49（歳）	50	50	5	5	85	100	—	85	100	—
50〜64（歳）	50	50	6	5	85	100	—	85	100	—
65〜74（歳）	50	50	6	5	80	100	—	80	100	—
75以上（歳）	50	50	6	5	80	100	—	80	100	—
妊婦（付加量）[2]		50		5				+10	+10	—
授乳婦（付加量）[2]		50		6				+40	+45	—

[1]　L-アスコルビン酸（分子量=176.12）の重量で示した.
特記事項：推定平均必要量は，ビタミンCの欠乏症である壊血病を予防するに足る最小量からではなく，心臓血管系の疾病予防効果および抗酸化作用の観点から算定.
[2]　付加量はビタミンCのみ.

（6）ミネラルの食事摂取基準

年齢等	ナトリウム（mg/日），（　）は食塩相当量（g/日）[1]						カリウム（mg/日）			
	男　性			女　性			男　性		女　性	
	推定平均必要量	目安量	目標量	推定平均必要量	目安量	目標量	目安量	目標量	目安量	目標量
0〜5（月）	—	100（0.3）	—	—	100（0.3）	—	400	—	400	—
6〜11（月）	—	600（1.5）	—	—	600（1.5）	—	700	—	700	—
1〜2（歳）	—	—	（3.0未満）	—	—	（3.0未満）	900	—	900	—
3〜5（歳）	—	—	（3.5未満）	—	—	（3.5未満）	1,000	1,400以上	1,000	1,400以上
6〜7（歳）	—	—	（4.5未満）	—	—	（4.5未満）	1,300	1,800以上	1,200	1,800以上
8〜9（歳）	—	—	（5.0未満）	—	—	（5.0未満）	1,500	2,000以上	1,500	2,000以上
10〜11（歳）	—	—	（6.0未満）	—	—	（6.0未満）	1,800	2,200以上	1,800	2,000以上
12〜14（歳）	—	—	（7.0未満）	—	—	（6.5未満）	2,300	2,400以上	1,900	2,400以上
15〜17（歳）	—	—	（7.5未満）	—	—	（6.5未満）	2,700	3,000以上	2,000	2,600以上
18〜29（歳）	600（1.5）	—	（7.5未満）	600（1.5）	—	（6.5未満）	2,500	3,000以上	2,000	2,600以上
30〜49（歳）	600（1.5）	—	（7.5未満）	600（1.5）	—	（6.5未満）	2,500	3,000以上	2,000	2,600以上
50〜64（歳）	600（1.5）	—	（7.5未満）	600（1.5）	—	（6.5未満）	2,500	3,000以上	2,000	2,600以上
65〜74（歳）	600（1.5）	—	（7.5未満）	600（1.5）	—	（6.5未満）	2,500	3,000以上	2,000	2,600以上
75以上（歳）	600（1.5）	—	（7.5未満）	600（1.5）	—	（6.5未満）	2,500	3,000以上	2,000	2,600以上
妊婦				600（1.5）	—	（6.5未満）			2,000	2,600以上
授乳婦				600（1.5）	—	（6.5未満）			2,200	2,600以上

[1]　高血圧および慢性腎臓病（CKD）の重症化予防のための食塩相当量の量は，男女とも6.0g/日未満とした.

年齢等	カルシウム（mg/日）								リン（mg/日）			
	男 性				女 性				男 性		女 性	
	推定平均必要量	推奨量	目安量	耐容上限量	推定平均必要量	推奨量	目安量	耐容上限量	目安量	耐容上限量	目安量	耐容上限量
0〜5 （月）	—	—	200	—	—	—	200	—	120	—	120	—
6〜11 （月）	—	—	250	—	—	—	250	—	260	—	260	—
1〜2 （歳）	350	450	—	—	350	400	—	—	500	—	500	—
3〜5 （歳）	500	600	—	—	450	550	—	—	700	—	700	—
6〜7 （歳）	500	600	—	—	450	550	—	—	900	—	800	—
8〜9 （歳）	550	650	—	—	600	750	—	—	1,000	—	1,000	—
10〜11（歳）	600	700	—	—	600	750	—	—	1,100	—	1,000	—
12〜14（歳）	850	1,000	—	—	700	800	—	—	1,200	—	1,100	—
15〜17（歳）	650	800	—	—	550	650	—	—	1,200	—	900	—
18〜29（歳）	650	800	—	2,500	550	650	—	2,500	1,000	3,000	800	3,000
30〜49（歳）	600	750	—	2,500	550	650	—	2,500	1,000	3,000	800	3,000
50〜64（歳）	600	750	—	2,500	550	650	—	2,500	1,000	3,000	800	3,000
65〜74（歳）	600	750	—	2,500	550	650	—	2,500	1,000	3,000	800	3,000
75以上（歳）	600	700	—	2,500	500	600	—	2,500	1,000	3,000	800	3,000
妊婦（付加量）[1]					+0	+0	—	—			800	—
授乳婦（付加量）[1]					+0	+0	—	—			800	—

[1] 付加量はカルシウムのみ.

年齢等	マグネシウム（mg/日）							
	男 性				女 性			
	推定平均必要量	推奨量	目安量	耐容上限量[1]	推定平均必要量	推奨量	目安量	耐容上限量[1]
0〜5 （月）	—	—	20	—	—	—	20	—
6〜11 （月）	—	—	60	—	—	—	60	—
1〜2 （歳）	60	70	—	—	60	70	—	—
3〜5 （歳）	80	100	—	—	80	100	—	—
6〜7 （歳）	110	130	—	—	110	130	—	—
8〜9 （歳）	140	170	—	—	140	160	—	—
10〜11（歳）	180	210	—	—	180	220	—	—
12〜14（歳）	250	290	—	—	240	290	—	—
15〜17（歳）	300	360	—	—	260	310	—	—
18〜29（歳）	280	340	—	—	230	270	—	—
30〜49（歳）	310	370	—	—	240	290	—	—
50〜64（歳）	310	370	—	—	240	290	—	—
65〜74（歳）	290	350	—	—	230	280	—	—
75以上 （歳）	270	320	—	—	220	260	—	—
妊婦 （付加量）					+30	+40	—	—
授乳婦（付加量）					+0	+0	—	—

[1] 通常の食品以外からの摂取量の耐容上限量は，成人の場合350mg/日，小児では5mg/kg体重/日とした．それ以外の通常の食品からの摂取の場合，耐容上限量は設定しない．

年齢等	マンガン（mg/日）				鉄（mg/日）									
	男性		女性		男性				女性					
									月経なし		月経あり			
	目安量	耐容上限量	目安量	耐容上限量	推定平均必要量	推奨量	目安量	耐容上限量	推定平均必要量	推奨量	推定平均必要量	推奨量	目安量	耐容上限量
0〜5（月）	0.01	—	0.01	—	—	—	0.5	—	—	—	—	—	0.5	—
6〜11（月）	0.5	—	0.5	—	3.5	5.0	—	—	3.5	4.5	—	—	—	—
1〜2（歳）	1.5	—	1.5	—	3.0	4.5	—	25	3.0	4.5	—	—	—	20
3〜5（歳）	1.5	—	1.5	—	4.0	5.5	—	25	4.0	5.5	—	—	—	25
6〜7（歳）	2.0	—	2.0	—	5.0	5.5	—	30	4.5	5.5	—	—	—	30
8〜9（歳）	2.5	—	2.5	—	6.0	7.0	—	35	6.0	7.5	—	—	—	35
10〜11（歳）	3.0	—	3.0	—	7.0	8.5	—	35	7.0	8.5	10.0	12.0	—	35
12〜14（歳）	4.0	—	4.0	—	8.0	10.0	—	40	7.0	8.5	10.0	12.0	—	40
15〜17（歳）	4.5	—	3.5	—	8.0	10.0	—	50	5.5	7.0	8.5	10.5	—	40
18〜29（歳）	4.0	11	3.5	11	6.5	7.5	—	50	5.5	6.5	8.5	10.5	—	40
30〜49（歳）	4.0	11	3.5	11	6.5	7.5	—	50	5.5	6.5	9.0	10.5	—	40
50〜64（歳）	4.0	11	3.5	11	6.5	7.5	—	50	5.5	6.5	9.0	11.0	—	40
65〜74（歳）	4.0	11	3.5	11	6.0	7.5	—	50	5.0	6.0	—	—	—	40
75以上（歳）	4.0	11	3.5	11	6.0	7.0	—	50	5.0	6.0	—	—	—	40
妊婦（付加量）初期			3.5	—					+2.0	+2.5	—	—	—	—
中期・後期									+8.0	+9.5	—	—	—	—
授乳婦（付加量）[1]			3.5	—					+2.0	+2.5	—	—	—	—

[1] 付加量は鉄のみ.

年齢等	銅（mg/日）								亜鉛（mg/日）							
	男性				女性				男性				女性			
	推定平均必要量	推奨量	目安量	耐容上限量	推定平均必要量	推奨量	目安量	耐容上限量	推定平均必要量	推奨量	目安量	耐容上限量	推定平均必要量	推奨量	目安量	耐容上限量
0〜5（月）	—	—	0.3	—	—	—	0.3	—	—	—	2	—	—	—	2	—
6〜11（月）	—	—	0.3	—	—	—	0.3	—	—	—	3	—	—	—	3	—
1〜2（歳）	0.3	0.3	—	—	0.2	0.3	—	—	3	3	—	—	2	3	—	—
3〜5（歳）	0.3	0.4	—	—	0.3	0.3	—	—	3	4	—	—	3	3	—	—
6〜7（歳）	0.4	0.4	—	—	0.4	0.4	—	—	4	5	—	—	3	4	—	—
8〜9（歳）	0.4	0.5	—	—	0.4	0.5	—	—	5	6	—	—	4	5	—	—
10〜11（歳）	0.5	0.6	—	—	0.5	0.6	—	—	6	7	—	—	5	6	—	—
12〜14（歳）	0.7	0.8	—	—	0.6	0.8	—	—	9	10	—	—	7	8	—	—
15〜17（歳）	0.8	0.9	—	—	0.6	0.7	—	—	10	12	—	—	7	8	—	—
18〜29（歳）	0.7	0.9	—	7	0.6	0.7	—	7	9	11	—	40	7	8	—	35
30〜49（歳）	0.7	0.9	—	7	0.6	0.7	—	7	9	11	—	45	7	8	—	35
50〜64（歳）	0.7	0.9	—	7	0.6	0.7	—	7	9	11	—	45	7	8	—	35
65〜74（歳）	0.7	0.9	—	7	0.6	0.7	—	7	9	11	—	40	7	8	—	35
75以上（歳）	0.7	0.8	—	7	0.6	0.7	—	7	9	10	—	40	6	8	—	30
妊婦（付加量）					+0.1	+0.1	—	—					+1	+2	—	—
授乳婦（付加量）					+0.5	+0.6	—	—					+3	+4	—	—

年齢等	セレン（µg/日）								ヨウ素（µg/日）							
	男　性				女　性				男　性				女　性			
	推定平均必要量	推奨量	目安量	耐容上限量	推定平均必要量	推奨量	目安量	耐容上限量	推定平均必要量	推奨量	目安量	耐容上限量	推定平均必要量	推奨量	目安量	耐容上限量
0〜5　（月）	—	—	15	—	—	—	15	—	—	—	100	250	—	—	100	250
6〜11（月）	—	—	15	—	—	—	15	—	—	—	130	250	—	—	130	250
1〜2　（歳）	10	10	—	100	10	10	—	100	35	50	—	300	35	50	—	300
3〜5　（歳）	10	15	—	100	10	10	—	100	45	60	—	400	45	60	—	400
6〜7　（歳）	15	15	—	150	15	15	—	150	55	75	—	550	55	75	—	550
8〜9　（歳）	15	20	—	200	15	20	—	200	65	90	—	700	65	90	—	700
10〜11（歳）	20	25	—	250	20	25	—	250	80	110	—	900	80	110	—	900
12〜14（歳）	25	30	—	350	25	30	—	300	95	140	—	2,000	95	140	—	2,000
15〜17（歳）	30	35	—	400	20	25	—	350	100	140	—	3,000	100	140	—	3,000
18〜29（歳）	25	30	—	450	20	25	—	350	95	130	—	3,000	95	130	—	3,000
30〜49（歳）	25	30	—	450	20	25	—	350	95	130	—	3,000	95	130	—	3,000
50〜64（歳）	25	30	—	450	20	25	—	350	95	130	—	3,000	95	130	—	3,000
65〜74（歳）	25	30	—	450	20	25	—	350	95	130	—	3,000	95	130	—	3,000
75以上（歳）	25	30	—	400	20	25	—	350	95	130	—	3,000	95	130	—	3,000
妊婦（付加量）					+5	+5	—	—					+75	+110	—	—[1]
授乳婦（付加量）					+15	+20	—	—					+100	+140	—	—[1]

[1]　妊婦および授乳婦の耐容上限量は，2,000µg/日とした．

年齢等	クロム（µg/日）				モリブデン（µg/日）							
	男　性		女　性		男　性				女　性			
	目安量	耐容上限量	目安量	耐容上限量	推定平均必要量	推奨量	目安量	耐容上限量	推定平均必要量	推奨量	目安量	耐容上限量
0〜5　（月）	0.8	—	0.8	—	—	—	2	—	—	—	2	—
6〜11（月）	1.0	—	1.0	—	—	—	5	—	—	—	5	—
1〜2　（歳）	—	—	—	—	10	10	—	—	10	10	—	—
3〜5　（歳）	—	—	—	—	10	10	—	—	10	10	—	—
6〜7　（歳）	—	—	—	—	10	15	—	—	10	15	—	—
8〜9　（歳）	—	—	—	—	15	20	—	—	15	15	—	—
10〜11（歳）	—	—	—	—	15	20	—	—	15	20	—	—
12〜14（歳）	—	—	—	—	20	25	—	—	20	25	—	—
15〜17（歳）	—	—	—	—	25	30	—	—	20	25	—	—
18〜29（歳）	10	500	10	500	20	30	—	600	20	25	—	500
30〜49（歳）	10	500	10	500	25	30	—	600	20	25	—	500
50〜64（歳）	10	500	10	500	25	30	—	600	20	25	—	500
65〜74（歳）	10	500	10	500	20	30	—	600	20	25	—	500
75以上（歳）	10	500	10	500	20	25	—	600	20	25	—	500
妊婦（付加量）[1]			10	—					+0	+0	—	—
授乳婦（付加量）[1]			10	—					+3	+3	—	—

[1]　付加量はモリブデンのみ．

引　用　・　参　考　文　献

・「日本人の食事摂取基準」策定検討委員会（2019）日本人の食事摂取基準2020年版，厚生労働省（厚生労働省ホームページ「日本人の食事摂取基準策定検討会」報告書）
https://www.mhlw.go.jp/stf/newpage_08517.html

日 本 語 索 引

外国語索引

わかりやすい 栄養学・整理ノート

―ポイントと確認問題―

山梨大学名誉教授
中村美知子

女子栄養大学名誉教授
長谷川恭子

編 集

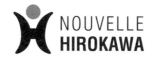

は　じ　め　に

　栄養学は人間の食生活に密着した学問で，人間が健康生活を送るために必要となる知識です．

　本書は「わかりやすい栄養学　第5版」（本体）の内容のポイントをまとめ，確認用に小テストを設けたものです．

　本体の改訂にあたっては，できるだけ新しい情報を入れました．そこで，この「整理ノート」を皆さんの個人学習の参考資料として活用していただくように，各章の要点をわかりやすくまとめました．

　内容の意味や理解しにくい部分は，もう一度本体の「わかりやすい栄養学　第5版」を読み直してください．

　また，栄養学の基礎となる農学，生化学，疾患・治療に関する本を参考にして内容を読み込むと一層わかりやすくなり，栄養学の奥深さや広さを知ったり，楽しく学習したりできることになるでしょう．

　この「整理ノート」を適宜利用して，栄養学に対する興味や関心をもっていただけることを期待しています．

目　　次

＊＊＊＊＊＊＊＊＊＊＊＊＊＊＊＊＊＊＊＊＊＊＊＊＊

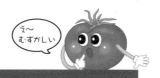

1　健康と栄養

だいじょうぶ！　かんたんにまとめてみよう

****

1　栄養とは

・**栄養**…食物を摂取し，必要な栄養素を吸収し，血液などを通して体の隅々
まで行きわたらせ，生体をつくりあげること．

・**食物の意義**

①生命を維持し成長し，活動を営むのに必要なエネルギーを供給するもの

②成長に必要な成分，組織の消耗を補充するのに必要な成分を供給するも
の

③からだの働きを調整し代謝を円滑に行うのに必要な成分を供給するもの

④嗜好を満足させ，生活を豊かにするのに役立つもの

2　健康と栄養評価

（1）食生活の評価

　健康状態，食事，飲酒，生活リズム（運動・休息のバランス），ストレス
の有無など食生活に関連するものを調査し，個人の健康を維持・促進する視
点で評価する．

（2）食事摂取量の調査

　食事記入表に1日に摂取した食物・調味料・水分などをすべて記入し，「日
本食品標準成分表2015」を用いて，栄養価・量・バランスなどを査定する．

（3）栄養状態アセスメント

　栄養状態アセスメントには，身体計測，血液や尿の生化学検査，免疫，その他に間接熱量測定などがあり，さまざまな指標で相対的に判断する．
①身長・体重測定，②肥満度の測定

> 肥満度…国際的に BMI（body mass index）で表され，基準値は 22.
>
> $$\mathrm{BMI} = \frac{体重（kg）}{身長（m）^2}$$

③皮下脂肪厚測定法，④腹囲測定，⑤血清脂質簡易測定法，⑥血糖値簡易測定法，⑦血清たんぱく簡易測定法

（4）栄養評価のための主な血液検査

①血清たんぱく，②免疫グロブリン，③血漿アミノ酸，④血清窒素化合物，⑤血糖，⑥血清脂質等，⑦血清酵素，⑧血清電解質，⑨生体微量金属等，⑩血清ビタミンなど

（5）食行動と管理目標
①食行動

　健康と関連が深い個人の食事に対する認識と行動をさす．関連する因子としては，視覚・味覚・嗅覚・触覚・温覚などの感覚，咀嚼・嚥下機能，消化機能，ADL などの運動機能，食欲・興味・関心，食習慣，食品・栄養情報，家庭・学校・職場での健康教育などがある．

②食生活と「健康日本 21」

　栄養・食生活は，多くの生活習慣病との関連が深い．健康かつ QOL（quality of life）向上のための個人目標が「健康日本 21」に示されている．その実現には，個人の認識，栄養状態（健康状態），食行動（食物入手から摂取・代謝するまで），社会・環境（経済・情報・社会）などの影響が大きい．

3　看護と栄養

　フロレンス・ナイチンゲールは約 1 世紀半前に，人間にとって空気や光と同じように食事は重要であり，食物を適切に選択し，与えることは，健康の維持・増進に必要であると説いている．
　食事・栄養は人間にとって基本的な欲求であることから，患者の食事・栄

養のニーズを満たすことは看護師の重要な役割である．意識障害・嚥下障害・上肢麻痺・視力障害・消化器切除，心疾患・肝疾患・腎疾患で制限食の人など，さまざまな健康問題を抱える人々の食事・栄養の管理は，患者の基本的欲求を満たす看護として重要である．

4 食と文化

（1）食と環境
①食と自然環境
　人間の食物は，穀類やいもなどのでんぷん質を主としており，生命維持に必要なエネルギー源の多くは炭水化物に由来する．でんぷん質の供給源となる作物の栽培内容は，自然環境によって，世界の地域ごとに特徴がある．

②食と社会環境
　食の営みは，農耕・牧畜・養殖の技術の向上，加工技術の発達，輸送手段の発達により変化している．一方，民族や習慣，宗教などによって，長い間継承されているものもある．

（2）食と健康
①食物獲得と遺伝
　長期間の食物選択は，生体の遺伝的素因に影響を与えることがある．

②食習慣と疾病
　日本は世界の長寿国の一つで，従来の食物からの穀類の摂取比率が高いことで，日本人の食生活が「ヘルシー食」として世界から注目を集めている．しかし，昔と比べると動物性たんぱく質や脂質の摂取量が増加し，疾病構造の変化による影響が懸念されている．

③和食と健康
　ユネスコ無形文化遺産に登録された「和食：日本人の伝統的な食文化」への評価の1つには，栄養バランスに優れた健康的な食生活，というものがある．栄養学的には，日本人の栄養摂取状況はP（たんぱく質）：F（脂質）：C（炭水化物）がほぼのぞましい比率とされる．

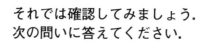

確認問題

それでは確認してみましょう.
次の問いに答えてください.

☐☐（1）食物などを通して, 生命を維持し, 健康状態を維持・増進することを（　　　　）という.

☐☐（2）食物の意義には, 生命を維持し, 成長し, 活動を営むのに必要な（①　　　　）を供給するもの, からだの働きを調整し,（②　　　　）を円滑に行うのに必要な成分を供給するもの, などがある.

☐☐（3）「健康日本21」は,（①　　　　）が提唱した, 21世紀における（②　　　　）づくり運動を目的とする活動である.

☐☐（4）厚生労働省が設定している, 年齢, 性別, 体格, 活動量などによって1日にどのくらい食事・栄養をとったらよいかという基準を,（　　　　）という.

☐☐（5）肥満度としてBMIが用いられることが多く, BMIの計算式は（①　　　　）であり, 基準値は（②　　　　）である.

☐☐（6）腹位の測定部位は（①　　　　）の高さの腹の周囲で行い, 成人男性の基準値は（②　　　　）, 成人女性は（③　　　　）である.

☐☐（7）血糖値を下げる（①　　　　）, 血糖値を上げる（②　　　　）,（③　　　　）, コルチゾールなどのホルモンにより, 血糖値は基準値内を保っている.

☐☐（8）食行動に影響する因子には, 味覚や視覚などの（①　　　　）, 咀嚼などの（②　　　　）機能などがある.

☐☐（9）人間の多くが主食としているのは（　　　　）類などのでんぷん質である.

☐☐（10）現在, 世界の長寿国の一つであるわが国の食事の課題として,（①　　　　）性たんぱく質,（②　　　　）質の摂取量を制限し, 生活習慣病などを防ぐことの必要性が指摘されている.

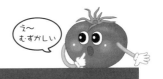

2 日常生活と栄養

だいじょうぶ！　かんたんにまとめてみよう
＊＊＊＊＊＊＊＊＊＊＊＊＊＊＊＊＊＊＊＊＊＊＊＊＊＊＊＊

1 食習慣と栄養

（1）日常生活における食事の意義

　人間にとって食することは重要であり，命の糧である．ほかに，自然環境，社会環境，人間関係，心理的作用，身体の代謝，文化など多岐に関連がある．

（2）日本人の生活習慣

・国民健康・栄養調査…国民の食品の摂取量，栄養素などの摂取量の実態を把握すると同時に，栄養と健康との関連を明らかにし，広く健康増進対策などに必要な基礎資料を得ることを目的として，厚生労働省が無作為に抽出した300単位区内の世帯および世帯員に対して1年に1度行っている調査．

（3）わが国の食事計画ガイドライン

　厚生労働省と農林水産省は，平成17（2005）年に，食事バランスガイドを作成・公表し，活用を国民に提案している．
・食事バランスガイド…5つの食品グループから，バランスよく食事をとることを，親しみやすいこま型のイラストにして，普及をはかったもの．

2 日本人の食事摂取基準

・日本人の食事摂取基準2020年版について
　食事摂取基準（DRIS）とは，健康な国民を対象として，健康の保持・増進，生活習慣病予防のために，1日にどれくらいのエネルギーおよび各栄養素を

摂取したらよいかを性別・年齢階層の区分ごとに示したもの．厚生労働省が
5年に1回改定しており，2020年版は2020年4月から5年間使用する．

　策定項目は，エネルギー，たんぱく質，脂質，飽和脂肪酸，n-6系脂肪酸，
n-3系脂肪酸，コレステロール，炭水化物，食物繊維，糖類，主要栄養素バ
ランス，脂溶性ビタミン，水溶性ビタミン，多量ミネラル，微量ミネラル．

〈栄養素の指標5つ〉

・**推定平均必要量**：ある母集団の50％の人が必要量を満たすと推定され
　　　　　　　　る摂取量
・**推奨量**：ある母集団のほとんどの人(97〜98％)が充足している摂取量
・**目安量**：推奨量を算定できない場合に，特定の集団におけるある一定
　　　　　　の栄養状態を維持するのに十分な量
・**耐容上限量**：健康障害をもたらすリスクがないとみなされる習慣的な
　　　　　　　　摂取量の上限
・**目標量**：生活習慣病の一次予防のために，現在の日本人が当面の目標
　　　　　　とすべき摂取量

3 スポーツと栄養

（1）日常生活におけるスポーツの意義

　肥満を防止し，生活習慣病を予防するためには，摂取エネルギーのコント
ロールに加え，消費エネルギーを増やすこと，つまり日常生活にスポーツを
組み込むことによって身体活動量を増加させることである．

　加齢にともなう諸機能低下を抑制するうえでもスポーツは効果的である．

　閉経後の女性に生じやすい骨粗しょう症への予防にも，スポーツを継続的
に行い，骨密度を高めておくことは重要である．

（2）基礎代謝と活動代謝

　人間は生命活動を営むうえで，つねにエネルギーを使っている．人間はこ
の使われたエネルギー（消費エネルギー）に見合うだけのエネルギーを，食
物から摂取する必要がある．エネルギーはよく「熱量」という言葉で表現さ
れるが，これは**熱エネルギー**に対して用いられる名称である．

・**熱エネルギーの単位**…キロカロリー（kcal）．1kcalとは，1リットルの水
を1℃上昇させるために必要な熱エネルギー．国際的な単位としては，ジュ

ール（J）が用いられており，わが国においても正式な熱量の単位には J を使うことになっているが，栄養学分野においては，日本での実践上の慣行を考慮してキロカロリー（kcal）を単位として用いるのが一般的．

$$1kcal = 4.184kJ$$

・**基礎代謝量（BM）**…肉体的にも精神的にも安静な状態における代謝量であって，生きていくために必要最小限のエネルギー代謝量とされている．基礎代謝は個人差が大きい．現在わが国の栄養現場で用いられている基礎代謝基準値は，年齢別，性別による体重当たり，1 日当たりの量が示されている．
・**1 日当たりのエネルギー必要量**…基礎代謝量に対する生活活動強度の倍数で示される．

推定エネルギー必要量 = 1 日の基礎代謝量 × 身体活動レベル（PAL）

・**身体活動レベル（PAL）**…日常生活の活動量で決まる指数．
活動量「低い（Ⅰ）」……指数は 1.50（1.40 〜 1.60）
活動量「ふつう（Ⅱ）」…指数は 1.75（1.60 〜 1.90）
活動量「高い（Ⅲ）」……指数は 2.0（1.90 〜 2.20）

（3）スポーツと栄養管理
①健康づくりのための身体活動基準 2013
「健康日本 21（第 2 次）」の取り組みの一環として厚生労働省が発表した，個人の健康づくりのための身体活動基準．

生活習慣病予防に効果のある活動基準は，18 〜 64 歳で，3 メッツ以上の強度の身体活動とされている．さらに，健康づくりのための身体活動量・運動量の基準値は，①身体活動量：23 メッツ・時/週，②運動量：4 メッツ・時/週とされている．
②運動時の食事摂取量
運動を行う際には，エネルギー消費量とエネルギー摂取量のバランスを保つことと，各栄養素を過不足なく摂取することが重要となる．栄養管理上では，脂質エネルギー比率は 20 〜 30％の幅をもたせ，糖質エネルギー比率は 50％を切らないように配慮する必要がある．
たんぱく質：筋増加に必要だが，たんぱく質エネルギー比率 10 〜 15％の食

事で十分まかなえる.

カルシウム：不足しやすいミネラルで，運動時には特に必要量が高まる.

鉄：運動時には鉄欠乏により酸素運搬能力の低下をきたし，持久力が低下.

カリウム：筋活動に重要. くだものや生野菜で補給.

ナトリウム：多量の発汗があるときは，ナトリウム添加の飲料が必要.

ビタミン：運動時には特に，ビタミン B$_1$，B$_2$，C，E が必要.

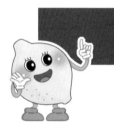
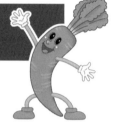

確認問題

それでは確認してみましょう.
次の問いに答えてください.

☐☐（1）わが国の食事計画ガイドラインとして，厚生労働省，農林水産省が共同して作成したものが，こま型のイラストを活用した親しみやすい表示の（　　　）である.

☐☐（2）日本人の食事摂取基準 2020 年版では，各栄養素に関して，推定平均必要量，（①　　　），目安量，（②　　　），（③　　　）の5種類の指標が設定されている.

☐☐（3）国民の食品の摂取量，栄養素などの摂取量の実態を把握して，栄養と健康との関連を明らかにすることを目的とした厚生労働省実施の調査を（　　　）という.

☐☐（4）肥満および生活習慣病予防のために，脂肪を効率よく燃焼させるジョギングやウォーキングなどを（　　　）運動という.

☐☐（5）わが国では一般に，熱エネルギーの単位にはキロカロリー（kcal）を用いるが，国際的な単位としてはジュール（J）が用いられる. 1 kcal は（　　　）kJ である.

☐☐（6）肉体的にも精神的にも安静な状態において，人間が生きていくために必要最低限のエネルギー代謝量のことを（　　　）という.

☐☐（7）2013 年に厚生労働省は「健康づくりのための（　　　）基準」を発表した.

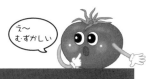

3

栄養指導・保健指導

だいじょうぶ！　かんたんにまとめてみよう
＊＊＊＊＊＊＊＊＊＊＊＊＊＊＊＊＊＊＊＊＊＊＊＊＊＊＊＊＊

1 栄養指導の過程

（1）栄養指導とその過程

　栄養指導は，対象者が状況に合った生活管理ができるまでの，一連の系統的な活動である．

　栄養指導過程においてのぞましい治療結果を得るためには，NST（栄養サポートチーム）の存在が必要であり，管理栄養士，看護師，医師，薬剤師，状況によっては理学療法士，言語聴覚士，ケース・マネジャーなど，多くの専門家の存在が不可欠となる．

（2）栄養スクリーニング

　栄養スクリーニングには，病歴，生活歴，治療歴，身体状態および生化学データの収集・評価が含まれる．これらの要因を詳細に評価することで，栄養上の問題を明らかにすることができる．最初のスクリーニングで「リスクあり」と判断されると，担当医・管理栄養士・看護師が協働で評価・診断・栄養ケアプランを立てる必要がある．

（3）栄養指導の実施

　栄養管理・指導の実施には，食事摂取状況の把握，個人の嗜好食品の種類や量・調理法の工夫，食事の種類・内容の変更，栄養指導・カウンセリング，経口的に食事がとれない患者への経管栄養法・中心静脈栄養法への変更，経済的負担の査定などが含まれている．指導は連続的な過程であり，患者に新

しいニーズが見いだされたときや，改善できないときは，患者の状態に応じて最初の計画を変更するとよい．

〈栄養指導にあたっての留意事項〉

①質問方法を選択する．　　②ラ・ポールの形成を心がける．

③時間と場を状況に応じて設定する．④対象者と指導者の位置に気をつける．

⑤わかりやすい言葉づかいを心がける．　　⑥「間」のもち方を工夫する．

⑦質問の仕方に注意する．　　⑧具体的な情報を得る．

⑨指導の目的をしっかりもって進める．　　⑩内容を要約して終了する．

（4）栄養指導の記録・評価

栄養指導過程の最終段階は，実施した指導の評価である．評価の結果，目標が達成されていないか，または新しいニーズが発生した場合には，新たなニーズをもとに，新しい栄養指導計画が始まる．

栄養指導を行った結果は，担当医師，管理栄養士，看護師が共有できる記録に記入しなければならない．

・**栄養指導記録**…診療記録であり，記録に残さなかった場合は，それを行っていないとみなされる．栄養指導記録は，実施した指導過程を評価するための基となるため，栄養指導計画に従って文書化した系統立ったものがよい．

SOAP：主観的データ（Subjective），客観的データ（Objective），アセスメント（Assessment），評価（Plan）…医療記録に最もよく使用される様式の一つ．

（5）食事介助時の配慮

入院患者の食欲が増進するように，できるだけ快適な環境を整えることが大切．食事介助が必要な患者の場合は，できるだけ自立を促進するように食事を勧める必要がある．一般的に，介助による食事時間は約30分．

（6）管理栄養士によるカウンセリング

長期に栄養管理が必要な外来患者にとって，管理栄養士による定期的な栄養カウンセリングは重要である．また，入院患者が自宅に戻るか，または長期ケア施設に入所する場合には，退院指導計画の一環として栄養指導を継続し，次の介護者に向けて退院時の栄養サマリーを作成することが必須となる．

2　入院患者のための食事の調整

病院食は，経口食と非経口食とに分けられる．

①経口食

・一般食（常食，軟米，全粥食，七分粥食，五分粥食，三分粥食，
　　　　　流動食）

・特別治療食

　　　栄養主成分別の分類：エネルギーコントロール食，たんぱく質コン
　　　　　　　　　　　　　トロール食，脂質コントロール食
　　　疾患別の分類：術後食，クローン病食，嚥下食

②非経口食…経腸栄養

3　保健指導

（1）特定健診・特定保健指導とは

　2008（平成20）年4月から「高齢者医療確保法」が制定され，特定健診・特定保健指導制度が開始されている．新制度は実施主体が医療保険者となり，国はその実施を医療保険者に義務づけている．

（2）特定健診の項目

・質問項目（服薬歴・喫煙歴など），身体計測（身長・体重・BMI・腹囲），理学的検査（身体診察），血圧測定，血液化学検査，肝機能検査，血糖検査，尿検査（尿糖・尿たんぱく）．

　特定健診は，メタボリックシンドローム予防対策に着目しており，以前の個別疾患の早期発見・早期治療という考え方から，保健指導の対象者を抽出するための健診に変更されている．

（3）階層化と特定保健指導

　健診結果を受けて，4つのステップにより，自動的に特定保健指導対象者の選定を行う（階層化）．階層化によって，動機づけ支援，積極的支援に振り分けられた者は，生活習慣の改善の必要性が中程度もしくは高い対象者として特定保健指導を受ける．

・**特定保健指導の実施者**…医師，保健師，管理栄養士の3つの専門職種であ

るが，2023 年度末まで，一定の実務経験がある看護師も可.

（4）特定保健指導のねらいと評価

　特定保健指導では，指導による結果を出すことが求められている. 対象者が自分の身体を考え，日常の不健康行動に気がつき，生活習慣の改善の重要性を認識し，改善するための行動目標を立てて実行し，継続した結果としての検査値の改善が問われている. 保健指導者（機関）には，対象者の行動を変容させ，かつそれを継続させるための能力と技術が求められる.

（5）その他の健康診断と特定健診・特定保健指導との関係

　この新しい健診制度によって，これまで行われていた健診がなくなるわけではない. 例えば，労働安全衛生法やその他の法令に基づいて健康診断を受診していた者は，従来どおりその健診を受診し，結果を医療保険者が受領することにより，特定健診の全部または一部を行ったものとするとされる.

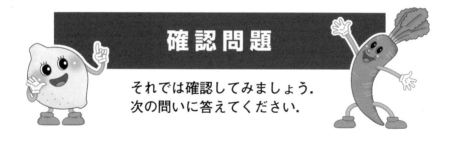

確認問題

それでは確認してみましょう.
次の問いに答えてください.

□□（1）栄養指導過程においてのぞましい臨床結果を得るためには，NST
　　　　の存在が必要であり，（①　　　　），（②　　　　），（③　　　　），
　　　　（④　　　　）の連携が重要となる.
□□（2）栄養スクリーニングには，病歴，（　　　），治療歴，身体状態お
　　　　よび生化学データの収集・評価が含まれる.
□□（3）栄養管理・指導の実施には，経口的に食事がとれない患者に対す
　　　　る（①　　　　）・（②　　　　）への変更も含まれる.
□□（4）栄養指導過程では，（　　　）と指導者が共同で目標設定を行う.
□□（5）一般的に，食事介助による食事時間は約（　　　）分とされてい
　　　　る.

□□（6）長期に栄養管理が必要な外来患者にとって，（　　　）による定期的な栄養カウンセリングは重要である．

□□（7）入院患者が自宅に戻るか，または長期ケア施設に入所する場合には，栄養指導を継続するために，次の介護者に向けて，退院時の（　　　）を作成することが必須となる．

□□（8）病院食には経口食と非経口食があり，経口食は（　　　）と特別治療食に大別される．

□□（9）治療食を栄養主成分別に分類すると，（①　　　）コントロール食，（②　　　）コントロール食，（③　　　）コントロール食，その他となる．

□□（10）2008 年（平成 20 年）4 月から「（　　　）法」が制定され，特定健診・保健指導制度が開始されている．

□□（11）特定健診において実施される身体計測は，身長・体重・BMI と（　　　）である．

□□（12）特定健診では，従来の個別疾患の早期発見・早期治療という考え方から，（　　　）の対象者を抽出するための健診に変更されている．

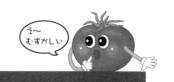

4 食物と栄養

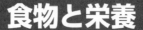

だいじょうぶ！　かんたんにまとめてみよう

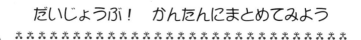

1 食品の種類と栄養素

①穀　類

でんぷんを主成分とし，エネルギー源となる食品.

②いも類

炭水化物を含むとともに，ビタミンCとカリウムの重要な供給源.

③豆・豆製品

大豆および大豆製品（豆腐，納豆，みそなど）は良質たんぱく質，脂質，鉄，カルシウムの供給源.

④魚介類・肉類

良質たんぱく質，脂質，鉄，ビタミンA，B₁，B₂の供給源.

⑤卵　類

良質たんぱく質，ビタミンA，B₂，鉄の供給源.

⑥乳・乳製品

カルシウム，ビタミンB₂，ビタミンA，良質たんぱく質，脂質の供給源.

⑦野菜類

緑黄色野菜は，カロテン（プロビタミンA），ビタミンC，B₁，B₂，鉄の供給源. 淡色野菜は，食物繊維やカリウムなどの各種ミネラル，ビタミンC，B₁，B₂の供給源.

⑧くだもの類

くだものはビタミンCの供給源. りんごやいちごには水溶性食物繊維であるペクチンが含まれる.

⑨その他

海藻…カルシウム，鉄，カロテンの供給源．低エネルギー．
きのこ…ビタミン B_1，B_2 の供給源．低エネルギー．
油脂…脂質以外に，脂溶性のビタミン E，K や，リノール酸などの必須脂
　　　肪酸を含む．

2 栄養素とその働き

（1）エネルギー

人間はエネルギーを食物中の炭水化物，脂質，たんぱく質から得ている．
これらの栄養素を**エネルギー産生栄養素**という．

（2）炭水化物

炭水化物は**糖質**とも呼ばれ，食品中の栄養素のうち最も量的に多く含まれ
る．**グルコース**は，これ以上加水分解できない糖である（単糖）．食品中の
スクロース（ショ糖），ラクトース（乳糖），マルトース（麦芽糖）は二糖類，
穀類中のでんぷんは，グルコースが多数重合した多糖類である．日本人が摂
取する炭水化物のうちの90％以上はでんぷんである．

血液中にはある一定量のグルコースが**血糖**として存在し，エネルギーを必
要とする組織にグルコースを供給する．特に，脳にとってグルコースは大切
なエネルギー源である．

（3）脂質と脂肪酸

サラダ油，バター，肉，魚などに含まれる脂質のほとんどは**中性脂肪**であ
る．中性脂肪は皮下や内臓周囲組織に蓄えられ，必要に応じて分解されエネ
ルギーとなる．中性脂肪を構成する**脂肪酸**も，体内では重要な働きをする．

中性脂肪に比べると量的には少ないが，卵や大豆にはリン脂質が，肉や魚
の動物性食品中にはコレステロールが含まれる．生体内ではこれらリン脂質
やコレステロールは，細胞の膜成分や神経組織の構成成分として重要な役割
を有する．さらに，コレステロールは体内でホルモンや胆汁酸に変換される．

脂質のとり過ぎや脂肪酸のアンバランスは，肥満，脂質異常症，動脈硬化
の原因となる．脂肪エネルギー比率は20 ～ 30％の範囲に維持することが健
康増進のうえで大切なこととなる．

（4）たんぱく質とアミノ酸

　たんぱく質は，筋肉や結合組織などの体構成成分として，酵素やホルモン，免疫抗体などとして，生理機能に重要な役割をはたしている．

　たんぱく質は，その分子中に窒素を平均16％含有している．そこで，体内にとり入れた窒素と体外に排泄された窒素を測定することによって，体構成たんぱく質の増減を把握することができる．このような窒素の出入りを**窒素出納**という．

　体構成成分として効率よくたんぱく質を利用するには，良質のたんぱく質を摂取する必要がある．栄養学的に良質というのは**必須アミノ酸**（下表）を十分にかつバランスよく含んだたんぱく質のことをさす．動物性の方が植物性に比べて，たんぱく質の栄養価は優れている．

〈必須アミノ酸（9種）〉

イソロイシン	ロイシン	リシン
メチオニン	フェニルアラニン	トレオニン（スレオニン）
トリプトファン	バリン	ヒスチジン

（5）ビタミン

　ビタミンは，微量で体内の生理機能物質として代謝を円滑に進める役割をもつ．

①水溶性ビタミン

　ビタミンB₁：糖代謝に関与する．欠乏症は脚気など．

　ビタミンB₂：エネルギー代謝に関与する．欠乏症は口角炎，舌炎など．

　ナイアシン：エネルギー代謝に関与する．欠乏症はペラグラ．

　ビタミンB₆：たんぱく質（アミノ酸）代謝に関与する．

　パントテン酸：糖質および脂質代謝に関与する．

　葉　酸：核酸やアミノ酸代謝に関与する．欠乏症は大赤血球性貧血．

　ビタミンC：酸化還元反応に関与する．欠乏するとコラーゲンの生成が阻害され，壊血病を引き起こす．

②脂溶性ビタミン

　ビタミンA：網膜のロドプシンの成分として，光の感受性に関与する．欠乏症は夜盲症など．カロテンは，体内でビタミンAに変換される．

　　　ビタミンD：カルシウム代謝に関与．ビタミンDは皮膚で合成される．欠
　　　　　　　　　乏症はくる病など．
　　　ビタミンE：抗酸化作用によって，体細胞の損傷を防ぐ．その結果，がん
　　　　　　　　　や動脈硬化を予防する．
　　　ビタミンK：血液凝固因子（プロトロンビン）の合成に必要である．ビタ
　　　　　　　　　ミンKは，腸内微生物によって合成される．欠乏症は母乳栄
　　　　　　　　　養児で起こる頭蓋内出血，消化管出血など．

（6）ミネラル

　生体内ではミネラル（無機質）は4〜6％存在し，その主なものを下表に
示した．

〈主要ミネラル（13種)〉

カルシウム	リン	マグネシウム	ナトリウム	カリウム
鉄	ヨウ素	マンガン	銅	亜鉛
セレン	クロム	モリブデン		

〈体内におけるミネラルの役割〉

①骨や歯の成分

　カルシウム，リン，マグネシウムなどのミネラルが関与しており，硬組織
を形成し，体を構築する役目をもつ．

②細胞内外液の主要電解質

　カリウム，ナトリウム，カルシウム，マグネシウム，リンなどのミネラル
が関与し，浸透圧の調節，体液 pH の維持に役立つ．

③ヘモグロビン，核酸，酵素，ホルモン，その他生理活性物質の構成成分

　鉄，亜鉛，銅，マンガンなどの必須微量元素とともに，リン，カルシウム，
マグネシウムなど多くの元素がこれらの機能に関与している．ヘモグロビン，
シトクロム，ペルオキシダーゼ中の鉄，ヌクレオチド中のリン，甲状腺ホル
モン中のヨウ素，アルカリホスファターゼ中の亜鉛など，ごく微量で各種生
理物質の活性化因子としての作用をもつ．

（7）水分・電解質と酸−塩基平衡

　成人の体内の水分は男性約50％，女性約50％で，体内における水分の主
な役割は，物質の溶解と体温の維持である．体液に溶けている物質で水に溶

けてイオン化されるものを**電解質**という．電解質は，細胞内外液量や酸−塩基平衡を正常に維持している．

3 食物の摂取と消化・吸収

（1）食　欲
①味　覚
味覚は食欲に最も大きな影響を与える．味覚の受容器は舌の味蕾^{みらい}である．
②摂食量の調節（中枢と末梢）
摂食量を促進したり抑制したりする調節機能は，**中枢**と**末梢**から分泌されるホルモンなどによって働く．

（2）消化の調節
①自律神経系による調節
胃および腸の運動や消化液の分泌を促進させる機能に対しては**副交感神経**が作用し，抑制させる機能に対しては**交感神経**が作用する．
②消化管ホルモンによる調節
消化管ホルモンである**ガストリン**は胃酸の分泌促進作用を，**セクレチン**は膵臓からの炭酸水素イオンの分泌促進作用をもつ．

（3）消化作用
①咀　嚼
口腔内において，食物を飲み込むことのできる大きさまでかみ砕くこと．
②嚥　下
口腔内の食物や飲み物を，咽頭へ送り食道から胃に送り込む過程のこと．
③口腔での消化
唾液腺から α-アミラーゼが分泌され，でんぷんを消化してデキストリンやマルトースにまで分解する．
④胃での消化
胃から分泌されるペプシノーゲンは塩酸によって活性化され，**ペプシン**となり，たんぱく質の消化を行う．
⑤小腸での消化
十二指腸には，膵臓からの膵液と肝臓からの胆汁が分泌される．膵液は各

種の消化酵素を含むとともに，炭酸水素イオン（アルカリ）を含み，十二指
腸内の pH を中性に変えている.

ⅰ）管腔内消化

食塊は小腸の管腔中で膵液と混合され,小腸内を移動しながら消化が進む.
①炭水化物の消化…唾液中の α-アミラーゼが，デキストリンをマルトース，
イソマルトースに分解する.
②たんぱく質の消化…トリプシン，キモトリプシン，カルボキシペプチダー
ゼによって，アミノ酸が数個結合したオリゴペプチドにまで分解する.
③脂肪の消化…食物中の中性脂肪は胆汁中の胆汁酸によって脂肪滴を形成す
る. 中性脂肪は十二指腸で膵液中のリパーゼにより加水分解を受け，モノア
シルグリセロールと脂肪酸に分解される. 脂肪滴はさらに小さなミセルとな
り，空腸から脂肪が吸収される. 胆汁酸は回腸で吸収され，再び肝臓にもど
り脂肪の吸収に利用される.

ⅱ）膜消化

小腸の粘膜細胞に局在している消化酵素による消化のこと.それによって,
糖質は単糖類，たんぱく質はアミノ酸にまで最終的に分解され吸収される.

（4）栄養素の吸収
①吸収の機構
受動輸送：濃度の高い方→低い方. 脂溶性物質，無機質，水溶性ビタミ
ンなど.
能動輸送：濃度の低い方→高い方. グルコース，アミノ酸など，エネル
ギーを必要とする輸送.
②吸収された栄養素の組織への取り込み
門脈系：グルコース，アミノ酸，無機質，水溶性ビタミン，短鎖および
中鎖脂肪酸は，門脈系により肝臓に直接運ばれる.
リンパ管系：小腸上皮細胞に吸収されたモノアシルグリセロールと脂肪
酸はトリアシルグリセロールに再合成され，さらにキロミクロン（リポ
たんぱく質）にとり込まれ，リンパ液中に放出される. リンパ液は胸管
を経て，血液に流入し，脂肪組織や筋肉に取り込まれる.

（5）大腸の役割と排便
①大腸の役割

　大腸では，前半で水分や無機質などの吸収，後半で糞便の形成が行われる．

　食事からの未消化物である難消化性の糖類は，大腸内細菌によって短鎖脂肪酸となり，吸収され，ヒトのエネルギーとして利用される．腸内細菌による発酵作用では，ビタミンや必須アミノ酸が生成される．

②排便のしくみ

　糞便が直腸に入り直腸壁を伸展させると，その刺激が大脳に伝えられ，便意となる．排便は，内肛門括約筋と外肛門括約筋によって調節されている．

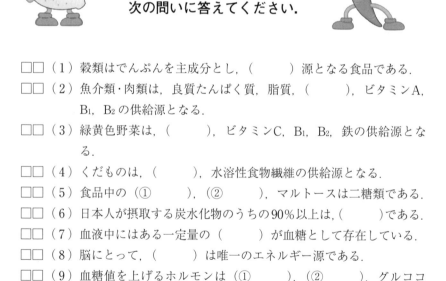

確認問題

それでは確認してみましょう．
次の問いに答えてください．

☐☐（1）穀類はでんぷんを主成分とし，（　　　　）源となる食品である．

☐☐（2）魚介類・肉類は，良質たんぱく質，脂質，（　　　　），ビタミンA，B_1，B_2 の供給源となる．

☐☐（3）緑黄色野菜は，（　　　　），ビタミンC，B_1，B_2，鉄の供給源となる．

☐☐（4）くだものは，（　　　　），水溶性食物繊維の供給源となる．

☐☐（5）食品中の（①　　　　），（②　　　　），マルトースは二糖類である．

☐☐（6）日本人が摂取する炭水化物のうちの90％以上は，（　　　）である．

☐☐（7）血液中にはある一定量の（　　　　）が血糖として存在している．

☐☐（8）脳にとって，（　　　　）は唯一のエネルギー源である．

☐☐（9）血糖値を上げるホルモンは（①　　　　），（②　　　　），グルココルチコイドであり，肝グリコーゲン分解，（③　　　　）などによってグルコースを供給する．

☐☐（10）サラダ油，バター，肉，魚などの食品に含まれる脂質のほとんどは（　　　　）である．

□□ (11) 脂質のうち，卵や大豆に含まれる（①　　　　）や動物性食品中に含まれる（②　　　　）は，生体内では細胞の膜成分や神経組織の構成成分として重要な役割を有する．

□□ (12) 日本人の食事摂取基準では，適正脂肪エネルギー比率を，1歳以上のすべての年代において（　　　）％としている．

□□ (13) たんぱく質は，筋肉や結合組織などの体構成成分，（①　　　　）や（②　　　），免疫抗体などとして，生理機能に重要な役割をもつ．

□□ (14) たんぱく質はその分子中に（　　　　）を平均16％含有している．

□□ (15) 体構成成分として効率よくたんぱく質を利用するには，（　　　）を十分にかつバランスよく含んでいる良質のたんぱく質を摂取する必要がある．

□□ (16) ビタミンB_1は糖代謝に関与するビタミンで，欠乏症は（　　　）である．

□□ (17) ビタミンB_2は（　　　）に関与するビタミンである．

□□ (18) （　　　）の欠乏症はペラグラである．

□□ (19) ビタミンCが欠乏すると，（①　　　）の生成が阻害されて，（②　　　）を引き起こす．

□□ (20) ビタミンAは（　　　）の成分として，光の感受性に関与する．

□□ (21) （　　　）は抗酸化作用によって，がんや動脈硬化を予防する効果がある．

□□ (22) ビタミンKは血液凝固因子である（　　　）の合成に必要である．

□□ (23) 生体内ではミネラルは（　　　）％存在する．

□□ (24) 骨や歯の成分となるミネラルは（①　　　），（②　　　），マグネシウムなどである．

□□ (25) ナトリウム，カリウムは電解質として，（　　　）の調節，体液のpHの維持に重要な役割をもつ．

□□ (26) ヘモグロビン，シトクロム，ペルオキシダーゼはミネラルである（　　　）を含む．

□□ (27) （　　　）は，人間の消化酵素で消化されない食品中の難消化性成分の総体と定義される．

□□ (28) 成人の体内の水分は，男性約（①　　　）％，女性約（②　　　）

%である.

□□ (29) 摂食量の調節には，間脳の視床下部にある（①　　　　）と，それ
に影響を与える物質を放出する（②　　　）の組織が大きく関係
する.

□□ (30) （①　　　）は胃酸の分泌促進作用を，（②　　　　）は膵臓からの
炭酸水素イオンの分泌作用をもつ.

□□ (31) 味覚は，舌の粘膜内に点在する（　　　）によって受容される.

□□ (32) （　　　）とは，口腔内の食物や飲み物を，咽頭へ送り，食道を
下って胃に送り込む過程のことである.

□□ (33) 口腔では α-アミラーゼが分泌され，（　　　）を消化してデキ
ストリンに分解する.

□□ (34) 胃から分泌される（①　　　）は，塩酸によって活性化され，
（②　　　）となり，たんぱく質の消化を行う.

□□ (35) 十二指腸には，（①　　　）と（②　　　）が分泌される.

□□ (36) 膵液は各種の消化酵素を含むとともに，（　　　）を分泌し十二
指腸内の pH を中性に変えている.

□□ (37) 膵液中にはたんぱく質の消化酵素である（　　　），キモトリプ
シン，カルボキシペプチダーゼが含まれる.

□□ (38) 中性脂肪は，リパーゼによって加水分解を受け，（①　　　）と
（②　　　）に分解される.

□□ (39) 胆汁酸は回腸で吸収され，再び（　　　）にもどり，脂肪の吸収
に再利用される.

□□ (40) 小腸の粘膜細胞に局在している消化酵素による消化のことを
（　　　）という.

□□ (41) グルコース，アミノ酸は（　　　）輸送によって吸収される.

□□ (42) 消化されて主に小腸で吸収された栄養素は，（①　　　）系また
は，（②　　　）系の経路によって，体内の組織にとり込まれる.

□□ (43) グルコース，アミノ酸，無機質，水溶性ビタミン，短鎖および中
鎖脂肪酸は，吸収後，（　　　）系により肝臓に直接運ばれる.

□□ (44) 大腸では（　　　）や無機質などの吸収,糞便の形成が行われる.

□□ (45) 難消化性の糖類は，大腸内細菌によって酪酸などの（　　　）と
なり，利用される.

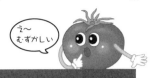

5 ライフステージと健康教育

だいじょうぶ！ かんたんにまとめてみよう
＊＊＊＊＊＊＊＊＊＊＊＊＊＊＊＊＊＊＊＊＊＊＊＊＊＊＊＊＊＊

1 ライフステージに適した栄養・健康指導

　人間が必要とする栄養の量は，ライフステージによって異なる．これらの時期に適した栄養の要求量や摂取内容を理解することが大切である．

　日本では戦後の食糧難を経て食生活が変化し，近年，健康増進の重要性が増したことから，新しい法律ができた．

　栄養改善法…昭和 27 年策定

　健康増進法…平成 15 年施行

　食育基本法…平成 17 年施行

2 妊娠期・授乳期

（1） 妊娠期・授乳期の母体の変化

　妊娠により体や栄養の状態は大きく変化する．出産や授乳に対応した栄養のとり方を理解することが大切である．

　妊娠による体の変化は妊娠にともなって分泌されるホルモンの影響による．卵巣の黄体ホルモン（プロゲステロン）の分泌が増加すると，子宮や乳腺の発育を刺激する．

　妊娠により全血量が増加するため赤血球濃度が薄くなる（**妊娠貧血**）．胎児や胎盤などにも鉄は必要であり，鉄の補給が十分でないと貧血を生じる．妊娠期，授乳期の鉄の食事摂取基準には，付加量が設定されている．

　妊娠により体重は，妊娠前の BMI が「ふつう」の場合，約 10 〜 13kg 増加する．過剰栄養や活動量の不足による必要以上の肥満は，出生時の胎児の

体重を増加させ，分娩時の異常を生じやすくする．また，**妊娠高血圧症候群**にもなりやすくなる．妊娠後期にはインスリンが作用しにくく，この時期の肥満は**妊娠糖尿病**も誘発しやすくする．

　一方，近年の若い女性のやせ志向から，妊娠前からの栄養状態が不適切なまま妊娠し，**低出生体重児**の増加も問題となってきている．

（2）妊娠期・授乳期の食事摂取基準

　妊娠により体内での栄養要求量が高まるため，食事摂取基準には付加量が示されている栄養素がある．しかし，栄養素の種類によっては，**耐容上限量**が定められており，過剰摂取は妊娠の異常を引き起こす場合もある．

（3）妊娠期・授乳期の食生活の特徴

　妊娠中は，糖代謝や脂質代謝に以上をきたしやすく，ナトリウムが貯留しやすいことに留意する．つわりがあるときは，口当たりがよくさっぱりしたものを数回に分けて摂取する．

　貧血予防に，鉄の多い食品を心がける必要がある．子宮が大きくなるために生じやすい便秘の予防には，食物繊維の多い食品をとることが必要．

　妊娠高血圧症候群がみられたら，体重管理，減塩に心がける．

　授乳期は，食物摂取量が多くなりがちであるが，肥満に気をつける．乳汁の分泌に影響がある食品は選択しないようにする．

3　乳幼児期

　乳幼児期の心身の発達，発育は生涯の中で最も著しい．生後の1年間で体重はおよそ3倍，身長は1.5倍になる．成長に応じた栄養量を理解し，適切な栄養環境を整えることが大切である．味覚や嗜好，食習慣などを形成する時期でもある．

（1）新生児期・乳幼児期の授乳と離乳

　母乳（人乳）は乳児の発育に最も適した栄養素が含まれており，特に分娩後数日間に分泌される**初乳**には免疫物質が含まれている．

　母乳栄養児の腸内細菌叢(さいきんそう)はビフィズス菌が多く，腸内病原細菌に対し**拮抗**(きっこう)作用がある．

（2）幼児期の成長と活動

　乳幼児期には，身体機能と精神機能の著しい発達がみられる．歯や咀嚼能力，消化能力，味覚の発達に合わせて食べる食品の種類や形態は多様となるが，発達の速度には個人差がある．

（3）乳児期・幼児期の食事摂取基準

　乳児期は特に身体の第一発育急進期であるが，出生時の体重の影響など発育の状況には個人差が大きい．母乳栄養児では，母乳中のビタミンK不足があると欠乏症を起こすことがある．

　幼児期には活動量が多くなるため，エネルギー必要量も多くなる．

（4）乳児期・幼児期の食生活の特徴

　乳児期は，液体（乳汁）から半流動，半固形状（**離乳食**）と，食物の形態が変化する．離乳食は，消化器官の発達が不十分であるなかで栄養補給となるよう，食品の選択が重要である．離乳は5〜6カ月ごろから開始し，12〜18カ月ごろには完了させることがのぞましい．

　発育の著しい幼児期には，**間食**をとることは，栄養補給を行ううえで重要である．日常の食事内容で補いにくいミネラル，ビタミン類を補う．

　幼児期では体構成成分中の水分（細胞外液および細胞内液）の割合が成人期に比して大きいため，十分な**水分補給**が必要である．

（5）乳児期・幼児期の栄養問題（障害）

・**低出生体重児**…体重2500g未満．母乳のみでなく，混合栄養，低出生体重児調整粉乳などを与える．

・**先天性代謝異常症**…生まれつきの，アミノ酸や糖代謝に関する酵素の欠損や活性の低下による障害．フェニールケトン尿症，ガラクトース血症などが代表的疾患で，放置すると精神発達障害など重篤になる．治療用ミルクを与える．

・**食物アレルギー**…そば，さば，えび，かに，貝類などは**アレルゲン**となりやすい食品であることから，離乳初期・中期は控える．

・**う歯の発生**…防止には砂糖を多く含む食品を控え，だらだら食べをやめる．

・**咀嚼や嚥下の学習**…食物選択の幅を広め，栄養状態をよくするために重要．

4 学童期

（1）学童期の成長と活動

　乳児期に次いで身体の第二発育急進期であり，身体機能は発達が大きい．骨格や筋肉の発達にともなった栄養補給が必要である．

　学童期の基礎代謝基準値の1日当たりは，成人より大きく，体重増加量も大きい．近年は子どもたちの活動量は低下しているといわれており，肥満に気をつけることが必要である．この時期は知識欲が盛んになるため，食生活や栄養に関する基礎的知識を身につけるのに最適である．

・**体格指数**…身長や体重などに基づく成長曲線も栄養状態の目安となる．

　＊乳幼児期対象　　**カウプ指数** $= \dfrac{体重(kg)}{身長(cm)^2} \times 10^4$

　　（乳幼児の標準の体格は 15 〜 19）

　＊学童期対象　　　**ローレル指数** $= \dfrac{体重(kg)}{身長(cm)^3} \times 10^7$

　　（100 以下をやせ，160 以上を肥満と評価）

（2）学童期の食事摂取基準

　学童期は成長期であることから，たんぱく質は不足しないように気をつける．カルシウムの体内蓄積量は，学童期に増えてくる．

　鉄の食事摂取基準は，10 〜 11 歳の年代から月経の有無による数値が併記されている．女子の 10 〜 11 歳の場合，鉄の推奨量（2020 年版）は月経なしで 8.5mg，月経ありで 12.0mg である．

（3）学童期の食生活の特徴

　学童期の食生活では,学校給食の役割が大きい．学校給食の給与栄養量は，食事摂取基準に対して，エネルギー量はおよそ3分の1，たんぱく質は 40％程度，脂質エネルギー比は 25 〜 30％，カルシウムは 50％程度が摂取できるよう設定されている．

（4）学童期の栄養問題

　近年，学童期での朝食の欠食，一人食べ（孤食），ファストフードなどの

外食の増加，スナック菓子，嗜好飲料のとり過ぎなどの問題が生じている．これらは，脂質や炭水化物などエネルギー量の多い食品に偏り，肥満や貧血をまねく結果となる．学童期の肥満は減量しにくいうえ，成人期の肥満を誘発し，脂質異常症や高血圧，糖尿病などの生活習慣病の発症を早める．

5 思春期

（1）思春期の成長と活動

　第二次性徴があらわれ，身体的に男女差が明確になる．思春期は心身の成長のアンバランスを生じやすい時期である．

（2）思春期の食事摂取基準

　食事摂取基準では，17歳までは「成長にともなう組織増加分のエネルギー（エネルギー蓄積量）」が考慮されている．青少年のエネルギー消費量は，近年減少傾向にあるが，個人差が大きい．

　たんぱく質も17歳までは体内蓄積量が考慮されているが，エネルギー不足の状態では利用率が低下し，活動量に見合ったエネルギーの摂取が必要である．脂質はとり過ぎに注意し，エネルギー比は20〜30%を目標とする．

　思春期は食事量の増加にともない，摂取するエネルギー量やたんぱく質量が増加するが，これらの栄養素の代謝に関与する**ビタミンB群**を十分に摂取することが必要である．特にビタミンB_6は，アミノ酸代謝の補酵素として作用するため，たんぱく質の摂取量にともなって増加させることが必要である．

　カルシウムの体内蓄積量は12〜14歳が最も高く，カルシウム吸収率も増加する．成人期，老年期以降に生じやすい骨粗しょう症の予防のために，蓄積量（骨量）を十分高めておくことが必要である．

　鉄は，女子は月経の開始にともない鉄の損失が生じるため，**鉄欠乏症貧血**に注意する．リンは，カルシウムと結合し骨格などを形成しており，カルシウムの代謝と関係が深い．日ごろの食事からは不足することは少ないが，食品添加物としてリン酸塩類が用いられることが多く，加工食品を摂取することの多いこの年代には，過剰摂取も懸念されている．

（3）思春期の食生活の特徴

　生活スタイルが夜型になり，夕食時刻も遅く，それにともない，**朝食の欠食**が生じている．この年代の好むハンバーガーやピザ類，清涼飲料水は，他の食品との組合せを考えて，とり過ぎに注意が必要である．

　欠食や食事量の減少は，栄養不足，特にたんぱく質や鉄の不足を引き起こし，鉄欠乏性の貧血を生じることがある．スポーツをする男子や自炊生活者では，ビタミン類やミネラル類が不足する場合がある．

6　成人期

（1）成人期の健康と活動

　成人期では身体の成長は止まり，加齢とともに身体機能は低下する．エネルギーや脂質，塩分などの過剰摂取による慢性疾患が発症しやすくなる．高齢期に向けて，のぞましい栄養状態の維持が大切である．

　女性では後半に閉経を迎え，ホルモンの分泌バランスが変わることにより，カルシウム代謝や脂質代謝などが変化する．

（2）成人期の食事摂取基準

　飲酒や外食からの摂取エネルギー量が過剰にならないよう注意する．同時に身体活動が低下しがちであるため，活動量を上げ，消費エネルギーを増加させることも必要である．

　脂質は，飽和脂肪酸をとり過ぎないよう注意が必要である．

　食物繊維は，生活習慣病の予防因子として見直されており，成人期の食事摂取基準の目標量（2020年版）は，男性21g以上，女性18g以上である．

　骨粗しょう症の予防のために，成人期のカルシウムは食事摂取基準の推奨量を目指して摂取することが必要である．

（3）成人期の食生活の特徴

　40，50歳代の男性で，生活習慣病のリスクを高める量の飲酒をしている者が多い．飲酒は食欲を増進させ，肥満や肝機能障害を生じる原因ともなる．

　食塩の摂取量は，男女とも食事摂取基準の目標量を超えている．

　カルシウムの摂取量は，男女とも食事摂取基準の推奨量に達していない．

　成人期では，ほかに外食，不規則な食生活時間などが問題となる．

7 老年期

（1）老年期の健康と活動

　加齢にともない老化現象を生じ，さまざまな身体機能は低下するが，暦年齢と生理学的年齢に個人差が大きい.

・**サルコペニア（骨格筋委縮）**…加齢により，筋肉量の減少や筋力の低下につながり，**ロコモティブシンドローム**（運動器症候群）を生じる.

・**フレイル（虚弱）**…加齢にともない，筋力や活動が低下している状態.

〈**食事摂取への老化の影響**〉

　・**食欲の低下**…視覚の低下，嗅覚の低下，味覚の低下などによる

　・**摂取機能の低下**…運動機能の低下により，摂取動作を困難にする

　・**咀嚼力の低下**…歯の欠損などによる

　・**嚥下障害**…咀嚼能力の衰えによる無理な飲み込み，唾液の分泌の減少などによる

　・**消化・吸収機能の低下**…消化液の分泌の減少，胃壁の弾力性収縮能力の低下などによる

　・**排泄機能の低下**…腸壁の筋緊張の低下などによる

（2）老年期の食事摂取基準

　老年期は，全身たんぱく質代謝回転速度が低下し，たんぱく質の吸収や利用効率も低下するので，たんぱく質は不足のないように摂取する.

　高齢になると，嗜好が淡泊なものになり油脂の摂取量が減少しがちであるが，必須脂肪酸は不足しないように気をつける.

　ミネラル類では，不足しがちなカルシウムの摂取量を増やし，過剰になりがちなナトリウム（塩分）のとり方に注意する.

（3）老年期の食生活の特徴

　老年期の身体活動の低下や機能の低下は，食欲不振をまねいたり，食品の選択幅を狭くしたりする. 老年期の低栄養は免疫力の低下や筋肉量，体脂肪量の低下をまねき，疾患を起こしやすくなる. そのため，**低栄養**に注意し，おいしく楽しく食事をすることも大切である.

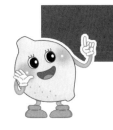

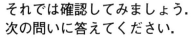

確認問題

それでは確認してみましょう.
次の問いに答えてください.

□□（1）妊娠により体重は, 妊娠前のBMIが「ふつう」の場合, およそ
（　　　）kg 程度増加する.

□□（2）妊娠期は（①　　　）の増加と（②　　　）への供給のため, 鉄
要求量は多くなる. したがって, 妊娠期や授乳期における鉄の食
事摂取基準には（③　　　）が設定されている.

□□（3）母乳は新生児の消化吸収能力に適しており, 特に初乳には母親の
（　　　）が含まれているので, 母乳栄養は大切である.

□□（4）母乳栄養児の腸内には（　　　）菌が多いのが特徴である.

□□（5）離乳は（①　　　）カ月ごろから開始し, （②　　　）カ月ごろ
までに完了するのがのぞましい.

□□（6）乳児期に用いられる（　　　）指数は, $\dfrac{体重(kg)}{身長(cm)^2} \times 10^4$ で表さ
れる.

□□（7）学童期の基礎代謝基準値の1日当たり, および体重増加量は, 成
人よりも（　　　）.

□□（8）鉄の食事摂取基準の推奨量は, 10〜11歳の女子（月経あり）で
は（　　　）mg になる.

□□（9）学童期に用いられる（①　　　）指数は, （②　　　）以下をやせ,
（③　　　）以上を肥満と判定する.

□□（10）学童期のスナック菓子や嗜好飲料のとり過ぎなどは, 脂質や糖質
のとり過ぎとなり, 成人期につながる（　　　）をまねくことに
なる.

□□（11）学校給食では, カルシウムの食事摂取基準のおよそ（　　　）％
が充足されるよう給与栄養量が設定されている.

□□ (12) 思春期には，ビタミンの中でも，エネルギー量やたんぱく質の代謝に関与する（　　　　）を十分に摂取することが必要である．

□□ (13) カルシウムと結合して骨格などを形成する（　　　　）は，食品添加物に用いられることが多いので，加工食品を摂取する機会が多い思春期には過剰摂取が懸念されている．

□□ (14) WHO および日本肥満学会では，BMI（　　　　）以上を肥満としている．

□□ (15) 成人期には，老年期に起こりやすい骨粗しょう症予防のために，（①　　　　）が不足しないよう気をつける．そのほかに，骨形成のためにはビタミン（②　　　　）やビタミン K などの栄養素も必要である．

□□ (16) （　　　　）（ダイエタリーファイバー）は，生活習慣病の予防因子としての生理作用が見直されている．

□□ (17) 閉経後の女性では，カルシウム代謝や（　　　　）代謝が変化する．骨粗しょう症や脂質異常症に注意が必要である．

□□ (18) 老年期の低（　　　　）は，免疫力の低下や筋肉量，体脂肪量の低下をまねき，疾患を起こしやすくなる．

□□ (19) 老年期は，体細胞構成成分として重要な（　　　　）の吸収や利用効率が低下するので，不足のないようにとる必要がある．

□□ (20) 老年期は，（　　　　）の欠損や咀嚼筋の衰えなどで，咀嚼力は低下する．

□□ (21) 老年期は，（　　　　）細胞の減少，味覚閾値の上昇などで味覚が鈍くなる．

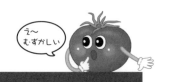

6

疾患別食事指導の実際

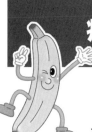

だいじょうぶ！　かんたんにまとめてみよう

****

1 糖尿病

（1）疾患の基礎知識

①疾患の特徴

　糖尿病とは，主に**インスリンの絶対的欠乏**（1型糖尿病），またはインスリン分泌低下と相対的不足（2型糖尿病）により血糖値が高い状態をいう．ほかに，その他の特定疾患の機序・疾患によるもの，妊娠糖尿病がある．糖尿病になると，糖質代謝，たんぱく質代謝，脂質代謝の異常をきたす.

1型糖尿病

- ・症状著明
- ・インスリン依存型

2型糖尿病（糖尿病全体の9割を占める）

- ・症状は軽度，ときに自覚症状がないまま発症する
- ・インスリン非依存型

〈合併症〉

- ・**急性合併症**…極度の代謝以上による糖尿病高血糖昏睡，血糖降下剤やインスリン注射による医原性低血糖性昏睡など.
- ・**慢性合併症**…糖尿病性腎症，糖尿病性網膜症，心筋梗塞，脳梗塞，神経障害，感染症などがある.

②診断と治療

- ・**糖尿病型**…次の①～④のうちのいずれかの確認で判定.

　①早朝空腹時血糖値126mg/dL以上．②75gOGTTで2時間値200mg/dL

以上．③随時血糖値 200mg/dL 以上．④ HbA1c が 6.5％以上．

これらの糖尿病型が慢性的に持続しているかどうかで診断される．

〈治療の目標〉

・QOL の維持と寿命の確保

・合併症の発症，進展の阻止

〈治療方法〉

　1型…インスリン治療

　2型…食事療法，運動療法，薬物療法

（2）食事指導の実際

①目的・目標

　適正な栄養バランスにより，体内のインスリンの需要を節約し，血糖値，体重，血圧，血清脂質をコントロールすること．

②食事指導

ⅰ）情報収集（各疾患共通）

　①医師による指示エネルギー量と各栄養素別の指示量，病態，薬物療法，指導日までの体重・検査値の推移

　②患者の栄養摂取量・食習慣，生活改善，生活活動状況

　③使用薬物と服薬の状況

　④体重測定・血圧測定・服薬などの自己管理の状況，患者および家族の病気の受容など．糖尿病では血糖測定

ⅱ）食事指導のポイント

脂質：脂肪酸組成の配慮，コレステロールの制限に気をつける．

炭水化物：単糖類・二糖類は，食後の急激な血糖値上昇をまねきやすいので，とり過ぎないようにする．食物繊維を多く摂取するようにつとめる．グリセミックインデックス（GI），グリセミックロード（GL）の低い食事が勧められる．

ⅲ）活用するツール

・**食品交換表**…食品群を栄養上の特徴から6つのグループに分け，1単位を80kcal としている．さらに，エネルギーを適正なバランスでとることができるように，栄養成分の近似した食品を6つの食品グループ（6つの表）に分け，献立への展開を考慮している．

・**カーボカウント**…食事ごとの炭水化物を計算する食事療法である．1型糖尿病の患者を対象に血糖コントロールを目的に行われる．

・**「何をどれだけ食べればよいのか」**のリーフレット（各疾患共通）

・**食事バランスガイド**（各疾患共通）

・**栄養成分表示**（各疾患共通）

・**特定保健用食品**（各疾患共通）

③**献　　立**

〈**献立の立て方**〉（各疾患共通）

　医師の指示エネルギー量により決定した単位配分に合うように，患者と一緒に献立を立てる．今までの食事に問題があれば，それを一部変更する．変える場合には患者の嗜好や，家庭でできるかどうかの確認をとりながら，決めていく．患者にとっては，何を食べたらよいかを献立として知ること，あるいは，どのような料理を作ればよいかが重要である．

④**評　　価**（各疾患共通）

　客観的評価項目として，体重，血圧，血液などの検査値，栄養摂取量などにより，目標に達しているか，合併症のコントロールができているかなどを評価する．患者の行動変容として，食習慣の変容，食への思いへの変更，療養生活の自己管理についてなどを評価する．

2 高血圧

（1）疾患の基礎知識

①疾患の特徴

　高血圧の定義…わが国を含めた世界のほとんどのガイドラインにおいて，診察室血圧 140/90mmHg 以上としている．

〈**異なる測定法における高血圧の基準値**〉

　　家庭血圧　　　：135/85mmHg

　　24 時間血圧　：130/80mmHg

　　昼間血圧　　　：135/85mmHg

　　夜間血圧　　　：120/70mmHg

・**二次性高血圧**…原因となる疾患が明らかなもの．

・**本態性高血圧**…原因が明らかでないもの．多くの高血圧は本態性高血圧．

②診断と治療
〈高血圧管理計画のポイント〉
　①血圧高値が継続的であることの確認とそのレベルの評価
　②二次性高血圧の除外
　③危険因子，臓器合併症，心血管病などの予後影響因子の評価
　④生活習慣の修正の指導
　⑤薬物療法の必要性の評価
　⑥除圧目標値の設定

（2）食事指導の実際
①目的・目標
　正常血圧を目指し，減塩，適正な栄養素の摂取，肥満者に対する減量が基本となる.
②食事指導
たんぱく質：日本人の食事摂取基準 2020 年版を参考にして調整する.
脂質：魚油由来の n-3 系脂肪酸（EPA，DHA など）は積極的摂取.
炭水化物：くだものは糖分が多く，肥満がある高血圧患者には 80kcal 程度とする. 食物繊維には降圧作用があるとの報告がある.
食塩：1 日 6g 未満に制限することが勧められている. 調味料（加工食品中の調味料の食塩も含む）として使用できる食塩は 4g/日.
ミネラル：カリウムには，降圧作用が認められている.
③献　立
〈献立の立て方〉
　「何をどれだけ食べればよいか」のリーフレットや「食事バランスガイド」などを用いて，医師から指示されたエネルギーをとるための食品の目安量を説明する. 計量・計算をした方が納得できる患者の場合には，「食品交換表」を用いるようにする.
〈献立とそのポイント〉
　食塩6g 未満を実践させるための指導では，食塩6g がどのくらいになるか，計量スプーンで食塩やしょうゆを量り，実際の量を見せて視覚的にわかるようにすると理解させやすい. 食塩6g は，あらかじめ1食の目標値を決めておくとよい. 例えば，朝食で1g, 昼食で2g, 夕食で3g.

3 脂質異常症・肥満症・痛風

（1）疾患の基礎知識
①疾患の特徴
a．脂質異常症

　脂質異常症は，他の基礎疾患に基づかない**原発性脂質異常症**と，他の基礎疾患に基づく**続発性脂質異常症**に大別できる．原発性脂質異常症は病態や遺伝子異常に基づくが，続発性脂質異常症の基礎疾患は，**糖尿病・甲状腺機能低下症・クッシング症候群**などの内分泌疾患，腎疾患，肝疾患などである．

　冠動脈疾患の既往がある場合や糖尿病，慢性腎疾患，非心原性脳梗塞などがある場合は，高リスクと判定される．

b．肥満症とメタボリックシンドローム

　肥満とは，BMIが25以上と定められ，**肥満症**とは，肥満に起因または関連する健康障害を合併するか，その合併が予測される場合で，医学的に減量を必要とする病態をさす．**メタボリックシンドローム**は，内臓脂肪蓄積に加え，所定の診断基準のうち2項目以上が該当すると定義されている．

c．痛　風

　痛風発症は，**高尿酸血症**が必須条件である．高尿酸血症の原因は，遺伝子要因や，生活習慣を含む環境要因（プリン体の摂取，肉類や動物内臓類の摂取，飲酒，激しい筋肉運動，果糖の摂取，ストレス，肥満など）が関係している．高尿酸血症が続くと体内の尿酸プールが増加し，痛風関節炎が起こる．痛風発作が未発症であっても，痛風結節があれば痛風とする．

②主な治療
a．脂質異常症・肥満症

　脂質異常症の治療方針の原則は，生活習慣の修正・改善と薬物療法の考慮である．一次予防は，危険因子となる疾患や年齢，性別，喫煙などのリスクの評価を行い，管理目標値を決定して，禁煙，食事療法，運動療法などの生活習慣の改善をする．**肥満症**では，現体重の減量目標値を，肥満症は3%以上，高度肥満症は3〜10%と設定する．治療の基本は，食事，運動，行動療法などの生活習慣を改善することである．

ｂ．痛　風

　薬物療法と生活指導である．薬物治療は早く開始し，症状が消えたら中止する．生活指導は，食事療法（適正なエネルギー摂取，プリン体・果糖の摂取制限，適切な飲水など），飲酒制限，有酸素運動について行う．

（2）食事指導の実際
ａ．脂質異常症
①目的・目標

　血中コレステロールや中性脂肪が適正値になるように，肉類，乳製品などの摂取量を減らす．肥満者では減量が基本となる．

②食事指導

　現状の食生活から 250kcal/日を減じて減量を目指す．

脂質：脂質の種類（飽和脂肪酸，n-3 系不飽和脂肪酸，n-6 系不飽和脂肪酸，一価不飽和脂肪酸）や脂質の多い食品について，「何をどれだけ食べればよいか」のリーフレットなどを用いて説明する．不飽和脂肪酸の多い食品をとるときは，ビタミン C，E などの抗酸化作用のある栄養素を含む食品と一緒にとるように勧める．

食塩：1 日 6g 未満．

アルコール：1 日当たりエタノールで 25g 以下に抑える．

③献　立

　減量，適正体重の維持，脂肪および脂肪酸摂取の適正化をはかるための調理手法や食品の選び方，食塩制限を中心とする．

　飽和脂肪酸を減らすために，肉類の脂身，乳製品を控える．魚類を積極的に摂取する．

ｂ．肥満症
①目的・目標

　肥満症（BMI25 以上 35 未満）…3 〜 6 カ月で 3％以上の体重減少．

　高度肥満症（BMI35 以上）…3 〜 6 カ月で 5 〜 10％の体重減少．

②食事指導

　「肥満症診療ガイドライン 2016」により，エネルギーは，肥満症では 25kcal/kg× 標準体重 / 日以下，高度肥満症では 20 〜 25kcal/kg× 標準体重 / 日以下を目安とし，それぞれ 50 〜 60％を糖質，15 〜 20％をたんぱく質，

15 〜 20％を脂質とする．食物繊維は積極的な摂取が勧められる．また，肥満症の患者に多くみられる食行動には，行動療法が有用である．

③献　立

脂質異常症の項を参照．

c．高尿酸血症・痛風

①目的・目標

プリン体・果糖の過剰摂取制限，十分な飲水，飲酒制限により，高尿酸血症・痛風の予防と症状の緩和．

②食事指導

適切な体重の維持（糖尿病，脂質異常症，肥満の項を参照）．

1 日のプリン体摂取が 400mg を超えないようにする．

尿酸の尿中飽和度を減少させるために，尿量を 1 日に 2,000mL 以上になるように飲水量を確保する．飲水は，水や，砂糖やミルクの入らない嗜好飲料がよい．アルコール飲料やソフトドリンクなどの，エネルギーや栄養成分を有する飲料は好ましくない．アルコール飲料は，プリン体の有無にかかわらず，それ自体の代謝が血清尿酸値を上昇させる．

③献　立

「脂質異常症」「肥満症」の項を参照．

4 虚血性心疾患

（1）疾患の基礎知識

①疾患の特徴

虚血性心疾患とは，冠動脈と心筋の需要と供給の不均衡に基づく急性・慢性の心筋障害の総称である．主として冠動脈の器質的または機能的な病的状態をさし，狭心症・心筋梗塞・虚血性心不全などがある．

a．狭心症

冠動脈の狭窄により血流量が減少した状態をいう．症状として，胸部，特に胸骨中央部の裏側に突然始まる疼痛，または締めつける感じがある．胸痛のほかに，動悸，息切れ，顔面蒼白，冷汗が出現しやすい．

b．心筋梗塞

冠動脈が閉塞したことにより，その血管に支配されていた心筋が酸素不足・栄養不足に陥り，壊死になった状態をいう．症状は，狭心症よりさらに強く

持続し，心不全，心原性ショック，心破裂などに至る場合もある．

　虚血性心疾患の危険因子は，脂質異常症，高血圧，糖尿病，肥満，メタボリックシンドローム，慢性腎臓病（CKD），喫煙，心身ストレスなど．

②診断と治療
〈診断〉

　以下の検査結果と詳細な問診が重要となる．

ａ．狭心症：心電図，運動負荷心電図，24 時間ホルター心電図など．

ｂ．心筋梗塞：心電図，心エコー図，心筋シンチグラム，血液生化学検査，心臓カテーテル検査など．

〈治療〉

ａ．狭心症：冠状動脈拡張薬を中心とした薬物治療，心臓カテーテルによる冠動脈インターベンション（PCI），外科手術である冠動脈バイパス術など．

ｂ．心筋梗塞：閉塞した冠動脈を再び開通させるための再灌流療法として，PCI または血栓溶解療法．

（2）食事指導の実際
①目的・目標

　血清脂質の正常化，高血圧の予防と治療により，虚血性心疾患の予防，虚血性心疾患患者の症状緩和と悪化の予防．

②食事指導

たんぱく質：低栄養，腎症などの合併がなければ，日本人の食事摂取基準 2020 年版を参考にし，栄養状態に合わせて調整する．

脂質：脂質異常症の項を参照．

抗酸化物質：抗酸化物質（ビタミン A，ビタミン C，カロテノイド，ポリフェノールなど）の摂取が虚血性心疾患の予防に効果があると報告されている．

炭水化物：糖質エネルギー比率は少なくとも 50％以上とし，果糖・ショ糖は控え，穀類からとるようにする．食物繊維（特に水溶性食物繊維）を積極的にとるようにする．日本人の食事摂取基準 2020 年版を参考にする．

食塩：高血圧予防のために 6g/ 日未満が推奨される．

ビタミン，ミネラル：日本人の食事摂取基準 2020 年版を参考にする．

③献　立

　「何をどれだけ食べればよいか」のリーフレット作成時に，動脈硬化を予防するポイントが盛り込まれるように，栄養バランス，食品の選択について指導する．

　医師からワーファリン®が処方されている場合には，納豆などビタミンKの多い食品の制限の指示があるので，服用している薬を確認し，指導する．

5　脳卒中

（1）疾患の基礎知識
①疾患の特徴

　脳卒中とは，脳血管障害により急激に意識障害，神経症状が出現する病態であり，主な疾患には脳梗塞（脳血栓症，脳塞栓症，一過性脳虚血発作），脳内出血，くも膜下出血がある．

ａ．脳梗塞：アテローム性血栓性脳梗塞，ラクナ梗塞，心原性脳塞栓，その他の梗塞の４つに分類される．

ｂ．脳内出血：脳実質（大脳，小脳，脳幹）内の動脈が破れ，その出血で神経細胞が障害される．高血圧が主な原因となる．

ｃ．くも膜下出血：脳の表面を走行する主幹脳動脈の動脈瘤破裂により，脳の表面を覆うくも膜内側（くも膜下腔）に出血したものをいう．

②診断と治療

　脳梗塞の診断には，CTスキャン，MRIが用いられる．閉塞血管は，脳血管造影検査，三次元CTスキャンによる血管造影法などにより検出する．

　脳卒中一般の管理としては，①脳卒中超急性期の呼吸・循環・代謝管理（呼吸，血圧，栄養，抗脳浮腫療法），②合併症対策，③対症療法（痙攣，嚥下障害，頭痛），③脳卒中専門病棟（SU）での治療があげられる．

（2）食事指導の実際
①目的・目標

　適正な体重維持，脂質，炭水化物の適切な質と量の摂取，食塩の制限，および，低栄養の改善，誤嚥性肺炎を予防するための食品・調理法の選択．

②食事指導

・急性期で意識障害・嚥下障害などがあり，経口摂取が不可能な場合…経静

脈栄養を行う.

・回復期になり，経口摂取が可能になった場合…必要な量の栄養摂取が行えない場合には，経腸栄養を用いて十分なエネルギー，たんぱく質を補給した方が，予後がよい傾向にあるとされている.

・嚥下障害がなく経口摂取で必要な栄養が確保できる場合，糖尿病，高血圧，脂質異常症，虚血性心疾患などの基礎疾患がある場合…その疾患の食事療法に従う.

・疾患に特化した食事療法を必要としない場合…危険因子となる疾患の発症予防となる食事療法を基本とする.

6 COPD（慢性閉塞性肺疾患）

（1）疾患の基礎知識
①疾患の特徴

　COPDは，タバコ煙を主とする有害物質を長期に吸入暴露することにより生ずる肺疾患で，気流閉塞を示す. 気流閉塞は末梢気道病変と気腫性病変が複合的に関係している. 主な症状は，労作時の呼吸困難や慢性の咳や痰である. 中高年者に発症するため，喫煙や加齢にともなう全身症状がみられる.

②診断と治療
〈診断〉

　COPDの診断基準は，気管支拡張薬投与後のスパイロメトリーにより測定された1秒率（FEV_1/FVC）が70%未満（他の気道性疾患が除外される）をさす. 病期分類には，予測1秒量に対する比率（対標準1秒量：%FEV_1）を用いている. CTなどの画像検査により，気腫型や非気腫型などに分類される.

〈治療〉

　症状およびQOLの改善，身体活動性の向上・維持，増悪の予防などを目的として，禁煙指導，重症度に応じた薬物治療，呼吸リハビリテーション，栄養管理，酸素療法などが行われる.

（2）食事指導の実際
①目的・目標

　COPD患者は，やせ，栄養障害の頻度が高く，食事療法の目的は栄養障

害の改善，適切な栄養状態の維持である．

②食事指導

エネルギー：COPD 患者は，消費エネルギーが増加しているにもかかわらず，消化器機能の低下，食欲不振による摂取エネルギー低下で体重減少が起こる．体重増加をはかるには，基礎代謝の 1.5 倍以上のエネルギーが必要．

たんぱく質：高たんぱく食が基本で，たんぱく源としては分枝鎖アミノ酸を多く含む食品が勧められる．

脂質：著しい換気不全がなければ，十分なエネルギー摂取を行えばよい．全身の炎症を抑えるために，n-3 系脂肪酸の摂取が勧められる．

食塩：肺性心を合併する場合には 7 〜 8g/日以下にする．

利尿薬を使用している場合には，低カリウム血症をモニタリングし，必要に応じカリウムを補給する．リン，カリウム，カルシウム，マグネシウムは，呼吸筋の機能維持に必要なので不足に注意する．

その他：腹部膨満感がある場合には，食事をゆっくり食べ，ガスの発生しやすい食品（さつまいもなど）を避ける．

③献　立

・食欲・摂食量の低下がみられた場合…1 回量を減らして食事回数を増やす献立を提案する．

・経口栄養で，必要な栄養が摂取できない場合…少量でエネルギー，たんぱく質をとることができる経腸栄養剤を紹介する．

7 肝炎・肝硬変

（1）疾患の基礎知識
①疾患の特徴

肝臓の主な機能…脂質代謝，糖質代謝，たんぱく質代謝，ビタミン代謝，ビリルビン代謝，薬物代謝，ホルモンなどの代謝など．肝臓の機能に障害が生じると，栄養状態にさまざまな影響を与える．

肝臓の主な疾患…肝炎，肝硬変，肝不全，脂肪肝，肝がんなど．

a．ウイルス性肝炎

肝炎は，肝臓の細胞が壊れて炎症を起こしている状態のことをいう．原因には，ウイルス，アルコール，自己免疫などがあるが，日本では，B 型肝炎

ウイルス（HBV），C 型肝炎ウイルス（HCV）によるウイルス性肝炎が多い．
日本の HBV キャリアは 130 ～ 150 万人と推定されている．

● **HBV**

感染者の血液・体液により感染する．

・**B 型急性肝炎**…主な原因は性行為，針刺し事故，血液や体液の取り扱いな
ど．感染すると，通常は免疫機構が働くことによりウイルスが体内から排除
され治癒するが，まれに劇症化することもある．

・**B 型慢性肝炎**…出産時の母子感染や乳幼児期の医療行為などで血液や体液
により感染する．免疫機構が未熟なため HBV が肝臓で増殖しキャリアとな
り，成長とともに免疫機能が発達すると，肝炎を発症する．

● **HCV**

感染者の血液により感染する．感染経路には，輸血，血液製剤，刺青やピ
アスの穴開けなど．感染後，急性肝炎を起こすことは少なく，多くは不顕性
感染で，60 ～ 80% の症例が慢性化するといわれている．

B 型慢性肝炎，C 型肝炎は，肝硬変や肝がんへ進行する場合がある．

b．肝硬変

肝硬変は，肝細胞の壊死，肝繊維化が持続した結果，肝臓組織が変化し，
肝機能不全と門脈亢進症を起こし，肝臓の外観が変形や硬化した状態をいう．
原因には，① B 型肝炎や C 型肝炎などのウイルス性肝炎，②薬剤性，また
は中毒性肝障害，③アルコール性肝炎，脂肪肝，④その他（低栄養，慢性胆
汁うっ滞，日本住血吸虫性肝硬変など）がある．臨床的分類では，**代償性肝
硬変**と**非代償性肝硬変**に分類される．肝硬変の自覚症状には，全身倦怠感，
易疲労感，腹部膨満感，食欲不振などがある．

②診断と治療

〈診断〉

a．肝炎…血液検査による肝機能検査と肝炎ウイルスマーカーの測定，お
よび，超音波画像診断，肝生検などを行い，総合的に判断する．

b．肝硬変…血液検査，画像診断，腹腔鏡検査，肝生検などを行う．

〈治療〉

a．ウイルス性肝炎

・**B 型肝炎**…抗ウイルス療法，肝庇護療法，免疫療法など．B 型急性肝炎の
場合は，急性期の安静，肝庇護療法，食事療法により治癒することが多い．

　B型慢性肝炎では，抗ウイルス療法として，インターフェロン（Peg-INF）や核酸アナログ製剤（ETV，TDF，TAF）による治療を行う.
・**C型肝炎**…主な治療法は，抗ウイルス療法と肝庇護療法である.抗ウイルス療法は，体内からのHCVの完全排除を目指して，初回治療・再治療とも，DAA併用によるIFN-free治療が推奨されている.

b．肝硬変

　肝硬変そのものを治療できる薬剤はない.定期的な検査により肝機能や合併症の経過観察をし，症状に応じた治療を行う.
・**原因疾患がウイルス性肝炎の場合**…ウイルスの型に応じた抗ウイルス療法.
・**合併症の治療**…消化管出血は，出血源の内視鏡による止血，内視鏡による食道静脈瘤結紮，食道静脈瘤硬化療法など.
・**腹水・浮腫に対して**…減塩食，利尿薬内服，アルブミンの点滴投与など.
・**肝性脳症**…アミノ酸代謝異常を調整する肝不全用特殊組成アミノ酸輸液.さらに，便秘の解消が重要なため，ラクツロースなどの製剤を投与する.
・**肝硬変が重症化した場合**…基準を満たせば肝移植の適応となる.

（2）食事指導の実際
①目的・目標
・慢性肝炎，肝硬変の場合
　①適正な体重維持
　②栄養状態，たんぱく質の不耐症の有無による適正なたんぱく質摂取と，肝不全用経腸栄養剤の使用
　③浮腫・腹水有無による適正な食塩管理
　④便秘の予防
　⑤血清フェリチンが高い場合の鉄の制限
　⑥糖新生の低下による空腹時の低血糖の対応
　⑦食道静脈瘤がある場合の食事の注意など
②食事指導
a．代償期
　特別の生活制限は必要とせず，規則正しい生活を心がけ，便秘・過労を避ける.食欲不振が強く，低栄養がみられる場合には，経腸栄養剤などを用い

て，栄養状態の改善をはかる．

エネルギー：標準体重（BMI＝22）を用いて，体重1kg当たり25～30kcalが目安．耐糖能異常は肝硬変の病態に影響を与えるので，肥満にならないように調整する．

たんぱく質：標準体重を用いて，体重1kg当たり1.2～1.3gが目安．

脂質：総エネルギーの20%が目安．

食塩：5～7g/日の，ゆるやかな制限．

鉄：血清フェリチンが基準値以上の場合には，7mg/日以下にする．

アルコール：禁酒が原則となる．

その他：食後30分程度の安静が必要だが，適度な運動も重要．ビブリオ・バルニフィカス感染症予防のため，夏季は海産魚介類の生食を避ける．

b．非代償期

腹水・浮腫などがみられる場合には安静にする．

エネルギー：標準体重を維持するように，標準体重当たり25～30kcal/kg/日を目安とする．体重は浮腫の影響があるので，浮腫の有無を確認する．肝不全用経腸栄養剤を併用する場合には，ここから得られるエネルギー相当分は食事から差し引くことが原則となる．

たんぱく質：たんぱく質不耐がない場合は，標準体重当たり1.2～1.3g/kgが目安．たんぱく質不耐がある場合は，標準体重当たり0.5～0.7g/kgとし，肝不全経腸栄養剤を併用する．肝不全用経腸栄養剤は，処方されている量によっても異なるが，就寝前の夜食（LES）が2包以上の場合には，夜間に加えて食間に飲用する．

脂質：厳しい制限はないが，脂質の多い食品を重ねてとらないようにする．多価不飽和脂肪酸が勧められる場合もある．

炭水化物：糖の利用障害があると，早朝に糖の不足状態になる場合がある．就寝前に200kcal/日程度の夜食をとることで，早朝の低血糖の予防に有効．夜食に肝不全用経腸栄養剤の服用が行われることもある．

食塩：腹水・浮腫があれば，5～7g/日程度のゆるやかな制限．

鉄：肝機能が低下すると肝臓に過剰な鉄が蓄積するため，血清フェリチンが基準値以上の場合には，7mg/日以下にする．鉄の多い肉類のレバー，あさり，緑黄色野菜の過剰な摂取などの注意をすればよいが，鉄を強化した食品があるので，食品の栄養成分表示に注意する．

アルコール：禁酒が原則となる．

〈合併症対策〉

・高アンモニア血症がある場合…便秘の回避が重要で，便通を調えるためにラクツロースが処方される．食物繊維の多い食品を摂取するようにする．

・食道静脈瘤がある場合…静脈瘤を傷つけないようにやわらかい食品を選び，よくかんで食べるようにする．

・ビブリオ・バルニフィカス感染症予防…特に夏季は海産魚介類の生食を避ける．

・肝機能障害がある場合…サプリメントなどの服用・飲用にあたっては，主治医・薬剤師に相談するよう指導する．

・肝庇護のため…食後30分程度安静にするよう指導する．

③肝不全用経腸栄養剤

肝不全用経腸栄養剤の飲用の意義，使用法や飲用のタイミングなどを説明する．肝不全用経腸栄養剤からとるエネルギー分を食事のエネルギーから減らすことを説明する．主に主食・調味料で減らすので，その量について指導する．味がなじめない場合には，専用のフレーバーもあるので紹介する．また，溶解した後は冷蔵庫に保管し，10時間以内に飲用するなど，衛生上の注意もする．

④献　立

「何をどれだけ食べればよいか」のリーフレットで，たんぱく源となる魚介類，肉類，卵，乳類などの摂取量について説明する．

・食欲が保たれている場合…食事の満足度が低下しないように，魚介類，肉類をあまり減らさなくても**低たんぱく食**が実践できる献立を紹介する．

・食欲不振がある場合…口当たりのよい，あっさりとした料理が好まれる．薄味が食欲低下になっている場合もあるので，医師に相談して，一時的に食塩制限をゆるめ，食事量が増えてきた時点で，もどすなどの工夫も必要となる．

・便秘予防…食物繊維の多い食品や食物繊維の多い料理を紹介する．

・食道静脈瘤があって，やわらかい食事が必要な場合…フライや天ぷらはラップをして電子レンジで短時間加熱すると表面がやわらかくなる．魚は骨のない魚にすると安全に食べられるようになるなど，日常の食事に合わせて具体的に指導する．

8　膵炎・胆石症

（1）疾患の基礎知識
①疾患の特徴
ａ．膵　炎

　膵炎とは何らかの原因で膵臓が炎症を起こした状態の疾患で，急性膵炎と慢性膵炎に分類される．

・急性膵炎…膵臓の急性炎症で，他の隣接する臓器や遠隔臓器にも影響を及ぼし得る．膵臓で分泌されるたんぱく質消化酵素が何らかの原因により膵臓内で活性化し，膵臓の自己消化が起こり，周辺組織も破壊し，全身合併症を生じる．比較的軽症のもの（浮腫性膵炎）では短期間に回復するが，重症例では多臓器不全を発症し，致命的になることもある．主な症状は，上腹部に急性腹痛発作が出現する．疼痛は継続し，悪心・嘔吐をともなう．背部痛，発熱などがみられることもある．

・慢性膵炎…膵臓の内部に不規則な線維化，細胞浸潤，実質の脱落，肉芽組織などの慢性変化が生じ，進行すると膵外分泌・内分泌機能の低下をともなう病態である．主な症状は，腹痛，背部痛である．インスリンの分泌低下による糖尿病症状が起こることがある．

　膵炎の原因は，アルコールの過剰摂取が多く，その他，胆石症，脂質異常症，腹部外傷などがある．

ｂ．胆石症

　胆石は，胆汁中の成分（コレステロール，色素）が胆道（胆嚢，総胆管，肝内胆管）内で固まって石状，泥状，砂状などになったものである．

　高齢化と食生活の欧米化とともに，胆石をもつ人の割合は増加している．

・胆石の分類…コレステロール結石，胆汁の成分であるビリルビンが固まったビリルビンカルシウム結石，黒色石など．

・胆石症の主な症状…上腹部の疝痛，黄疸，発熱，悪心・嘔吐．

　疝痛発作は，脂肪の多い食事後，過食をした後，夜間に突発する心窩部や右季肋部の激痛で始まり，背中から肩にかけて痛みが広がり，数十分〜数時間持続する．黄疸は，胆石が胆管に詰まり，胆汁の流れが障害されるとあらわれる．総胆管に生じた結石は膵液の流れを妨げて，急性膵炎を引き起こすこともある．

②診断と治療
a．膵　炎
　急性膵炎の診断は，診断基準に基づいて判定を行い，血液検査や画像診断により成因を検索する．慢性膵炎の診断は，診断基準に基づいて判定する．
・急性膵炎：重症度判定基準により重症度を判定し，治療方針を決定する．基本的な治療は，呼吸・循環のモニタリングによる管理，絶食による膵の安静，輸液による水分と栄養の補給，疼痛の緩和，感染症対策などである．
・慢性膵炎：膵機能障害の程度，膵形態異常の程度，合併症の有無，成因および素因，社会的環境を検討し，代償期，移行期，非代償期のどの段階にあるかを判定して治療方針を決める．アルコール性慢性膵炎では禁酒が最も重要である．代償期では急性増悪予防のため，食事指導と生活指導を行う．非代償期では，膵機能障害が出現しているため，栄養障害の改善と糖尿病などの合併症の治療が中心となる．

b．胆石症
　食生活習慣（嗜好品），就労時間，体重増加の有無などを聴取する．血液検査，腹部超音波検査，腹部 CT 検査を行い，胆石のある場所と状況を診断する．総胆管結石が疑われるときは，MR 胆管膵管撮影法（MRCP），内視鏡的逆行性胆管膵管造影（ERCP）などを行う．
　胆石の治療法には，胆嚢温存療法と手術療法がある．無症状の胆石は基本的に経過観察となる．
　疝痛発作の予防のためには，食事指導によるコレステロール・脂質制限，ストレスの軽減，過労の回避，肥満の場合は減量が重要である．

（2）食事指導の実際
a．慢性膵炎
①目的・目標
　アルコールと脂肪摂取と喫煙を制限し，急性再燃や合併症を予防する．また，食欲不振による低栄養を改善する．
②食事指導
ⅰ）栄養管理
日本消化器学会編集の「慢性膵炎診療ガイドライン」によって，日本では，

慢性膵炎の食事療法は病期を考慮して行われている．

〈代償期〉

膵臓の機能が残存しているため，膵を刺激しないように，高脂肪食と香辛料を避け，炭水化物を多めに摂取することが推奨されている．

脂肪は，腹痛が存在する場合には1日 30 ～ 35g が重要とし，1食 10g 以下にすると血中 CCK が上昇しないという報告の紹介をしている．腹痛が存在しない場合には，30g 以上（40 ～ 60g）の脂質を摂取しても問題はないとしている．

〈非代償期〉

慢性膵炎が進行して膵臓の働きが失われ，痛みが消失するが，消化吸収障害や**膵性糖尿病**を発症する．

栄養素を十分に吸収できず栄養状態が悪くなったときは，食事回数を増やすなどの工夫，脂溶性ビタミン，ビタミン B_{12}，葉酸，微量元素，抗酸化物質の摂取が推奨されている．

アルコール：アルコール性の慢性膵炎では禁酒が推奨されている．

その他：禁煙

●膵性糖尿病：

栄養状態が悪い場合が多くみられるため，栄養状態の改善が重要となる．栄養状態の評価は，BMI，Hb，コレステロール，アルブミンなどを用いて行う．エネルギーは，標準体重当たり 30kcal 以上が推奨される．また，膵性糖尿病は非代償期にあることが多いので，一律な脂肪制限は慎み，病態に応じて対応する．インスリン治療している場合が多いので，低血糖に注意する．血糖コントロールの目標は，高めに設定することを勧めている．

　　　HbA1c　7.5% 前後

　　　空腹時血糖　80 ～ 150mg/dL

　　　食後2時間値　150 ～ 250mg/dL

ⅱ）食事指導

慢性膵炎の食事療法については十分に確立していないため，医師とよく連携をとり，病気の重症度，病期，栄養状態，使用している薬剤などを考慮して指導を行う．

膵性糖尿病では，低血糖が起こりにくい食事への配慮，起こったときの対応などを指導する．

b．胆石症
①目的・目標
コレステロールの多い食品や脂質を制限し，疼痛発作を予防する．
②食事指導
疝痛発作時は，**静脈栄養**が中心．特に症状がない場合には，適正な体重維持をはかるエネルギーコントロールを行い，脂質を控え，食物繊維を十分に摂取する．

胆石に特化した食事療法はないが，胆石形成のリスクファクターとして，脂質異常症や非アルコール性脂肪肝患者に，胆石の保有率が高い．
・リスク増加因子…炭水化物，糖質，動物性脂肪の過剰摂取，身体活動の低い生活，夜間の長時間にわたる絶食
・リスク低下因子…くだもの，野菜，ナッツ，多価不飽和脂肪酸，植物性たんぱく，食物繊維，カフェイン，適度な飲酒，適度な運動
③献　立
適正体重までの減量，適正体重維持が指導の中心となる．

9 CKD（慢性腎臓病）

（1）疾患の基礎知識
①疾患の特徴
CKD（慢性腎臓病）の重症度は，**蛋白尿**と **GFR**（糸球体ろ過量）の程度により判定される．

CKD は末期腎不全へ進行しやすく，また，心血管疾患を発症しやすい．

CKD の代表的な原因疾患は，糖尿病と高血圧である．その他の要因は，高齢による腎機能の低下，CKD の家族歴，腎形態異常，脂質異常症，高尿酸血症，非ステロイド系消炎薬などの常用薬，急性腎不全の既往，肥満，メタボリックシンドローム，膠原病，感染症，尿路結石などがある．

症状は，初期には無症状のことが多く，易疲労感，倦怠感，食欲不振，嘔気，浮腫などが出現しやすい．
②診断と治療
尿検査，血液検査を行い，異常がある場合は，画像診断，腎生検などの原因検索を行う．

治療は重症度により異なる．重症度や年齢に応じて，腎臓専門医・専門医

療機関に紹介する．生活指導は，禁煙，インフルエンザワクチン接種，食事指導などである．血圧管理，脂質管理，血糖値管理，貧血管理，薬物療法を行う．

　末期腎不全では，腎代替療法（透析療法，腎移植）が必要になる．透析療法開始後ならびに腎移植後は，腎機能を悪化させないため，食事管理，血圧管理，血糖値管理，血清脂質管理，貧血管理，薬物管理を実施していく．

（2）食事指導の実際
①目的・目標
　電解質，体水分，血圧，糸球体ろ過などの適正管理をし，腎機能低下を防ぐこと．
②食事指導
　「慢性腎臓病に対する食事療法基準 2014 年版」では，CKD ステージによる成人の食事療法基準をエネルギー，たんぱく質，食塩，カリウム，リン，水分について定めているので，病態に応じて調整する．

　高齢期の患者には，「サルコペニアを合併した CKD の食事療法におけるたんぱく質の考え方と目安」（日本腎臓学会，2019）を参考にする．
③献　立
　減塩については，「高血圧」の項を参照．

　たんぱく質の制限がある場合は，特別用途食品病者用や特殊食品の利用が簡便である．軽度のたんぱく制限であれば，主食を低たんぱく質のごはんやパンに変更するだけで，たんぱく制限食が実践できる．

　炭水化物の給源として穀類が勧められるが，カリウム，リンの制限がある場合には，未精白の穀類はカリウム，リンが多い傾向にあることを説明する．

　カリウムの多い食品についての注意をうながす．特に抹茶，茶葉を食べるデザート，クロレラ，青汁など．カリウムは水溶性なので，食材をゆでこぼすことによって減らすことができる．また，食事以外に，健康のためと称して飲食している食品についても注意するよう指導する．

　水分は，尿量，浮腫の状況によって制限されるが，過度にならないように注意をする．食塩摂取量が多くなると水分の摂取量も多くなるので，透析間の体重増加が多い場合には，食塩摂取量を見直すように指導する．

10 潰瘍性大腸炎・クローン病

(1) 疾患の基礎知識

①疾患の特徴

a. 潰瘍性大腸炎

　大腸の粘膜と粘膜下層にびらんや潰瘍ができる炎症性疾患で，慢性に経過する．発症年齢のピークは20歳代だが，若年者から高齢者まで発症する．

　病変は，肛門にいちばん近い直腸から連続性に上行性に広がっていく性質がある．原因は特定されていない．代表的な症状は，下痢，(粘) 血便である．軽症例では血便はわずかであるが，重症例では排便回数は増え，毎回のように水様の血便となる．下記のように分類される．

①病変の広がりによる分類：全大腸炎，左側大腸炎，直腸炎，右側あるいは区域性大腸炎

②病期の分類：活動期，寛解期

③重症度による分類：軽症，中等症，重症

④臨床経過による分類：再燃寛解型，慢性持続型，急性激症型，初回発作型

b. クローン病

　クローン病 (CD) は，免疫異常などの関与が考えられる肉芽腫性炎症性疾患で，小腸・大腸を中心に浮腫や潰瘍を認め，腸管狭窄や瘻孔を特徴とする．消化管のうち，特に大腸，小腸に好発しやすい原因不明の疾患である．好発年齢は10歳代後半から20歳代前半で，男女比は約2：1．主な症状は，腹痛，下痢，血便，発熱，全身倦怠感，体重減少・栄養障害などである．

②診断と治療

a. 潰瘍性大腸炎

　持続する下痢や血便を主訴とし，大腸内視鏡検査においてびまん性の炎症の所見を認め，また，その生検組織の病理学的検査にて特徴的な所見を認めた場合に診断される．

　治療は，重症例では入院して脱水，電解質異常，貧血，栄養障害などに対する管理が必要である．完治させる内科的治療はないが，大腸粘膜の異常な炎症を抑え，症状をコントロールするために薬物治療が行われる．大腸穿孔や大量出血，内科治療に反応しない重症例や大腸がん合併例は手術適応．

　薬物療法では，主に5-ASA：アミノサリチル酸製剤，ステロイド剤が使用される．治療により症状の改善や消失（寛解）が認められるが，再発する場合も多く，継続的な内科治療が必要となる．

b.　クローン病

　臨床症状や，貧血やCRP上昇などの血液検査，X線造影検査や内視鏡検査，CT，MRIなどの所見で診断される．

　治療の目的は，病気の活動性をコントロールして寛解状態を維持し，患者のQOLを高めることである．そのために薬物療法，栄養療法（経腸栄養療法または完全静脈栄養），外科療法を組み合わせて，栄養状態を維持し，症状を抑え，炎症の再燃・再発を予防する．

（2）食事指導の実際
①目的・目標
　潰瘍性大腸炎・クローン病の食事療法の目的は，腸管の負荷を減らし，症状を緩和，栄養状態を改善し良好に維持すること．
②食事指導
・食物繊維の多い食い食品を控える．
・脂肪の多い食品や料理をとり過ぎないようする．
・刺激物，牛乳・乳製品などは，下痢・腹痛などを招く場合には控えるように指導する．
・甘いもの，冷たいものをとり過ぎないようにする．
・何をどのくらい食べたらよいかを説明する．

a.　潰瘍性大腸炎
・活動期で劇症，重症の場合…腸管を休ませるために，腸管を介した栄養補給は行わず，経静脈栄養で水分，栄養の補給を行う．
・中等症，軽症…流動食から開始し，徐々に低残渣，低脂肪に移行する（五分食→全粥食→常食）．
・禁食期間が2週間以上にわたり，小腸粘膜の萎縮が予想される場合…経腸栄養剤から開始する．
・回復にともなう食事の進め方のポイント…消化のよい食品を選び，高エネルギー，高たんぱく，低脂肪，低残渣を基本とする．
・ステロイドを服用している場合…糖尿病，肥満，脂質異常症を誘発しやす

い状態にあるので，体重の推移や血液検査の結果に注意をはらう．

たんぱく質：卵，大豆，魚などの良質なたんぱく質が勧められる．

脂質：下痢を悪化させるので，高脂肪食を避ける．

牛乳・乳製品：乳糖分解能が低下していることが多いので多飲を避ける．

食物繊維：下痢や腹痛の原因となるので，低繊維食とする．ただし，くだものなどに含まれる水溶性の食物繊維は下痢の軽減に有効とされている．

その他：香辛料などの刺激物や，アルコール，炭酸飲料は控える．

・寛解期…適正な体重を維持するエネルギー，栄養のバランスのとれた食事にする．暴飲暴食や，刺激物の摂取を避ける．アルコール類は少量，コーヒーは薄くする．牛乳・乳製品は，下痢や腹痛がなければ制限しなくてよい．

b. クローン病

〈**活動期（重症）**〉腸管を休めるため，静脈栄養法によって必要なエネルギー，栄養素を確保する．

〈**活動期（軽症～中等症）**〉経口栄養も可能であるが，腸への負担が少ない成分栄養剤，半消化態栄養剤で栄養補給を行い，寛解状態に合わせて経腸栄養を減らし，経口栄養による栄養補給を行う（スライド方式）．薬物療法を併用する場合にも，必要カロリーの半分程度は栄養剤で摂取する（＝half ED）．食事の基本は，低脂肪，低残渣，消化のよいものとなる．クローン病では狭窄が起こりやすいため，特に不溶性の食物繊維の摂取を避ける．

〈**寛解期**〉再燃を予防目的としつつ，必要なエネルギーは確保することがのぞましい．狭窄がなければ，食物繊維を制限する必要はないため，低残渣にこだわることはない．不足をまねく恐れがある栄養素は，医療用サプリメントによって効率よく摂取する．炎症がなくても腹痛，膨満，鼓腸，便通異常が改善しない場合は，低FODMAP食品（発酵性の糖質をあまり含まない食品）が有効との報告がある．

11 胃切除術後（周術期）

（1）基礎知識

胃切除は，主に胃がんの治療として行われる．手術手技を大別すると，開腹胃切除法と内視鏡的切除法に大別される．手術の種類は，胃全摘術，幽門側胃切除術，幽門保存胃切除術，噴門側胃切除術などである．胃切除術後，胃の形態・機能をできるだけ残存し，障害発生を予防するために，再建術が

行われる．胃がん切除時，根治目的でリンパ節郭清が行われることが多い．

　胃切除後に出現しやすい症状は，消化・吸収不良，ダンピング症候群，逆流性食道炎，下痢，貧血（巨赤芽球性貧血，鉄欠乏性貧血など）などがある．

ダンピング症候群

・早期ダンピング症候群…食物が十二指腸あるいは上部空腸内へ急速に運ばれ，食後20 ～ 30分に冷汗，動悸，めまい，眠気，腹鳴，脱力感，顔面紅潮や蒼白，嘔吐，下痢，腹痛などの症状出現．

・後期ダンピング症候群…食後2 ～ 3時間に起こる低血糖が原因であり，めまい，脱力感，嘔吐，悪心，意識障害などの症状出現．

　消化管手術後，早期に経口的な栄養摂取開始は腸管運動回復を促進し，術後の麻痺性イレウスを予防できると報告されている．腸管運動が回復することにより，摂食量が増加する．

（2）食事指導の実際

①目的・目標

　胃切除後に起こる後遺症である，ダンピング症候群，消化管内容物の逆流，貧血，骨粗しょう症，下痢などの予防や対応である．特に後遺症がみられない場合は，胃切除後に特化した食事療法はない．

②食事指導

ⅰ）食事指導のポイント

　手術直後の栄養管理は静脈栄養（TPN, PPN）で行うが，ERASプロトコールの考え方で，早期から**経腸栄養**を開始し，IED（免疫増強栄養剤）を用いることが推奨されている．

・回復期のエネルギー，栄養素量…エネルギー，たんぱく質は多めに設定するが，絶食期間後に最初に与える静脈栄養（あるいは　静脈栄養＋経腸栄養）の投与量は，目標量の30％程度を目安にし，徐々に増やしていく．

・経口摂取…術後2 ～ 4日で始まる．食事は，流動食→三分粥→五分粥→全粥と徐々に形態を上げる．胃切除後は，量が少なくなる．必要栄養量が3回の食事で充足できるようになるまで，1日4 ～ 6回の分食にする．食べ過ぎて腹部膨満感につながることもあるので，術直後には大食を控える．やわらかめの食事を，ゆっくりよくかんで食べるように指導する．

　退院直後は体重減少があることもあるが，食事量が手術前と同じようにな

れば，栄養状態は徐々にもどるので，不安を抱かないように助言し，食事が進まず，体重減少が多い場合には主治医に相談するよう指導する．

ii）術後後遺症の予防と対応

・**早期ダンピング症候群**…胃の容量が少なくなるために，食物が急激に腸に入るために起こる症状．1回の食事量を減らし，頻回食とする．

・**後期ダンピング症候群**…食後，急激に糖が吸収され，多くのインスリンが分泌されるために発症する低血糖症状．症状が起こった場合には，あめなど，吸収の早い糖質をとる．予防的には吸収の早い甘いものを避け，1回の食事量を減らし，頻回食とする．

・**消化管内容物の逆流（逆流性食道炎）**…ゆっくりよくかんで食べる，1回の食事量を少なくする，高脂肪の食事を控える，食後すぐに横にならない，夜間に食道逆流がある場合にはファーラー位で就眠するなど，食べ方や姿勢に気をつける．

・**貧血**…鉄欠乏性貧血と，術後数年後にビタミン B_{12} の欠乏によって起こる**巨赤芽球性貧血**の発生頻度が高い．低栄養の回避，鉄分の多い食品，ビタミン B_{12} の多い食品の摂取が勧められ，薬物療法も行われる．

・**骨代謝障害，骨粗しょう症**…摂取量不足，脂肪の吸収障害の影響で起こる．脂溶性ビタミン D，K の不足，カルシウムの吸収障害などが原因となる．食事のカルシウム，ビタミン D，K を増やす．

・**下痢**…食物が急激に腸管へ移行するためや，脂肪の吸収障害などがある．前者はゆっくり食べるようにし，1回の食事量を少なくし頻回食にする．後者では，脂肪を減らすようにする．

12 摂食・嚥下障害

（1）疾患の基礎知識
①特 徴

摂食・嚥下障害は，何らかの原因で食物を咀嚼できない（**咀嚼障害**），または飲み込むことができない（**嚥下障害**）状態をいう．嚥下障害があると，栄養障害，誤嚥性肺炎を起こしやすく，低栄養を助長しやすい．

摂食・嚥下障害の基礎疾患で最も多いのは脳梗塞などの脳血管疾患であり，パーキンソン病，多発性筋炎などの神経疾患，口腔の炎症疾患，腫瘍などで発症しやすい．

〈主な原因〉

　炎　　症：口内炎，舌炎，扁桃炎など

　腫　　瘍：舌がん，口腔がん，咽頭がん，食道がんなど

　神経性：脳血管障害，変性疾患（ALS，パーキンソン病）など

　医療行為：経管栄養のルートによる圧迫，薬の副作用など

　加　　齢：筋力の低下

〈主な症状〉

　食事時間の遅延，食物の誤嚥・嚥下障害，口腔内の食物残渣・貯留，むせ，口腔内の喀痰貯留・誤嚥などであり，無症状の場合もある．誤嚥物は食物のほか，唾液，胃食道逆流物があり，非経口栄養の場合でも起こす場合がある．

②診断と治療

　現在の症状や経緯の聴取，全身状態，身体機能の観察．スクリーニングテストとして，水飲みテスト，反復唾液飲みテスト，フードテストなどの簡易検査を行う．摂食・嚥下障害が疑われる場合には，精密検査を実施．摂食・嚥下障害の程度と変化を査定するために，摂食・嚥下障害評価表を用いる．

〈主な治療〉

　食事・栄養管理，口腔ケア，嚥下リハビリテーションなどを行う．

・栄養管理：食事は，嚥下しやすいとろみのある半流動食とする．代替栄養法には，中心静脈栄養，経腸栄養がある．

・嚥下リハビリテーション：食物を用いず，摂食・嚥下機能にかかわる器官の働きを訓練する間接訓練（基礎訓練）と，食物を用いて訓練する直接訓練（摂食訓練）がある．

・外科治療：気管切開術，輪状咽頭筋切除術，咽頭挙上術，声門閉鎖術，気道食道分離術，咽頭摘出術がある．

（2）食事指導の実際

①目的・目標

　体が必要とする栄養量を供給できるように栄養補給ルート・方法を選択し，食事形態や摂食時の姿勢などを工夫して誤嚥を予防する．

②食事指導

　誤嚥を予防し，体が必要とする栄養量を供給できるよう栄養補給ルート・方法の選択をし，誤嚥を起こしにくい調理法の工夫を行う．

特別な食事療法を必要とする基礎疾患がある場合には，基礎疾患の栄養処方に従う．それ以外は「日本人の食事摂取基準」を参考に，栄養管理を行う．低栄養，誤嚥性肺炎に注意する．嚥下障害は低栄養のリスクとなるので注意する．低栄養状態で，エネルギーやたんぱく質の摂取を高く設定する場合には，過栄養にならないように注意する．

栄養補給ルートは，静脈栄養，経腸栄養，経口栄養がある．

胃からの食道逆流を予防するため，摂食時の姿勢及び食後の姿勢について，気をつける．食事時間は30分程度を目安とし，食後は1〜2時間座位とする．

食後の口腔ケアは，残留した食物による誤嚥予防に重要である．

③嚥下食の調整

嚥下食は，食事に適度な硬さや粘度をつけ，食塊形成が容易になるなどの工夫をして，誤嚥を起こすリスクを下げた食事のことをいう．この他，むせやすい食品，食塊形成のしにくい食品（ぽろぽろしたもの），飲み込みにくい咽頭残留のある食品などを避けるようにすることが必要である．

13 褥　瘡

（1）疾患の基礎知識
①特　徴

褥瘡は，身体に加わった外力が骨と皮膚表層の間の軟部組織の血流を低下，あるいは停止させ，この状況が一定時間持続されると組織が不可逆的な阻血性障害に陥ることである．

〈主な原因〉

・一定以上の圧力とともに，摩擦，ずれ，浸潤などの外的要因

・低栄養，加齢，低血圧，低酸素分圧などの内的要因

脳卒中後遺症・神経性難病などで，自力で体位変換ができない状態，嚥下障害や認知症などで低栄養が加わると，褥瘡の発症が助長される．

〈発生部位〉

仙骨部，坐骨部，尾骨部，腸骨部，大転子部，踵骨部などで，発赤，皮膚の損傷（真皮，皮下組織，体腔など）の症状がある．皮膚障害が進行すると，難治性潰瘍となり，筋肉や骨の露出，壊死となることもある．

②診断と治療

褥瘡の発生予測は，ブレーデンスケールに，褥瘡の重症度と経過評価は，

日本褥瘡学会が提案している評価表に基づいて行われている場合が多い.

〈主な治療〉

　早期発見し悪化させないために予防的ケア，発生後には治療的ケアを必要とする．①皮膚観察，②体位変換，③スキンケア，④全身管理（基礎疾患，栄養状態），⑤保存的治療（ドレッシング材や外用薬の使用），⑥外科的治療など．発生後は感染を有する褥瘡への薬剤の使用，低栄養改善の栄養管理など．長期臥床の場合，発生前からの予防が必要で，発生後もケアを継続し悪化を予防する．壊死状態には，デブリードマンを施行することが多い.

（2）食事指導の実際
①目的・目標
　基礎疾患のコントロールと栄養管理を含む全身管理を実施することにより，褥瘡を早期に治癒させること.
②食事指導
ⅰ）栄養管理
　「褥瘡予防・管理ガイドライン第4版」では，褥瘡の発症予防，発症後の褥瘡治療には，高エネルギー，高たんぱくについては十分な根拠があり勧めている．亜鉛，アスコルビン酸，アルギニン，L-カルノシン，n-3系脂肪酸，コラーゲン加水分解物などは根拠が十分でないので，投与してもよいが疾患を考慮して介入するとしている.

エネルギー：基礎エネルギー消費量の1.5倍以上を補給する.

たんぱく質：低栄養状態の患者の場合では，発症予防として高たんぱく質サプリメント補給は勧められるが，治療としての効果のエビデンスは十分でないため，数値は示されていない．NPUA/EPUAP（米国褥瘡諮問委員会／ヨーロッパ褥瘡諮問委員会）のガイドラインでは，1.25〜1.5g/kg/日を推奨.

その他：アミノ酸などの窒素化合物を含む栄養補助食品などは，腎機能が悪化する可能性があるので,投与する場合には疾患を考慮すると勧告している.

ⅱ）食事指導
　患者は基礎疾患があり自力で体位交換ができないなど，さまざまな状態にある．また，摂食・嚥下障害，うつ，認知障害がある場合もある．したがって，多職種からなる褥瘡チーム，NSTチームなどで，栄養指導計画を立てることが重要となる.

患者の食嗜好を考慮し，患者が食べやすい食事となるよう具体的な食事内容，食事調整を行う．必要に応じ栄養補助食品の使用について説明する．

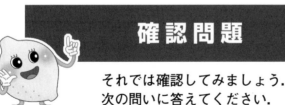
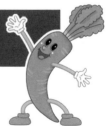

確認問題

それでは確認してみましょう．
次の問いに答えてください．

□□（1）糖尿病とは，主に（　　　　）の絶対的欠乏，またはその分泌低下と相対的不足により血糖値が高い状態をいう．

□□（2）糖尿病の多くを占める（　　　　）型糖尿病は，自覚症状がないまま発症することが多く，診断・治療が遅れると，さまざまな合併症を引き起こす．

□□（3）糖尿病の食事指導に使われる食品交換表は，食品を栄養成分の似た食品の（①　　　　）つのグループ（表）に分類し，（②　　　　）kcal のエネルギー量となる食品の重量を 1 単位分として，同じ単位内で食品を交換し，指示された 1 日の単位内で摂取食品に変化をつけることが可能になっている．

□□（4）糖尿病では，炭水化物のうち（①　　　　），（②　　　　）は，食後の血糖値の急激な上昇をまねきやすいので過剰摂取に注意する．

□□（5）高血圧とは，わが国を含めた世界のほとんどのガイドラインにおいて，診察室血圧（①　　　　）mmHg 以上としている．また，家庭血圧では（②　　　　）mmHg 以上としている．

□□（6）高血圧のうち，原因となる疾患が明らかなものを二次性高血圧，原因が明らかでないものを（　　　　）高血圧という．

□□（7）高血圧の食事指導では，食塩は 1 日（①　　　　）g 未満に制限すること，降圧作用が認められているミネラルの（②　　　　）や，魚油由来の（③　　　　）脂肪酸の積極的摂取が勧められている．

□□（8）脂質異常症は，脳梗塞や狭心症，心筋梗塞など，（　　　　）症に関連するさまざまな疾患や，脂肪肝，糖尿病などを発症しやすい．

□□（9）肥満とは，BMI（①　　　）以上と定められ，肥満症とは，肥満に起因または関連する健康障害を合併するか，その合併が予測される場合で，医学的に（②　　　）を必要とする病態をさす．

□□（10）（①　　　）蓄積に加え，高血糖，脂質異常，高血圧のうち2つ以上が該当する場合，（②　　　）と定義される．

□□（11）痛風発症は，（①　　　）が必須条件である．①が続くと体内の尿酸プールが増加し，痛風（②　　　）炎が起こる．痛風発作が未発症であっても痛風（③　　　）があれば痛風とする．

□□（12）脂質異常症では血中コレステロールや中性脂肪が適正値となるように，飽和脂肪酸の多い（　　　），乳製品などの摂取量を減らす．

□□（13）「肥満症診療ガイドライン2016」では，食事指導の目標として，3〜6カ月のうちに肥満症で（①　　　）％以上の体重減少，高度肥満症で（②　　　）％の体重減少を目指すとしている．

□□（14）痛風の食事指導では，プリン体の摂取が1日（①　　　）mgを超えないようにし，尿量が1日（②　　　）mL以上になるように飲水を勧める．

□□（15）虚血性心疾患は心筋障害の総称で，冠動脈の狭窄により起こる（①　　　），冠動脈の閉塞により起こる（②　　　），虚血性心不全などがある．

□□（16）虚血性心疾患の予防と症状の緩和，悪化を予防するためには，（①　　　）の正常化と，（②　　　）の予防・治療を行う．

□□（17）虚血性心疾患の治療のために（　　　）が処方されている場合は，納豆などのビタミンKを多く含む食品を制限する必要がある．

□□（18）動脈硬化の予防には，魚油に多く含まれる（①　　　）や，植物油に多く含まれる（②　　　）などの油脂を選ぶ．

□□（19）脳卒中の主な疾患には，脳動脈が閉塞する（①　　　），脳動脈が破れて出血する（②　　　），くも膜下出血などがある．

□□（20）「脳卒中治療ガイドライン」では，脳卒中の危険因子として，高血圧症，糖尿病，脂質異常症，心房細動，（　　　），飲酒をあげている．

□□（21）脳卒中の急性期で意識障害・嚥下障害などがあり，食事の経口摂取が不可能な場合は，（　　　）栄養を行う．

□□ (22) COPD は，（　　　）を主とする有害物質を，長期に吸引することで生じた肺の炎症性疾患である．

□□ (23) COPD の主な症状は，労作時の（①　　　）や慢性の（②　　　）・喀痰であり，ガス交換障害，肺高血圧症を合併することもある．

□□ (24) COPD は全身に影響を与え，全身性炎症，（①　　　）障害，骨格筋機能障害，（②　　　），心・血管疾患，代謝性疾患などと関連する．

□□ (25) 気管支拡張薬投与後の（①　　　）（FEV₁/FVC）が（②　　　）％未満で，他の気流閉塞疾患が除外されるとき，COPD と診断する．

□□ (26) COPD ガイドラインでは，患者の体重増加をはかるために，実測した基礎代謝の（　　　）倍以上のエネルギーを必要としている．

□□ (27) （　　　）の主な機能は脂質，糖質，たんぱく質，ビタミン・微量元素などの代謝である．そのため，その機能が低下すると栄養状態が低下する．

□□ (28) 日本では，肝炎のなかでも HBV，HCV などの（　　　）性肝炎が多い．

□□ (29) 肝硬変の原因には，ウイルス性肝炎，薬剤性・中毒性肝障害のほか，（①　　　）性肝炎，（②　　　）などがある．

□□ (30) 肝炎・肝硬変の患者の食事指導では，適正体重の維持のために摂取エネルギーは標準体重当たり1日（　　　）kcal が目安となる．

□□ (31) 慢性肝炎，肝硬変の非代償期では，腹水・（①　　　）がある場合は，食塩は1日（②　　　）g 程度のゆるやかな制限とする．

□□ (32) 慢性肝炎，肝硬変の非代償期でたんぱく質不耐がある場合は，たんぱく質摂取を標準体重当たり1日（①　　　）g/kg とし，肝不全用経腸栄養剤を併用する．

□□ (33) 高アンモニア血症があるときは，（①　　　）の回避が重要で，便通を整えるために（②　　　）の多い食品をとるようにする．

□□ (34) 膵炎の原因は，（①　　　）の過剰摂取が多く，ほかに（②　　　）症，脂質異常症，腹部外傷などがある．

□□ (35) 胆石が胆管に詰まり，胆汁の流れが障害されると，（　　　）があらわれる．

□□ (36) 慢性膵炎の食事指導は，（①　　　　）期と（②　　　　）期の2つの病期を考慮して行われている．

□□ (37) CKD（慢性腎臓病）の代表的な原因疾患は（①　　　）と高血圧であり，その重症度は（②　　　）とGFR（糸球体ろ過量）の程度で判定される．

□□ (38) CKDの食事では，抹茶，茶葉，クロレラ，青汁など（　　　　）の多い食品，健康食品に注意するよう指導する．

□□ (39) 潰瘍性大腸炎の代表的な症状は（①　　　　）と（粘）血便である．

□□ (40) クローン病は，腹痛，下痢，血便，発熱，全身（①　　　），体重減少などを主症状とする消化管の慢性炎症性疾患で，男女比では2：1で（②　　　）に多い．

□□ (41) 潰瘍性大腸炎・クローン病の食事では，（①　　　　）や（②　　　　）の多い食品，刺激物を控えるように指導する．

□□ (42) 胃切除後に貧血が起きやすいのは，ビタミン（①　　　）の吸収減少や，胃酸分泌減少による（②　　　）の吸収不足のためである．

□□ (43) 胃切除後は（　　　　）食道炎を起こしやすいので，食後はすぐに横にならない，夜間はファーラー位で就寝するなどの注意が必要である．

□□ (44) 早期ダンピング症候群では，1回食事量を減らして（①　　　）食とし，後期ダンピング症候群では（②　　　）症状を抑える．

□□ (45) 摂食・嚥下障害の基礎疾患で最も多いのは（①　　　）などの脳血管障害で，ほかに（②　　　），神経疾患，口腔内の炎症や腫瘍がある．

□□ (46) 摂食・嚥下障害の患者の栄養補給は，経口栄養のほか，（　　　　），経腸栄養などの方法がある．

□□ (47) 嚥下障害の食事指導では，低栄養と（　　　　）に注意する．

□□ (48) 褥瘡は，脳卒中後遺症などで自力で（①　　　）のできない状態に，嚥下障害や認知症などによる低（②　　　）が加わると発症しやすい．

□□ (49) 褥瘡のある患者の食事では，エネルギーは基礎エネルギー消費量の（①　　　）倍以上を補給し，高（②　　　）についても勧められている．

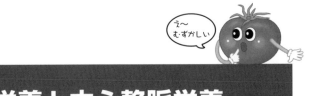

7 経管栄養と中心静脈栄養

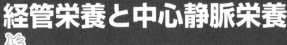

だいじょうぶ！ かんたんにまとめてみよう

****

1 栄養療法

（1）栄養療法とは

栄養療法とは，経口的に食物や水分を摂取できないときや，消化吸収機能に障害があるとき，栄養素を補充し，治療効果の改善をはかる療法である．

（2）栄養療法の種類と適応

●**経腸栄養法**（栄養補給に消化管機能を利用する方法）
　①経口摂取
　②経管栄養
●**静脈栄養法**（栄養補給に消化管機能を利用しない方法）
　①末梢静脈栄養
　②中心静脈栄養

2 経腸栄養法の実際

（1）経腸栄養法とは

経腸栄養法とは，消化管機能を利用し，栄養素を補給する方法のことで，狭義では，体外から消化管内に通したチューブを用いて，流動食や経腸栄養剤を投与する経管栄養をさす．

ⅰ）経口摂取

栄養摂取の最も生理的な方法は，経口摂取によるものである．食べられないときや摂取量が少ないときは，摂取量を増やすように工夫することが大切

である.
ii）経管栄養

　経口摂取が困難なとき,口腔・鼻腔あるいは胃瘻・腸瘻から上部消化管（胃,十二指腸,空腸上部など）に栄養チューブを通して,流動食や経腸栄養剤を投与する方法である.経管栄養は,栄養補給効果が高いばかりでなく,高血糖,ビタミンや微量元素の欠乏症などの合併症が少ない.

（2）経管栄養の手順とポイント
i）経管栄養の方法と選択基準
①経鼻胃管法

　栄養チューブ挿入後にチューブ先端位置の確認が大切である.一般的な方法は,心窩部に聴診器を当て,注射器でチューブに少量の空気を入れ,胃内の気泡音を確かめる.
②経瘻管法（胃瘻・腸瘻を用いた経管栄養法)

　胃瘻・腸瘻の造設は手間がかかるが,一度作ると患者への負担が少なく長期使用に適している.経皮内視鏡的胃瘻造設術（PEG）は,内視鏡を用いて腹壁と胃壁の間に瘻孔を造設し,胃に経腸栄養剤を入れる.経胃瘻的空腸瘻（PEG-J）は,胃の幽門を越えて十二指腸から先の小腸にカテーテルを留置し,経腸栄養剤を腸に入れる.腸瘻は開腹手術の術中に作られることが多い.
ii）経腸栄養剤について

①天然食品流動食…天然食品を主原料にしたミキサー食と天然濃厚流動食がある.

②人工濃厚流動食…消化形態によって半消化態栄養剤と消化態栄養剤に分かれ,消化態栄養剤の中には,まったく消化を必要としない成分栄養剤がある.
iii）経腸栄養剤の投与法

①注入する経腸栄養剤の温度は,体温より少し高めの方が刺激が少ない.

②経腸栄養剤の溶解は無菌操作でなくてもよいが,清潔操作で行う.

③注入濃度,注入速度,注入温度,注入量に注意する.
iv）栄養チューブとラインの管理

　チューブの洗浄は,栄養剤の交換や間欠的投与の終了時に微温湯を通し,チューブ閉塞と微生物の繁殖を予防する.

（3） 経管栄養の合併症とその対策

i） 経管栄養チューブ，投与法に関連する合併症

①経管栄養チューブに共通する合併症

閉塞，劣化，抜去，誤接続（ドレーンや静脈ラインと誤って接続）など．

②経鼻チューブによる合併症

鼻腔粘膜の損傷，気道内への誤挿入や位置異常，鼻咽頭部の不快感や炎症，鼻翼部潰瘍など．

③胃瘻・腸瘻チューブによる合併症

消化管内容物や経腸栄養剤の濾出による皮膚びらんや皮膚炎，腸瘻に起因する腸閉塞や腹膜炎，創感染など．

④消化器合併症

下痢・嘔吐・腹痛・腹部膨満やダンピング症状．

ii） 代謝性合併症

糖代謝異常（高血糖・高浸透圧性非ケトン性昏睡），肝機能異常・障害，水分過剰や脱水，電解質異常・失調，必須脂肪酸欠乏症，ビタミン欠乏症，微量元素欠乏症など．

iii） その他の合併症や事故

誤嚥性肺炎，細菌性腸炎，医療ミスなど．

3 静脈栄養法の実際

（1） 静脈栄養法とは

静脈栄養法とは，経腸栄養による栄養摂取が不可能なとき，または不十分なときなどに，静脈を通して栄養輸液を投与する療法である．投与経路の違いから，末梢静脈栄養と中心静脈栄養に分けられる．

①末梢静脈栄養

栄養状態が比較的良好な患者に対して，末梢静脈から水，電解質，糖質液を投与する．短時間での投与で，管理は簡便．

②中心静脈栄脈

高カロリー輸液と同意語．中心静脈カテーテルから多くの栄養素が入った輸液を補給できる．長期間にわたる投与で，管理は煩雑．

（2）中心静脈栄養の手順とポイント

ⅰ）中心静脈カテーテルの挿入時の管理方法

　留置経路が短く，固定が容易な鎖骨下静脈を穿刺し，先端を中心静脈（上大静脈）内に留置する方法が最も広く用いられている．中心静脈カテーテルの挿入は無菌操作で感染予防に留意する．

　カテーテル穿刺の際に起こりやすい合併症は，カテーテルの先端異常，気胸，出血（皮下血腫，挿入部からの出血），動脈穿刺，空気塞栓，血栓，血栓性静脈炎，感染など．

ⅱ）中心静脈カテーテル留置と輸液ラインの管理方法

　管理上，最も重要なのは合併症の予防と早期発見である．その中でもカテーテル感染症は中心静脈栄養中の最も危険な合併症で，全身性の敗血症を起こしやすいので注意しなければならない．感染予防に留意する．

ⅲ）中心静脈栄養時の栄養素

　中心静脈栄養における輸液は，基本液（糖・電解質配合剤）とアミノ酸製剤を基本とし，それに専用の総合ビタミン剤や微量元素製剤，脂肪乳剤を組み合わせて，1日の必要量を調製する．

（3）中心静脈栄養時の合併症とその対策

①機械的合併症（中心静脈カテーテル，輸液ラインに関連）

　カテーテル感染症は，重篤化する可能性のある合併症．発生要因を理解し，未然に防止することが重要．発生しても，すみやかに適切な対策をとる．

②代謝性合併症

・糖代謝に関連した合併症…高血糖と高浸透圧性非ケトン性昏睡，低血糖
・適正投与を欠くために起こる合併症…高窒素血症，必須脂肪酸欠乏，電解質異常，ビタミンの欠乏症，微量元素不足，貧血
・その他…脂肪肝，肝機能異常

（4）その他の合併症

①ストレスと不眠

　中心静脈栄養を持続的に受けることは，ストレスとなり，不眠になる場合もある．

②カテーテルの自己抜去

ストレスと不眠から，夜間のせん妄や認知症を引き起こし，カテーテルを自己抜去することがあるので注意する．

4 在宅栄養療法の管理と指導

（1）在宅栄養療法とは

在宅栄養療法とは，在宅経管栄養，または在宅中心静脈栄養の方法で，家庭で栄養管理を行うことである．

・在宅栄養管理の対象…在宅療養が可能である，慢性疾患である，病状が安定しているなど，医学的に適応患者であること．

・実施の条件…患者や家族の理解や実施能力が大切．患者の栄養評価を行い，消化管機能の程度によって経腸栄養剤を選択する．

（2）在宅経管栄養の実際

〈導入〉

①専用の器具・器材と経腸栄養剤を準備する．

②経腸栄養剤は開始当初には低濃度から始め，徐々に高濃度にし，1回または1日の投与量も徐々に増やしていく．

（3）在宅中心静脈栄養の実際

〈導入〉

①合併症の予防や対策を含めた知識と技術の指導が必須である．

②患者や家族が自己管理できるよう入院中に指導し，事前に実施したり，試験外泊を行ったりするとよい．

③入院中の指導が不十分な場合は，訪問看護師などによって継続的に指導する．

・**皮下埋込型ポートカテーテル留置**…皮下埋込型ポートとは，血管内に刺したカテーテルを皮下に留置しておき，必要なときに外から接続して薬剤などを投与するための器具．在宅療養者に勧められる．

5 栄養管理におけるチームアプローチ

栄養代謝に関する基本的知識，栄養療法の実施法や合併症の予防，栄養管

理に関する専門的知識・技術を有する栄養管理の専門家（医師，看護師，栄養士，薬剤師など）で構成される**栄養サポートチーム（NST）**によって，チームで栄養管理を行うこと．在宅栄養管理においては知識や技術の提供のために，連携のよいチームづくりが求められる．

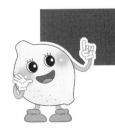

確認問題

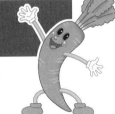

それでは確認してみましょう．
次の問いに答えてください．

□□（1）栄養法を選択するときには，栄養補給の必要性を判断し，（　　　）機能の評価が必要である．

□□（2）栄養法には，栄養補給に消化管機能を利用する（①　　　）栄養と，利用しない（②　　　）栄養がある．

□□（3）栄養摂取には，最も生理的な方法である経口摂取と，流動食や経腸栄養剤を栄養チューブを通して注入する（　　　）がある．

□□（4）中心静脈栄養法は，中心静脈カテーテルから，人体に必要なエネルギーや水分に加えて，電解質，（①　　　），（②　　　），微量元素など，多くの栄養素が補給できる．

□□（5）末梢静脈には高張液を注入すると血管痛や（①　　　）を引き起こすことがあるので使用できないが，（②　　　）には高張液を使用できるので，濃度の高い輸液製剤を用いることが可能である．

□□（6）経鼻管法で栄養チューブを挿入した後の先端位置の確認は，胃部の（　　　）の聴診で行う．

□□（7）経腸栄養剤を大別すると，天然食品流動食と（　　　）がある．

□□（8）経腸栄養剤の溶解は清潔操作で行い，注入するときは，濃度，注入温度，注入（　　　），注入量に注意する．

□□（9）経管栄養時の主な消化器の合併症状は，（①　　　），（②　　　），腹痛，腹部膨満のほか，冷汗・頻脈などを誘発する（③　　　）症状などである．

□□ (10) 経管栄養時にみられる代謝性合併症には，高（①　　　）などの
　　　　糖代謝異常，低K血症などの（②　　　　）の異常，（③　　　）・
　　　　ビタミン・（④　　　）の欠乏症などがある．

□□ (11) 経管栄養時の合併症として，（①　　　　）腸炎，（②　　　　）肺炎
　　　　などの感染症にも留意が必要である．

□□ (12) 中心静脈栄養のために中心静脈カテーテルを挿入するときは，一
　　　　般に（　　　）を穿刺し，先端を中心静脈（上大静脈）内に留置
　　　　する．

□□ (13) 中心静脈カテーテルの留置と輸液ラインの管理上，カテーテル感
　　　　染症は危険な合併症の一つであり，全身性の（　　　）をまねき
　　　　やすい．

□□ (14) 中心静脈栄養は，基本液（糖・電解質配合剤）と（　　　）を基
　　　　本とし，それに専用の総合ビタミン剤や微量元素製剤，脂肪乳剤
　　　　を組み合わせて，適正量を調製する．

□□ (15) 中心静脈栄養時の合併症の一つである代謝性合併症には，糖代謝
　　　　に関連した合併症として，高血糖や高浸透圧性（①　　　），低
　　　　血糖がある．適正量でないために起こる合併症としては電解質異
　　　　常，高（②　　　），（③　　　）・（④　　　）・微量元素の欠乏
　　　　などがある．

□□ (16) 在宅経管栄養と在宅中心静脈栄養などの実施にあたっては，医学
　　　　的な適応のみでなく，患者や家族の（①　　　）や，（②　　　）
　　　　の査定が必要である．

□□ (17) 在宅経管栄養導入時は，経腸栄養剤の濃度は（①　　　）から始
　　　　め，少しずつ（②　　　）のものへと変えていき，また，1回お
　　　　よび1日の投与量は徐々に増やすことがのぞましい．

□□ (18) 栄養管理に関する専門的知識と技術を有する（　　　）（NST）は，
　　　　医師，看護師，栄養士，薬剤師などの専門職で構成される．

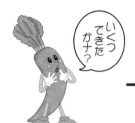
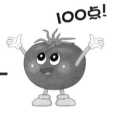

解 答 一 覧

第1章　健康と栄養

（1） 栄養

（2） ①エネルギー　②代謝

（3） ①厚生労働省　②国民健康

（4） 食事摂取基準

（5） ① $\dfrac{体重(kg)}{身長(m)^2}$

　　 ② 22

（6） ①臍

②＜ 85cm

③＜ 90cm

（7） ①インスリン

　　 ②┐・グルカゴン
　　 ③┘・アドレナリン

（8） ①感覚　②運動

（9） 穀

（10） ①動物　②脂

第2章　日常生活と栄養

（1） 食事バランスガイド

（2） ①┐・推奨量
　　 ②　・耐容上限量
　　 ③┘・目標量

（3） 国民健康・栄養調査

（4） 有酸素

（5） 4.184

（6） 基礎代謝量

（7） 身体活動

第3章　栄養指導・保健指導

（1） ①┐・管理栄養士
　　 ②　・看護師
　　 ③　・医師
　　 ④┘・薬剤師

（2） 生活歴

（3） ①┐・経管栄養法
　　 ②┘・中心静脈栄養法

（4） 患者（または対象者）

（5） 30

（6） 管理栄養士

（7）栄養サマリー

（8）一般食

（9）①┐・エネルギー
　　　②┘・たんぱく質

③┐・脂質

（10）高齢者医療確保

（11）腹囲

（12）特定保健指導

第4章　食物と栄養

（1）エネルギー

（2）鉄

（3）カロテン

（4）ビタミンC

（5）①┐・スクロース
　　　②┘・ラクトース

（6）でんぷん

（7）グルコース

（8）グルコース

（9）①┐・グルカゴン
　　　②┘・アドレナリン
　　　③糖新生

（10）中性脂肪

（11）①リン脂質
　　　②コレステロール

（12）20〜30

（13）①┐・酵素
　　　②┘・ホルモン

（14）窒素

（15）必須アミノ酸

（16）脚気

（17）エネルギー代謝

（18）ナイアシン

（19）①コラーゲン　②壊血病

（20）ロドプシン

（21）ビタミンE

（22）プロトロンビン

（23）4〜6

（24）①┐・カルシウム
　　　②┘・リン

（25）浸透圧

（26）鉄

（27）食物繊維

（28）①60　②50

（29）①中枢　②末梢

（30）①ガストリン　②セクレチン

（31）味蕾

（32）嚥下

（33）でんぷん

（34）①ペプシノーゲン
　　　②ペプシン

（35）①┐・膵液
　　　②┘・胆汁

（36）炭酸水素イオン

（37）トリプシン

（38）①┐・モノアシルグリセ
　　　　　　ロール
　　　②┘・脂肪酸

（39）肝臓

（40）膜消化

(41) 能動

(42) ①——・門脈
　　　②——・リンパ管

(43) 門脈

(44) 水分

(45) 短鎖脂肪酸

第5章　ライフステージと健康教育

(1) 10 〜 13

(2) ①全血量　②胎児　③付加量

(3) 免疫物質

(4) ビフィズス

(5) ① 5 〜 6　② 12 〜 18

(6) カウプ

(7) 大きい

(8) 12.0

(9) ①ローレル　② 100　③ 160

(10) 肥満

(11) 50

(12) ビタミンB群

(13) リン

(14) 25

(15) ①カルシウム　② D

(16) 食物繊維

(17) 脂質

(18) 栄養

(19) たんぱく質

(20) 歯

(21) 味

第6章　疾患別食事指導の実際

(1) インスリン

(2) 2

(3) ① 6　② 80

(4) ①——・単糖類
　　　②——・二糖類

(5) ① 140/90　② 135/85

(6) 本態性

(7) ① 6　②カリウム
　　　③ n-3 系

(8) 動脈硬化

(9) ① 25　②減量

(10) ①内臓脂肪

　　　②メタボリックシンドローム

(11) ①高尿酸血症　②関節
　　　③結節

(12) 肉類

(13) ① 3　② 5 〜 10

(14) ① 400　② 2,000

(15) ①狭心症　②心筋梗塞

(16) ①血清脂質　②高血圧

(17) ワーファリン

(18) ① EPA
　　　②リノール酸

(19) ①脳梗塞　②脳内出血

(20) 喫煙
(21) 経静脈
(22) タバコ煙
(23) ①呼吸困難　②咳嗽
(24) ①栄養　②骨粗しょう症
(25) ①1秒率　②70
(26) 1.5
(27) 肝臓
(28) ウイルス
(29) ①アルコール　②脂肪肝
(30) 25〜30
(31) ①浮腫　②5〜7
(32) ①0.5〜0.7
(33) ①便秘　②食物繊維
(34) ①アルコール　②胆石
(35) 黄疸

(36) ①代償　②非代償
(37) ①糖尿病　②たんぱく尿
(38) カリウム
(39) 下痢
(40) ①倦怠感　②男性
(41) ①━━・食物繊維
　　 ②━━・脂肪
(42) ①B₁₂　②鉄
(43) 逆流性
(44) ①頻回　②低血糖
(45) ①脳梗塞
　　 ②パーキンソン病
(46) 静脈栄養
(47) 誤嚥
(48) ①体位変換　②栄養
(49) ①1.5　②たんぱく

第7章　経管栄養と中心静脈栄養

(1) 消化管
(2) ①経腸　②静脈
(3) 経管栄養
(4) ①━━・アミノ酸
　　 ②━━・ビタミン
(5) ①静脈炎　②中心静脈
(6) 気泡音
(7) 人工濃厚流動食
(8) 速度
(9) ①━━・下痢
　　 ②━━・嘔吐
　　 ③ダンピング
(10) ①血糖　②電解質

　　 ③━━・必須脂肪酸
　　 ④━━・微量元素
(11) ①細菌性　②誤嚥性
(12) 鎖骨下静脈
(13) 敗血症
(14) アミノ酸製剤
(15) ①非ケトン性昏睡
　　 ②窒素血症
　　 ③━━・必須脂肪酸
　　 ④━━・ビタミン
(16) ①理解　②実施能力
(17) ①低濃度　②高濃度
(18) 栄養サポートチーム

わかりやすい　栄　養　学
—— 臨床・地域で役立つ食生活指導の実際 ——
［第5版］

編　集	中　村　美知子 長谷川　恭　子	平成12年11月15日　初　版　発　行 平成15年11月30日　第 2 版 発 行 平成21年 3 月 1 日　第 3 版 発 行 平成27年 3 月20日　第 4 版 発 行 令和 2 年 2 月25日　第 5 版 ⓒ 　　　　　　　　　　 1 刷 発 行 **令和 4 年 2 月25日　2 刷 発 行**
発行者	廣　川　恒　男	
制　作	株 式 会 社 シ ナ ッ プ ス	
組　版	株 式 会 社 西 崎 印 刷	
印　刷 製　本	図 書 印 刷 株 式 会 社	

発行所　　　　**ヌーヴェルヒロカワ**

〒102-0083　東京都千代田区麹町3－6－5
電話　03(3237)0221　FAX　03(3237)0223
ホームページ　http://www.nouvelle-h.co.jp

NOUVELLE HIROKAWA
3-6-5, Kojimachi, Chiyoda-ku, Tokyo
ISBN 978-4-86174-063-3

わかりやすい薬理学 第3版

昭和大学名誉教授 **安原 一**
昭和大学名誉教授 **小口 勝司** 編集

難しいといわれている薬理学をやさしく解説. 体内の薬物の作用機序を理解しやすくまとめています.

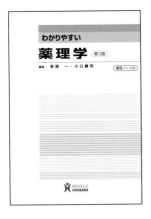

整理ノート付き

- ●フルカラー
- ●B5判, 280頁
- ●定価（本体2,300円＋税）

ISBN 978-4-86174-054-1

★第3版は, 看護学生が覚えておきたい最新の「治療薬100」をおさえながら, 医薬品の管理, 与薬方法, 看護上の留意点を, さらに見やすく, 読みやすく改訂しました.

●模式図により, 体内の薬物の作用機序（メカニズム）をわかりやすく解説し, 病状・症状がどのように改善されるかが理解しやすくなっています.

●薬品は表形式で簡潔にまとめています. また, 治療薬ごとに, 作用機序・分類, 使い方, 副作用・相互作用等を示し, 看護上の留意点として, 薬物体内動態の観察, 服薬時の患者への説明等を入れています.

NOUVELLE HIROKAWA
ヌーヴェルヒロカワ

ホームページ　http:// www.nouvelle-h.co.jp
東京都千代田区麹町 3-6-5　〒102-0083
TEL03-3237-0221（代）　FAX03-3237-0223